夢を見るとき 脳は

睡眠と夢の謎に迫る科学

アントニオ・ザドラ＋
ロバート・スティックゴールド
藤井留美＝訳

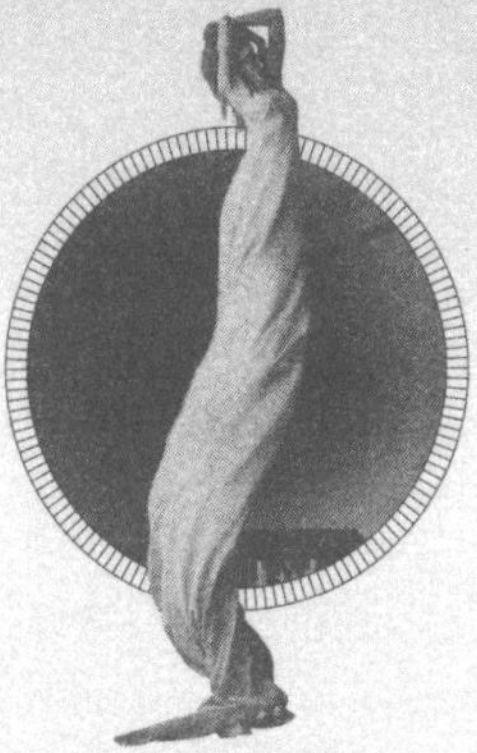

When
Brains Dream
Exploring the Science and
Mystery of Sleep

Antonio Zadra
&
Robert Stickgold

紀伊國屋書店

夢を見るとき脳は——睡眠と夢の謎に迫る科学

Antonio Zadra and Robert Stickgold
WHEN BRAINS DREAM
Exploring the Science and Mystery of Sleep

Japanese translation rights arranged with
W. W. NORTON & COMPANY, INC.
through Japan UNI Agency, Inc., Tokyo

革新的な手法と優れた洞察で、夢の科学的研究の基礎を築いた黎明期の研究者たち。
人はなぜ夢を見るのか、夢はどこから来るのか、夢にはどんな意味があるのか——
そんな疑問を抱いたすべての人にこの本を捧げる。

夢を見るとき脳は――睡眠と夢の謎に迫る科学　目次

付記

◎本文中の「トニー」は著者のひとりアントニオ・ザドラを、「ボブ」はもうひとりの著者ロバート・スティックゴールドを示す。

◎本文中の番号［*01］は著者による注で、章ごとに番号を付し巻末の「原注」に収録する。

◎［　］は著者による注、〔　〕は訳者による注を示す。

はじめに

夢とはいったい何なのか。夢はどこから来て、どんな意味や目的があるのか。人類は何千年ものあいだ答えを探ってきたが、思うような成果は得られなかった。しかし一九世紀以降、科学は脳や心との関係に着目して、新しい角度から夢の問題に取りくむようになり、二一世紀に入ったいま、研究はいよいよ核心に迫りつつある。

この本を手にとる人は、夢に対する先入観をそれぞれ持っているはずだ。「夢の科学」は矛盾したありえない表現だという声もあるだろう。極小の物質から宇宙の果てまで、観察と測定ができる事物や過程を調べるのが科学だ。ところが夢は主観的なもので、本人以外はけっして見ることができない。断片的でぼやけた回想のほかに、内容を知る手がかりもない。そのいっぽうで、科学で説明されてしまったら、夢にまつわる謎や不思議が色あせ、損なわれると思う人もいる。夢とは、睡眠中に脳内のニューロンが無意味に発火したものであり、すでに科学的に証明されていると主張する向きもあるだろう。だが、どれも見当ちがいがはなはだしく、事実にはほど遠い。
私たちは一九九〇年代初頭から夢の研究に取りくみ、睡眠と夢に関する科学論文を合わせて二〇〇本以上発表してきた。だが夢の謎と驚異は大きくなるばかりだ。人はなぜ、どのように夢を見るのか突きとめたい――夢という普遍的な経験に魅せられている私たちは、そんな気持ちからこの本を書くことにした。睡眠中の脳や夢の性質について、近年得られた数多くの発見や洞察からすると、夢が心理的に（神経学的にも）重要で、意味のある経験であることは明らかだ。

夢とは何なのか、夢を見るとはどういうことか。この本では、夢について子どもが少しずつ理解していく過程を最初に紹介しよう。続いて夢の研究に目を向ける。本格的な研究が始まる前に、その原型となる先駆的な手法や発想が登場するようになったのは、一九世紀以降だ。ジークムント・フロイトやカール・ユングの仕事については、従来と少し異なる視点で見ていく。やがてレム睡眠（最も鮮明な夢が出現する）が発見され、睡眠の役割が少しずつわかってくるにつれて、夢の働きについてもさまざまな説が提唱され、議論されるようになった。いつ、どんな人が、どんな夢を見るのか、ヒト以外の動物は夢を見るのかという疑問にも、いまわかっている範囲で答えていこう。典型的な夢、何度も見る夢、性的な夢、悪夢にも触れる。さらに夢が創造活動を後押しする仕組み、夢で個人的な洞察を得る方法を掘りさげ、明晰夢《めいせきむ》や予知夢の世界にも足を踏みいれる。

そしてこの本では、なぜ夢を見るのかという疑問に答える新たなモデルを提唱する。それがNEXTUP（可能性理解のためのネットワーク探索　Network EXploration To Understand Possibilities）モデルだ。神経科学的な根拠にもとづく認識と、睡眠と夢の最新の研究成果を踏まえたこのモデルをもとに、人間の脳が夢を必要とする理由を明かし、夢とは何か、夢はどこから来るのか、夢にはどんな意味があり、どんな目的があるのかという四つの大きな疑問に新しい答えを示していく。

本書では夢に関する具体的な事実についても、折に触れて根拠を示していく。夢はレム睡眠以外でも見ることがあるし、映像は白黒とはかぎらないし、抑圧された欲求が夢の動機になることはめったにない。夢は覚醒時にはできない方法で未来を予測することができる。そして夢は認知の基盤に支えられている。夢が真に迫り、意味があるように感じられるのにもいくつか理由がある。目の見えない人はどんな夢を見るのか、脳は夢の材料となる映像や概念をどこから取りだすのか。悪夢や夢が関連する障害については、新たな考えを述べたいと思う。これによって自身の夢だけでなく、ほかの人の夢にも理解が深まることだろう。夢の知識はかなり充実してきたが、それでも夢の世界は多くの謎に満ちており、驚くことばかりだ。

執筆した私たちと同様、楽しくこの本を読んでもらえれば幸いだ。

第1章 夢について考えてみる

　夢とは、睡眠中に出現する一連の思考、心象、情動である。

「夢」を辞書で調べると、たいていこんな風に説明されている。この定義こそが、本書の柱となる主題であり、夢とは何か、夢をどう理解するべきかを考察する合理的な出発点となる。そのいっぽうで、新たな疑問も次々と湧いてくる。夢に出てくる思考、心象、情動はどこで生まれるのか。それは覚醒しているときの思考、心象、情動とどう関係するのか。そもそもどうして私たちは夢を見るのか。

　この本で取りあげるのはそんな疑問の数々だが、同様の試みはいまに始まったことではない。夢の起源と意味をめぐる問いかけは、人類誕生と同時に生まれた。世界最古の物語とされる四〇〇〇年前のギルガメシュ叙事詩から、古代ギリシャ哲学、そして近代医学においても、人類の歴史のなかで夢は誤解されながらも特別な扱いを受けてきた。旧約聖書、ユダヤ教の聖典タルムード、紀元前一〇〇〇

〜前八〇〇年頃に成立したインドの教典ウパニシャッド、チベットの死者の書、ホメロスの『オデュッセイア』と『イリアス』、ヒポクラテス全集の一巻である『夢について』、アリストテレスが著わした三篇『夢について』『睡眠と覚醒について』『夢占いについて』など、夢が主題となっている古典は多い。これらの作品は夢について論じつつ、必然的に湧いてくるさまざまな疑問に対して、明確な――矛盾も多いが――答えを提供している。夢は未来の予兆なのか。あるいは神からのお告げか。夢は高い次元の真実を伝えているのか。夢の意味はどう理解するべきなのか。私たちの祖先がこれらの疑問に出した答えは、夢の概念だけでなく、謎だらけの世界における人間のありかたや役割にまで影響をおよぼした。

古代文明から二〇世紀まで、夢が登場するあまたの作品を分析すると、当然のことながら同じ結論に到達する[*01]。つまり、宗教や宇宙観、死生観が醸成され、俗世と神聖な世界の交わりを観念化するうえで、夢が重要な役割を果たしているのである。人間が生きるこの世界の概念は、夢が形づくったとさえ言ってもいい。

個人の世界観にも、夢はまちがいなく影響を与えている。そもそも夢や夢を見ることの意味は、成長とともに少しずつ（そしてごく自然に）理解していくものだ。

子どもが「夢」という言葉を初めて耳にするときは、多くの場合「それはただの夢だから！」と否定がともなっている。しかしそう言われても慰めにならない。化け物が、恐竜が、悪党がすぐそこにいたのに、親はただの夢だと言う。夢ってなんなの？　「ただの夢」ってどういうこと？　おもちゃ？　まぼろし？　化け物の格好をした誰かがいたの？　クローゼットの奥やベッドの下に、おっかない（できれば危なくない）何かがすみついていたとか？「ゆめ」ってどういう意味なの？　おとなになると夢を見ることにすっかり慣れてしまい、夢がいかに奇妙でありえないものか忘れてしまっている。

夢はいろんな説明が可能であり、どの説明も一理ある。最も単純なのは、夢で見たことは実際に起きているという単純な解釈だ。ボブの娘ジェシーが二歳のとき、祖父アーヴが操り人形のアヒルを買ってきた。アーヴは「クワックワッ」と鳴きまねをしながらアヒルを歩かせ、くちばしでジェシーにキスをした。大喜びのジェシーは、ボブとアーヴに頼んで寝室の壁からアヒルを吊りさげてもらい、眠りについた。

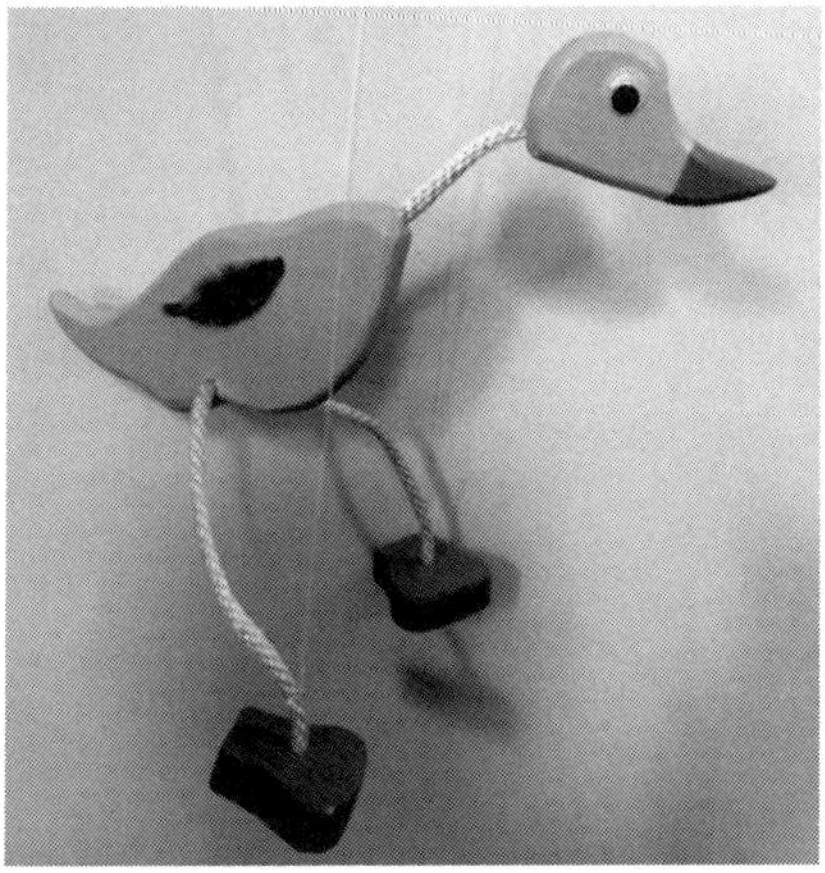

図1.1 ジェシーの操り人形
（画像はpuppetpets.etsy.comより）

ところがその夜、二階のジェシーの部屋から悲鳴が聞こえてきた。ボブが急いで駆けつけると、ジェシーはベビーベッドの上で立ちあがり、囲いに身体を押しつけて、両腕をこちらに伸ばしている。父親に抱きあげられたジェシーは、身体をねじって振りかえると、「ベッドにアヒルがいるの！」と叫んだ。

私たちおとなは、現実かと思うような迫真の夢があることを知っている。でもジェシーの年齢では、夢が現実でないことはまだ理解できない。夢がどういうものか、おとなと同じように理解できるまでの過程は、ひと筋縄ではいかないのだ。

トニーの甥セバスチャンが五歳のときは――アヒルのおもちゃをもらったジェシーより年齢は二倍以上だ――、夢についてかなりわかっていた。それでもトニーの踏みこんだ質問にはうまく答えられなかったという。以下はそのときの問答だ。

トニー　「夢を覚えていることがあるんだって？」
セバスチャン　「うん」
トニー　「なるほど。その夢はどこで起きてるの？」
セバスチャン　「えっとね、目の前かな」
トニー　「目の前って、どういうこと？」
セバスチャン　「目の前だよ。ぼくの目で見てるの」
トニー　「その夢を見てるとき、きみは寝てるの、それとも目がさめてるの？」
セバスチャン　「（不思議そうな表情で）寝てるよ」
トニー　「ふむ。それじゃ、寝てるとき目は開けてる？　それとも閉じてる？」
セバスチャン　「もちろん閉じてるよ」
トニー　「目を閉じてるのに、どうやって夢を見るの？」
セバスチャン　「（しばし沈黙）ママ！　トニーおじさんがまたおかしなことをぼくにきいてくるよ！」

かわいそうなセバスチャン。トニーはその後何年も同じ質問を繰りかえしたようだ。この逸話からわかることがある。ひとつは、家族に夢の研究者がいると少々めんどくさいということだ。もうひとつ、五歳のセバスチャンは、目を閉じていても映像が見えることに気がついたが、理由は説明できなかった。トニーの質問をもう一度考えてみよう。あなたならどう答える？　目を閉じて何かを想像するのと同じこと——きっとそう説明するはずだ。ある意味それは正しいが、質問の答えにはなっていない。想像するだけなら、わざわざ目を閉じることはない。それに夢の映像は、想像より一〇倍も鮮明で説得力がある。夢のなかで見たり聞いたり感じたりする経験は、起きているときと同じくらい現実的だ。脳はどうやってその経験を生みだしているのだろう。とまどうのはセバスチャンだけではないし、夢について語る以上は、「夢とは何なのか」という問題に取りくまないわけにはいかない。

子どもが（おとなもだが）夢の概念を理解するには、心の目も含めて、ぱっと見ただけではわからない、世界の仕組みへの洞察が求められる。「夢」と呼ばれるものが何なのか了解していく過程は、もう忘れたかもしれないが、あなたもくぐり抜けてきたはずだ。

児童の認知発達研究に道を開いたスイスの心理学者ジャン・ピアジェは、子どもが成長するにつれて夢の理解がどう変化するか調べている。それによると、就学前の子どものほとんどは夢が自分の外で起きた現実のことであり、他者にも見えると思っていた。六〜八歳になると、夢が非現実であり、自分以外の誰にも見えないことがわかってくる。夢は個人の内面に出現するものであり、実体がないことを完全に理解するのは一一歳ごろだ。

ピアジェのこの研究から約三〇年たった一九六二年、モントリオールのモニーク・ローランドーとアドリアン・ピナールは、子どもの因果的思考の発達を調べる大規模な研究の一環として、四歳から一二歳の約五〇〇人を対象に夢の概念を調べている[*02]。この研究は、その後も頻繁に引用される重要なものとなった。調査では、「夢が何か知っていますか？」「夢を見ているとき、その夢はどこで起きていますか？」といった質問に答えさせて、ピアジェと同じく理解度を0から3までの四ステージに分類した。ステージ0は夢が何かわかっておらず、質問の意味も理解できない段階で、四歳児のおよそ半数を占める。ステージ1になると、夢は覚醒時と同じ現実の体験であり、外側で起きていることだから、部屋に別の誰かがいれば見えるはずだと思っている。六歳児の半数弱が到達するステージ2は、夢が「自分の目の前で」あるいは「寝室で」起きる外部のできごとだという認識から、「頭のなかで」映画のように展開するものという認識に至る移行段階だ。最後に、夢が自分の内面での精神的な経験だと完全に理解するのがステージ3で、通常は八〜一〇歳で到達する。

最近の研究によると、三歳から五歳でも、夢が外界のできごとではないことを理解する場合があるようだ（子どもがいつから、どんな夢を見はじめるのかについては第6章で取りあげる）。それでも、夢の概念を獲得していく段階は変わらない。最初は現実世界の一部だと思っているが、やがて非現実であること、自分にしか見えないことに気づき、頭のなかで起きていることだとわかるのだ。もちろん多少のばらつきはある。夢は「自分の頭」から生まれると言いつつも、隣で眠っている人や、寝室にいる人に見えると考える子どももいる。また夢の主観的、個人的な性質を理解しているが、少なくとも自分が夢を見ているあいだは、その世界は現実に存在していると主張する子どももいる。おとなでさえ、そう信じている人はいるのだ。

夢が非現実で、自分の内面で起きていることだと理解したあとでも、夢はどこから来るのかと質問されると、子どもは外のどこか、空、夜などと答えるだろう。文化や宗教によっては、神や天界といった超自然的な出どころを信じることもある。ローランドーとピナールはこう述べている。「原初信仰の特徴と呼ぶのもはばかられるほど、神聖な、あるいは超自然的な存在は、ありとあらゆることに結びついている。夢の主観性、個人性を確信している子どもでさえ、夢を見るのは神聖な力のしわざだと口にするのである[*03]」

子どもが夢の概念を発達させていく過程は、いろんな意味で、人間社会が何千年もかけて夢を概念化してきた過程をなぞっている。夢とは何なのか、どこから来るのかというおとなたちの話を取りこんで、夢を理解した気になるのだろう。ではもし、高みにおわします偉大な存在が私たちを導くため、あるいは欺《あざむ》くために夢を送りこんでいると教わっていたら？　物質世界もしくは精神世界に実在する場所でほんとうに起きていると言われたら？

おとなと同じように夢の概念を理解するまでには、認知の階段をいくつものぼらなくてはならない。だが見る者を困惑させる夜ごとの体験と、それに起源や価値、意味があるのか、あるとすれば何なのかということは、自身の夢体験をはじめ、両親や友人、社会からの情報も加わって、初めて納得できるようになるのだろう。

夢の理解には現実と想像の区別が不可欠だが、ここでちょっとそのことを考えてみよう。過去の記憶について、「あれはほんとうにあったこと？　それとも夢だった？」と自問することがある。時間も空間も特定できない、ぼんやりとした内容がほとんどだが、はっきりした記憶のこともある。ボブの同僚で医師のトム・スキャメルは、ナルコレプシーの研究者でもある。睡眠と覚醒のサイクルが制御できなくなる睡眠障害だ。ある日トムは、ナルコレプシーの女の子の話をしてくれた。空を飛べるところを弟に見せようと階段から身をおどらせたのだが、当然下に落ちた。それでも彼女は自分が飛べると信じて疑わず、懲りもせずふたたび階段をのぼって再挑戦した！　空を飛ぶ夢を見たとき、あまりに真に迫っていたので、現実のことだと思ってしまったらしい。「この病気にはよくあることだと思う」とトムは言った。

　彼の言葉は正しかった。ボブはトムをはじめ、ボストンとオランダの研究者とともに、ナルコレプシー患者四六名と「対照群」の参加者四一名を対象に調査を行なった[*04]。そのなかで「現実か、それとも夢なのか、はっきりしなかった経験はありますか？」と質問し、面談でくわしく話を聞いた。それによると、経験者の混乱は少なくとも数時間は続き、真偽を確かめる手がかりを探すほどだったという。夢と現実が判別できない経験をしたのは、対照群ではおよそ一五パーセントで、二回以上となるとわずか二人だった。対してナルコレプシー患者は四分の三以上が経験者で、ひとりを除く全員が、少なくとも月に一回はあると答えていた。それどころか、週に一度の人が三分の二もいたのだ！ナルコレプシーでは夢が鮮明になるというが、夢と現実が混乱した患者が、よりあざやかな夢を見ていたわけではない。したがって夢の鮮明度が混乱を引きおこすわけではなさそうだ。病気が引きおこす神経学的・神経化学的な異常のせいで、夢の記憶が強烈になってしまったのだろう。ただこの本を執筆している時点では、なぜそうなるのかわかっていない。

夢と現実の混乱は、患者の生活にも大きな影を落とす。調査に参加したひとりの患者は、近くの湖で女の子がおぼれる夢を見たあと、妻にテレビをつけてくれと言った。事故のニュースが流れていると確信していたからだ。別の患者は、夫を裏切る性的な夢を見た。現実だと信じこんだ彼女は罪の意識にさいなまれたが、あるとき実際にその「愛人」に出くわした。そしてようやく、もう何年も会っておらず、恋愛感情を抱いたこともない人物だと気がついた。親やわが子、ペットが死んだ夢を信じた患者もいる（ひとりは葬儀を手配する電話までかけた）。その後、死んだはずの相手がひょっこり現われて仰天し、安堵するのだ。

夢と覚醒の混乱が起きるのは、ナルコレプシー患者だけではない。夢のなかで目が覚める（多くはいつも眠っているのと同じ状況で）偽覚醒は、誰にでも起こりうる。夢のなかでもうひとつ夢を見ているようなもので、眠りから目ざめ、ベッドを出てシャワーを浴び、朝食を用意しようとしたところで、もう一度目が覚める！　偽覚醒は細部が克明なので、なおさら自分が覚醒していると信じてしまう。映像も感覚もあまりに迫真的だから、現実だと誤解するのだ。

トニーは夢に関する研究を通じて、これまでに数百人の男女から夢の報告を一万五〇〇〇例以上集めてきた。たとえば真夜中に目が覚め、さっきまで見ていた夢を書きとめてからふたたび眠りに落ちたはずなのに、翌朝見ると夢日記は白紙だった（！）という報告も複数ある。これは「目を覚まし、夢を（文章や録音で）記録した」夢を見て、それが現実に起きたことだという確信を持って覚醒したのだ。

夢と覚醒、この二つの状態のあいまいさを的確にとらえたのが、中国の偉大な思想家、荘子（紀元前三六九頃～紀元前二八六頃）だ。彼が残した説話「胡蝶の夢」はこんな内容だ。「あるとき蝶になった夢を見た。すっかり蝶になりきって、あちらこちらを飛びまわる。自分が誰であるかも忘れ、蝶である幸福に浸っていた。しかし目を覚ますと、まぎれもなく自分自身である。自分は蝶になった夢を見ていたのか、それとも自分は蝶で、人になった夢を見ているのかわからない」

以上のことから、脳が夢を生みだすとき、私たちは夢の内容を睡眠中だけでなく、覚醒したあとも素直に信じていることがわかる。だからアヒルがいると思いこんだジェシーや、夢で混乱するナルコレプシー患者のように、夢を現実ととらえることがあってもおかしくない。そればかりか、現実世界や別世界への入口、神の伝言や預言、抑圧された願望、脳が出す無意味な雑音、夜のひそかな気ばらし、未来からの通信、死者や他人からの便り、洞察や解決策や創造の源泉、記憶処理の窓口でもあったりするのだ。

夢を見ているとき、脳では何が起きているのか。さまざまな説明が考えられるが、この本ではそれをひとつずつ検討していき、そこから何が導きだされるのか見ていこう。正解はひとつではないし、複数の答えが並びたつ場合もある。ほんの少し解釈を加えれば（大胆な読みかえが必要なこともあるが）、どの説明も合理的だ。くわしくは後述するので、ここでは予告編としてかいつまんでお伝えしよう。私たち筆者は長年研究を続けてきて、眠っているあいだも脳はつねに活動し、その日の記憶をせっせと処理していることを知っている。二時間の覚醒中に新しい情報を取りこんだ脳は、それがどういう意味かを整理し、理解するのに、一時間は外部からの入力を遮断する必要がある。

ボブが最初に買ったコンピューターはアップルⅡ＋で、メモリは四八キロバイトだった。誤植ではない。キロバイトだ。〇・〇四八メガバイト、〇・〇〇〇〇四八ギガバイトである。彼がいま使っているiPhoneは、メモリがその一〇〇万倍、CPUの処理速度は二四〇〇倍だ。それでもアップルⅡ＋は、ボブがキーボードで打ちこんだ文章も、カセットレコーダーから取りこんだ音楽も、初期のタブレットで描いた絵も、みんな記憶できた。ただし、そうした情報が何を意味するのかは教えてくれないし、そもそも意味の概念すら持てないだろう。一〇テラバイト級の大容量ハードディスクと、人工知能（AI）とディープラーニング技術の進歩で、集めた情報の「意味」まで探れるようになったのはここ数年のことだ。コンピューターにかぎらず人間でもたいへんなこの作業を、脳は私たちが眠っているあいだにこなしている。睡眠中に脳が処理する情報は途方もない量だ。この作業を助けるために、脳のあちこちから拾ってきた意識のかけらの集まり、それが夢である。こうした夢の仕組みについては、第7章と第8章でくわしく述べる。

　この章の締めくくりに、幼い子どもがよく頭を悩ませる夢の特徴をもう一度見ておこう。現実と非現実を理解し、物質世界に存在するものと、実体のないものが区別できるようになった子どもが次にぶつかるのは、自分が見ている夢はほかの誰にも見えないという事実だ。他者の夢に関心を抱くとき、これが大きな意味を持ってくる。神経科学者であれ、医師、聖職者であれ、あるいはわが子を案じる親であれ、他者の夢を直接体験することはできない。話や文章、スケッチ、行為などによる夢の描写で知るのみだ。だから夢の概念を説明するとき、「睡眠中に経験する一連の思考、知覚、情動」だけでは不足で、「その経験の記憶に基づいて本人が伝える話や文章」まで含めなくてはならない。

　概念にしろ実体験にしろ、夢は多くの人が思っているより込みいった世界だ。さらにややこしいことに、何をもって夢と見なすかという定義さえ、研究者のあいだで見解が一致していない。国際夢研究協会（ＩＡＳＤ）およびアメリカ睡眠医学会（ＡＡＳＭ）の学際グループも、以下のように結論づけている。「夢の研究は多くの分野にわたり、現在適用されている定義も多様であることから、夢をひとつの定義にまとめることはほぼ不可能と思われる[*05]」。したがって、夢は睡眠時考想（知覚、身体感覚、分離思考など、睡眠中に経験するあらゆる精神活動）と同義になることもあれば、覚醒時に思いだすことができる、詳細で鮮明、物語のような経験に限定されることもある。

この本では、思考に似た瞬間的、断片的な睡眠時考想から、叙事詩さながらに展開する劇的な冒険まで、広い範囲で夢を考察していく。とりわけ注目したいのは、味わい豊かで謎に満ち、我を忘れるような夢の経験だ。遠い昔から人類を惹きつけてやまず、困惑もさせてきたのは、そんな夢だったはずだ。

第2章

夢をつかむ

黎明期の冒険者たち

夢の科学的な研究はいつごろ始まったと思いますか？　学生や友人、講演会の聴衆に質問すると、ほとんどの人がフロイトが始まりだと答える。（めったにないが、レム睡眠の発見と答える人もいる。）夢に対する一般的な概念に、フロイトが少なからぬ影響を与えていることはまちがいないが、まずは次の引用を読んでいただきたい。

> 知覚や想像が喚起した欲求を、ばかげている、まちがっているとしてそのときは抑圧する。しかしその夜、抑えこまれて途中で止まっていた心的傾向が、すべての制限を解かれて形になる……覚醒時の精神に潜んでいたあいまいな願望が広がり、発達しきったものが夢だと考えてもよいだろう……夢は暴露となる。自我から見かけの包装をはぎとり、赤裸々な正体を

むきだしにする。潜在意識の暗い底から、原始的で本能的な衝動を呼びおこすのだ……暗号の文字列のように、精査するにつれて当初のでたらめな印象は消え、真剣で知的なメッセージが浮かびあがってくる。

フロイトの夢理論の本質がみごとに要約されている。イギリスの心理学者ジェームズ・サリーの一文だが、サリーがこれを発表したのは、フロイトの『夢判断』が世に出る六年も前だった。夢の起源と解釈に関心があったサリーは、一八九三年に論文「暴露としての夢」を執筆した[*01]。そこにはフロイトが自らの仮説で用いるのと同じ概念が数多く登場する――しかしフロイトは、一九一四年の『夢判断』第四版まで、そのことを認めなかった。

『夢判断』の数十年前から、夢の本質を探る先進的な研究はいくつも行なわれていた。本書では、睡眠と夢に関する現代のさまざまな神経科学理論を紹介しているが、その多くはフロイトやユングではなく、それより早く夢世界の探検に乗りだした研究に端を発している。だが研究者の名前や業績は多くが顧《かえり》みられず、忘れられているのが現実だ。入門編から上級編まで、夢の科学を学ぶための教科書を開くと、どれも始まりはひとりの人物――フロイトだ。一九世紀後半に先駆者たちが積みあげた業績は、まったくと言っていいほど言及されていない。その理由は明白だ。

フロイトの『夢判断』は冒頭の章で、夢に関する一九世紀までの科学文献を総覧している。そこでは研究者五〇人の業績がまとめられており、フロイト以前の夢研究を知るうえで不可欠な、影響力の大きい情報源となっている。夢への科学的関心が昔から続いていたことを世に知らしめた点で、その功績は疑いようがない。だが研究者や歴史家がフロイトの著作と、彼が引用した過去の研究を綿密に分析したところ、いくつか重要なことが明るみに出てきた[*02]。

まず、フロイトは夢に関する着想の多くを独自のものであるかのように書いているが、実はそうではない。サリーの引用からもわかるように、夢がときに願望（抑圧されたものも含めて）を反映することは、以前から多くの研究者が指摘していた。夢の形成を説明するためにフロイトが引きあいに出したメカニズムについても、すでにほかの研究者が推測している。

なによりフロイトは、『夢判断』以前の研究を不当に低く位置づけていた。研究者間の見解の不一致をことさら強調し、「医学寄りの」研究者が重視してきた心理的要因を過小評価する。そして、夢の原因物質や、当時知られていた夢の身体理論にしか関心がない研究者ばかりだと決めつけて、彼らの見解をゆがめて伝えたのである。

さらにフロイトは、自分こそが（医学的ではなく）心理学的夢研究の「創始者」であるという、誤った印象を与える主張も展開している。だがこれから見ていくように、夢の心理学的側面に関しては、多くの研究者が早くから先進的な見解を発表していた。

夢に関する他人の研究論文は読みたくもないと公言するフロイトは、こんなことも書いている。

「いま読んでいる［夢の］文献で、頭がバカになりそうだ。文章を書く身には拷問だ[*03]」

フロイトは『夢判断』の冒頭章で、過去の研究を精査した結果、「夢の科学的理解はほとんど前進が見られなかった」と断じた[*04]。しかしそれは、不当で偏見に満ちた、ひとりよがりの評価と言わざるをえない。

カリフォルニア工科大学教授で、精神分析史の研究で知られるG・W・ピグマンは、フロイトの文献批評を細かく分析している。この冒頭章に関しては、ピグマンによる以下の総括が最も的確かもしれない。「［この章のおかげで］フロイトの独自理論は実際以上に革新的な印象になっている。フロイトはその優位性を強調し、生理学的理論の複雑な中身から目をそむけ、夢を暴露と見なす従来の流れをあえて軽く扱った……けれども本人の主張とは裏腹に、夢に意味があり、解釈の対象になると考えた当時の科学者、医師はフロイトひとりではなかった[*05]」

過去に行なわれた研究の価値をおとしめ、生理学や医学の枠に閉じこめたフロイトは、自らの心理学的理論を斬新なものとして売りこむことに成功した。やがて夢はフロイト派精神分析の専売特許になり、夢の発生や内容を科学的に探究するよりも、特定の夢をどう解釈するかに関心が集まるようになった。夢の「隠れた」意味を探る以外の研究はフロイトにあっさり切りすてられ、そのせいで価値のないものとして無視され、忘れられたのである。

次章で取りあげるように、フロイトの着想と理論はたしかに革新的であったし、名著『夢判断』が与えた影響ははかりしれない。けれどもフロイトは過去の理論や研究を蔑視し、扱いも偏っていた。それでいて自分の研究や精神分析運動には、神話さながらのありがたみを演出する。その結果、彼以前の幾多の研究が果たした貢献はうやむやにされ、以後五〇年にわたって夢の科学的研究が停滞することになった。フロイト以前の夢研究はゴミ箱行きとなり、世間から忘れられた。そこで夢の科学を探る旅は、まず見捨てられた先駆者たちに戻り、しかるべき評価を与えるところから始めよう。

歴史を振りかえると、夢は宗教的、形而上的な信念体系のなかで説明され、未来を予言する超自然体験と見なす時代が長く続いた。その後一八〜一九世紀になると、アリストテレス、デカルトという二大知性の伝統にのっとり、宗教と一線を画した合理的な思考で夢を考察するようになる。それとともに、夢は異世界や超自然の作用ではなく、見る者自身の心がつくりだすものという考えも定着していった。

一八五〇年代も半ばになると、睡眠と夢を医学や科学の立場から考察する動きが出てくる。そのひとつが、フランス学士院倫理・政治学アカデミー（一七九五年創設で現在も続く由緒ある学術団体）の哲学部門が一八五五年に実施した、睡眠と夢がテーマの懸賞論文である。課題は以下の二つ。「睡眠中にはどういった精神作用が継続、停止、変化するのか」「夢と思考の根本的な相違はどこにあるか」。どちらも当時は大きな謎であり、今日の夢研究においても中心的な疑問だ。

それからの数十年間で、夢の起源、内容、構造に関する科学的な考察はしだいに深まりを見せていった。研究者がとくに関心を抱いたのは、精神が夜ごとの夢世界を構築する仕組みだ。もちろん睡眠実験室などまだなかった時代で、研究者は自宅のベッドで眠る被験者を観察するしかなかった。なかには助手の力を借りて自分の夢を調べる研究者もいた。

彼らの興味は、夢の解釈でもなければ、夢が未来を予言するかということでもない。夢の出どころを突きとめ、それをどう説明するかだった。収集した夢の内容を比較して、脳の働きも含めた生理学的な仮説を立て、重要な発見を成しとげた研究者もいる。活気と刺激にあふれた時代だった。

一九世紀後半、フロイト以前に夢世界を探検した先駆者たちの理論や知見を、おおむね年代順に紹介しよう。

どんなに長い夢も、実際に見ている時間はほんの一秒間くらい。そんな話を聞いたことはないだろうか。いまも一部で強く支持されているこの説を最初に唱えたのが、アルフレッド・モーリー（一八一七〜一八九二）だ。コレージュ・ド・フランスの歴史学と倫理学の教授で、先述したフランス学士院の懸賞論文にも応募した。不思議な夢を見た自らの体験から、夢は一瞬で終わると考えたモーリーは、誕生まもない夢研究の分野で重要な功績を残している。

✧ ✧ ✧

モーリーは一八六一年の著書『睡眠と夢（*Le Sommeil et les Rêves*）』のなかで、自由意志の不在から生じる機械的な作用が、夢のなかの行動を支配すると書いている[*06]。ロボットが内容も理由もわからず行動しているようなもので、つまりモーリーは夢の「自動作用説」の強固な支持者だった。しかし同時に、考えや知識、幼少期からの体験など、あとから獲得した経験が、流れの進路を決める川岸のように夢での行動を舵とりするとも述べている。

モーリーも含めて当時の研究者は、日中のさまざまな経験を結びつけたがる人間本来の連想が、夢を形成すると考えていた。夢に出てくる思考、光景、音、できごと、情動は、そんな連想でつながっているのだ。ただしその過程は、覚醒時と夢を見ているときでは異なるとモーリーは指摘した。なぜか？　覚醒時の脳とちがって、夢を見ている脳は全体が一貫性を持って同調しているわけではなく、知覚、記憶、意志、判断といった働きがばらばらに行なわれているからだとモーリーは仮定した。つじつまの合わない奇妙な夢は、精神が同時にいろんな方向にひっぱられた結果ではないか。夢での経験が変化に富んでいるのは、睡眠中の脳の活動領域のちがいを反映しているのだろう。くわしくは後述するが、夢を見ているときの認知能力の低下には十分な裏づけがある。具体的には自己意識が薄まり、注意を持続できず、論理的・批判的な判断力が失なわれたりするのだが、これは睡眠中の脳の活動領域や、活発さのばらつきが引きおこしている。

モーリーは自分の体験をもとに、意識上の精神がすっかり忘れている名前や場所、できごとを、夢が呼びもどすとも主張している。さらに彼は見た夢を詳細に記録し、その内容を天気や食事と突きあわせて、つながりを探った。

モーリーの業績で最も知られているのは、自ら被験者となって感覚体験が夢に与える影響を調べた一連の実験だろう。モーリーが寝ているとき、助手が額に水滴を落としたり、オーデコロンを鼻先で嗅がせたり、唇や鼻孔を羽根でくすぐったりするのだ。ほとんどの刺激で、モーリーは明らかに影響があったと報告している。たとえば耳のそばで毛ぬきをはさみで軽く叩き、高い小さな音を響かせたときは、警鐘が革命の勃発を知らせる夢を見た（彼は一八四八年の二月革命をパリで目撃していた）。熱した鉄片を近づけたときは、強盗が家に押しいり、足を火であぶられながら、金のありかを言えと脅《おど》された夢を見ている。鼻先でマッチを燃やしたら、海辺で船の火薬庫が爆発する夢を見た。

この実験結果から、人間の感覚は睡眠中にも脳に情報を送っており、受けとった脳がそれを使って関連する夢をつくりだすとモーリーは考えた。目覚まし時計が鳴る夢は誰もが見ているはずだから、モーリーは正しい結論に到達したことになる。

今日の感覚では素朴に見えるが、因果律にもとづいて夢を調べたという意味で、これは科学的手法を用いた最初の実験だ。一九五三年のレム睡眠発見後、実験室で行なわれた初期の実験も、外部刺激が夢に与える影響を探っていた。モーリーからおよそ一〇〇年たっても、まったく同じ実験が行なわれていたのだ。

✧ ✧ ✧

夢の象徴性——とりわけ性的な意味での——と聞くと、たいていの人はフロイトの『夢判断』を連想する。しかし夢の象徴を心理学的な立場から初めて本格的に論じたのは、カール・シェルナー（一八二五〜一八八九）の『夢の生活（*Das Leben des Traums*）』（一八六一）だ[*07]。フロイトより四〇年近く前である。睡眠中は自我（自制）が弱まり、「空想と呼ばれる魂の活動が、理知のすべての規則から解きはなたれる……繊細な情動刺激にとりわけ敏感で、内面生活が即座に外界の状況にはめこまれる[*08]」。夢は対象をそのまま描くわけではなく、別の何かで対象の重要な属性を象徴させるのだと、シェルナーはていねいに説明している。身体の象徴にとくに強い関心を抱いていたシェルナーは、家は人間の身体の象徴であり、家のいろんな部分が身体の各部に対応すると考えた。たとえば激しい頭痛で眠りについた女性が、クモの巣だらけの天井を気味悪い大きなクモが何匹も這っている夢を見たという。

夢に出てくる性的象徴に強く惹かれていたシェルナーは、その重要性を一二ページにわたって述べている。それによると、煙草のパイプ、ナイフ、クラリネットは男性器の象徴で、住宅に囲まれた細い道は女性器の象徴だという。聞きおぼえのある話だ。

睡眠中に自我が希薄になること、夢が遠まわしに何か（とくに性的なもの）を象徴すること。シェルナーのこの主張が、フロイトに影響を与えたことは容易に想像がつく。フロイト自身はシェルナーの立場に一部批判的ではあったが、「睡眠状態でのみ自由に展開しうる特殊な精神活動として、夢を独自の視点から説明する壮大な試み」を評価し、のちにはシェルナーこそ「夢の象徴性」の真の発見者だと認めている[*09]。にもかかわらず、世間はシェルナーの着想をまるごとフロイトの功績に帰してしまった。

✧ ✧ ✧

眠っているとき、心のなかではいったい何が起きているのか。目ざめているときはぜったいに起こらないことを、夢のなかで経験できるのか。こんな疑問に取りくんだのが、コレージュ・ド・フランスの民族誌学教授エルヴェ・ド・サン＝ドニ侯爵（一八二二〜一八九二）が一八六七年に発表した『夢の操縦法』だ[*10]。サン＝ドニは外部刺激を夢に取りこむ新しい手法を編みだし、明晰夢を誘発する斬新なテクニックを開発した。

サン＝ドニは受け身の観察者ではなかった。彼は明晰夢のテクニックに磨きをかけ、内側から夢を調べて、目の前（いや目のうしろか）に出現する夢の映像や、記憶の出どころ、独自の論理を探っていったのである。『夢の操縦法』は全編に情熱を感じる力作であり、夢に関するあらゆる著作のなかで、トニーが愛してやまない名著だ。

パリに生まれたサン＝ドニはきょうだいがいなかったので、幼少期はひたすら絵を描き、色を塗って過ごした。一三歳から夢日記をつけはじめ、『夢の操縦法』を出版するころには、彩色挿絵入りの詳細な夢日記は二二冊になっていた。夢の映像は、精神を通過した観念の視覚表現だというのがサン＝ドニの主張の柱だ。思考の列車が疾走したり、とつぜん進路を変更するのと同様、夢の映像もすばやく展開し、進行していく。そう考えれば、荒唐無稽な夢も映像が現われてはつながった結果として説明がつくだろう。

サン＝ドニは、概念や記憶から引きだされた映像どうしが融合する仕組みも提唱した。その中心となるのが、人物や物の特徴、特質が乗りうつる「抽出」という概念で、オレンジの概念が夢のなかで別の感覚体験に変わる例を挙げている。オレンジの形、色、香りのどれが主体となるかによって、夢ではビーチボール、オレンジ色の夕焼け、レモンの木立になる。対象全体ではなく、特定の細部や性質だけが夢に組みこまれるのだ。この抽出は、ことば遊び、個人的な信念、倫理観、伝統などでも起こり、夢を正しく解釈するには抽出を考慮することが必要だと述べている。（夢の「解釈」の意味については、のちに詳述する。）

夢のなかでは、多種多様な概念が映像で現われる。これを説明するために、サン＝ドニはもうひとつ「映像の重なり」という仕組みを提唱している。二つの相反する概念が夢のなかで同時に出現したり、視覚表現を勝ちとろうと複数の概念が競合したりするとき、概念が融けあって奇妙な映像が出現するのだ。その例として、大きな桃をもいだら、友人の娘にそっくりだったという夢がある。その日サン＝ドニは、彼女の頬は桃のようになめらかだと誰かが話しているのを聞いていた。『夢の操縦法』の出版から約三〇年後、フロイトはサン＝ドニのこれらの説を掘りだし、それぞれ「遷移」「縮合」と呼びかたを変えた。

　サン＝ドニは夢に関する数多くの実験のなかで、先駆者モーリーによる感覚刺激の研究にも新たな工夫を加えている。概念結合の原理にしたがって、特定の匂いがいつも同じ記憶を呼びおこすかどうか調べたのだ。（マルセル・プルースト『失われた時を求めて』の冒頭に出てくるマドレーヌが有名だが、それより五〇年も前だ。）

　実験のため、サン＝ドニは旅先でかならず新しい香水を買いもとめ、それをハンカチーフにたらして滞在中は毎日匂いを嗅いだ。帰宅後数か月たってから、眠っているとき枕に香水を数滴落とすよう使用人に命じる。使用人がいつ、どの香水で実行するかは知らされない。実験は成功した。サン＝ドニは、睡眠中に嗅いだ香水に関連する場面や体験を夢に見たのである。それも一度きりではなかった。サン＝ドニはこれだけでは満足せず、こんどは二種類の香水を枕に振らせてみた。すると夢のなかに二度の旅行の要素が両方とも出現した。

　上々の結果を受けてサン＝ドニは実験の内容を拡大し、覚醒中のできごとと、匂い以外の感覚刺激を組みあわせてみた。たとえば舞踏会に出たとき、あるワルツをオーケストラに演奏させて女性と踊る。次のパートナーとは別のワルツで踊った。そして眠っているときオルゴールでワルツを鳴らすと、その曲で踊った女性が夢に登場した。ただし内容はダンスとは無関係のことが多かった。別の実験では、香りの高いニオイアヤメの根を嚙《か》みながら、美しい女性の絵を描いた。そして寝ているときにその香りを嗅いだところ、モデルの女性に似た麗人を夢に見たのである。

　このように夢の研究に多大な貢献をしたサン＝ドニだが、もっぱら明晰夢の特異な才能の持ち主として知られている。明晰夢とは、夢を見ながらこれは夢だと認識できる状態のことだ。サン＝ドニは明晰夢に熟達するために自ら編みだした方法を紹介し、自らの意識を使って夢を形成して進展させ、夢のなかで記憶や推論能力を試すやりかたを解説している。ひとつ愉快な例を紹介しよう。サン＝ドニは夢のなかで、睡眠中の脳は全体として機能していないというモーリーの説を思いだした。でも頭はこんなに冴えている。モーリーに言わせると、脳のどの部分が機能していることになるのだろう……サン＝ドニは夢だと完全に認識したうえで、そんなことを考えたのである。

　サン＝ドニが著書で提唱したことの多くは、現代の夢科学の理論でもおなじみだ。繰りかえし見る悪夢を克服した方法は、脱感作《だつかんさ》と呼ばれる行動療法そのものだ。夢のなかでの記憶の仕組み、概念の結びつき、思考の心像化は、このあとの章で説明する我々独自の夢理論にも登場する。

『夢の操縦法』は、書かれた当時はもちろん、今日でも価値ある傑作だ。二〇一六年には、カロラス・デン・ブランケンとイーライ・マイヤーによる英訳がオンラインで無料で読めるようになった。

『夢判断』の信奉者でも、そうでなくても、サン＝ドニの本は楽しめるはずだ。

✧ ✧ ✧

一八九三年四月、『アメリカ心理学ジャーナル』に「夢の統計学」という興味ぶかい標題の論文が掲載された[*11]。著者はウェルズリー・カレッジの心理学教授で、女性心理学者の草わけだったメアリー・ウィトン・コーキンズ（一八六三〜一九三〇）。男女共学という発想すらなかった時代に、ハーバード大学の大学院で心理学を学んだ。一九世紀後半の学問の世界は男性優位の構造が根づよかったが、コーキンズは障壁をものともせず勉学の場を切りひらき、大学教授として、研究者として地位を築いていった。四〇年近い研究者生活のなかで、コーキンズはアメリカでいち早く心理学研究所を設立し、アメリカ心理学会初の女性会長となって、のちにはアメリカ哲学会の会長にも選ばれた。著作は四冊あり、論文は一〇〇本を超える。

「夢の統計学」はコーキンズ最初期の研究論文だ。自らと三二歳の男性の夢を二か月にわたって記録した四〇〇例近くを、統計学の原理を用いて分析している。

コーキンズは目覚まし時計を使い、睡眠中に何度か起きては記録をとった。これは現代の実験室研究でも採用される方法だ。こうすることで、夢が記録できる機会が増えるだけでなく、時間帯によって夢の現われかた、鮮やかさの変化を探ることができる。コーキンズは手元に鉛筆とろうそくとマッチを用意して寝た。「とても鮮明で、はっきり覚えていると確信していても、記録を朝まで遅らせることが致命的な失敗になる」からだ[*12]。

夢を見た時刻、長さ、鮮明さをひとつひとつ記録し、結果をまとめてみると、鮮明なものを含めて、ほとんどの夢は朝方見ていたが、夜の早い時間に見る夢もあることがわかった。こうした結果が実験室研究で確かめられたのは、約七〇年後だった。

夢を見た当人が、その内容を覚醒中の経験とはっきり結びつけることができる。これも実験で得られた興味ぶかい結果だった。コーキンズはそこから、自身の代表的な業績のひとつとなる重要な知見を導きだした。それが覚醒中と夢、二つの生活の「一致と連続」である。ここから発展した夢の連続性仮説は、夢の内容に関して最も広く、そして熱心に研究されてきたモデルのひとつだ。

さらにコーキンズは質問票を標準化して大規模な調査を実施し、日常の夢に視覚、聴覚、触覚、嗅覚、味覚が含まれる割合を調べて、夢の感覚表象に階層があると指摘した。この説もまた、後年行なわれた家庭や実験室での実験で立証されている。

重要な変数を定義し、他者が再現できる形で実験を設計して、事例証拠よりデータを重視したコーキンズの夢研究は、その後展開する夢の科学の本質を形づくったと言える。

✧ ✧ ✧

一九世紀に活躍した夢の探検者の最後を飾るのは、イタリアの科学者で、一八九九年に『夢――一精神科医の心理学的・臨床的研究（*I Sogni: Studi Clinici e Psicologici di un Alienista*）』を出版したサンテ・デ・サンクティス（一八六二～一九三五）だ。ローマ大学ラ・サピエンツァに在籍していたデ・サンクティスは、イタリアで心理学を科学の研究分野として根づかせるうえで大きな役割を果たした。

デ・サンクティスもフロイトと同様、夢が心理学的に重要であり、解釈が可能だと考えていた。フロイトとちがうのは、夢を正しく理解するには、相補的な手法で夢を調べ、睡眠中の脳の機能を考慮し、仮説に科学的観察の根拠を与えるのが唯一の方法だと信じていたことだ。
デ・サンクティスは、モーリーやコーキンズをはじめとする先人の業績をもとに、多角的な夢研究の方法を編みだしていった。具体的には、詳細な質問票調査を行なう、睡眠の段階ごとに被験者を覚醒させる、事例報告ではなく観察を繰りかえし、統計的分析を加えるといったことだ。

夢はどんな形でその人の心理学的側面を暴きだすのか。そんな疑問に長年魅せられてきたデ・サンクティスは、子ども、高齢者、犯罪者、てんかん患者、精神障害者、健康な中年男女の夢の内容をくわしく調べた。その結果、覚醒時の情動が、夢の構成に決定的な役割を果たしているらしいことがわかってきた。さらに覚醒時の意識と、夢を見ているときの意識の共通点と相違点をあぶりだし、男女の夢のちがいも記録したデ・サンクティスは、夢の鮮明さは脳機能の発達と関連があり、高齢者の夢は脳機能の低下を反映しているのではないかと考えた。

デ・サンクティスは、人間の睡眠と夢の関係をより良く理解するのに役だつと確信して、動物（犬や馬など）の睡眠を細かく記録している。眠っている動物が動いたり、ぴくりとひきつったりする（犬は吠えることもある）ことから、彼らも夢を見ていると判断したのだ。重要なのは、動物を観察したデ・サンクティスが、夢の性質と形式を発達と進化の面から考察するようになったことだ――この二つで夢の概念を説明する試みは、現代の夢研究の最先端の流れである。

当時開発されたばかりの電気生理学的な機器を、最初に睡眠と夢の研究に導入したのもデ・サンクティスだ。振動感覚計（触覚刺激への反応で精神疲労を測る装置だが、ここでは眠りの「深さ」を測定する）、呼吸記録器（胸に巻いたバンドで呼吸パターンを測定する）などが実際に使用された。

こうした実験を通じて、眠りが深い睡眠の前半は、後半よりも夢が少ないことが判明した[*13]。覚醒直前の軽い眠りのほうが夢は鮮明になること、呼吸が不規則な時間帯に夢を多く見ることもわかった。睡眠の諸段階はその後正式に発見されるのだが、そのことを予言するような研究結果だ。たしかに睡眠後半に現われるレム睡眠は、不規則な呼吸をともなっている[*14]。デ・サンクティスは、神経科学の分野でも新しい研究成果を予想していたかもしれない。睡眠、夢、記憶の相互作用に関する論文のなかで、夢の開始を受けもつ脳の領域と、夢の内容を精巧にする領域を区別する仮説を立てているからだ。この区別は、一九七七年にホブソンとマッカーリーが提唱した活性化－合成モデルでふたたび登場する（第7章）。

夢を正しく理解し、解釈するには、足し算でとらえるべきだとデ・サンクティスは書いている。多角的、総合的な夢研究の姿勢が、最も顕著に表われている言葉だろう。「夢を見る者の基本状態（過去の経験、知性、性格、昔からの習慣）＋現在の状態（願望、情熱、健康状態、臓器と運動機能の状態）＋外部状況が誘発する直近の経験（睡眠）」ということだ[*15]。一二〇年を経たいまでも、この指摘に異論の余地はない。

✧ ✧ ✧

ここで紹介した五人は、新鮮で魅力的な視点で夢を考察し、信頼できる業績を残した夢の探検者だ。彼らの研究が発表されたのは一九世紀後半、フロイトの『夢判断』以前のことだった。夢の起源、夢が象徴するもの、夢の生成に情動や認知、生理的メカニズムが果たす役割など、人類が何千年も魅了され、考えをめぐらせてきた疑問に、彼らは工夫を凝らした実験で答えを見つけようとした。夢は経験と科学で探究できると身をもって示し、芽ばえたばかりの夢の科学を大きく前進させた。それが彼らの最大の功績だろう。

　もちろん、黎明期の探検者はこの五人だけではない。ここで紹介したい研究者はまだ十数人はいるが、そのなかで四名の著作を挙げておこう。フランク・シーフィールド『夢の文学と怪異譚（*The Literature and Curiosities of Dreams*）』（一八六五）、F・W・ヒルデブラント『夢とその解釈（*Dreams and Their Interpretation*）』（一八七五）、ヨーゼフ・デルブーフ『眠りと夢（*Sleep and Dreams*）』（一八八五）、ユリウス・ネルソンの論文「夢の一考察（*A Study of Dreams*）」（一八八八）である。いずれも無料で入手可能であり、一読の価値がある。

　こうした先駆者たちのおかげで、夢の理解は整理され、その後の科学的研究の土台が整った。この本で得られる夢の知識の多くは、フロイト以前の着想や探究に根ざしていることを記しておきたい。

第3章

夢の秘密を発見した

とフロイトは思った

一八九九年に世に出たフロイトの『夢判断』はすぐに評判となり、西洋における夢の観念を一夜にして変えた……多くの人と同様、ボブもずっとそう思っていた。この本の構想を練っていたある日の午後、彼は父親の古い蔵書にあった『ブリタニカ百科事典』第一一版で、「夢」の項目を開いてみた。第一一版の刊行は一九一〇年、フロイトの『夢判断』から一〇年以上たっている。それなのに六〇〇〇語にわたる記述のなかで、フロイトの理論はまったく言及されておらず、文末に置かれた著作や論文の引用二〇件にかろうじて入っているのみだった。こうした冷淡な扱いは、『ブリタニカ百科事典』だけではなかった。

『夢判断』は刊行から一〇年たっても、当時の医学、精神医学の主要な出版物でほとんど、あるいはまったく触れられることがなかった。初版六〇〇〇部は完売まで八年もかかっている。さらにフロイト自身が指摘し、ほかの人もくわしく述べているように、医学、科学、精神医学界の評判はかんばしくなかった[*01]。科学専門誌に掲載された批評を読むと、「私の本は完全に黙殺される運命だと思わざるをえない」——出版の九年後にフロイトはそう書いている[*02]。ところが『夢判断』はフロイトの最も有名な著作となり、彼はここから独自の精神分析モデルを打ちたてた。さらには一世紀近くにわたって、夢そのものや、夢と無意識の関係について、一定の通念を大衆に浸透させたのだ。なんという逆転劇！

学生やジャーナリスト、あるいはパーティーで会った知らない人（「夢を研究してるそうですね？」）から、フロイトの夢理論をどう思うかとたずねられるたびに、トニーはまずこう問いかける。フロイトの理論は何が新しかったと思いますか？　返ってくる答えはとても短く、たいてい次のどれかだ。夢は無意識から生まれる。夢はどれもセックスのことだ。夢は抑圧された願望に関係している。夢は何かの象徴だから、正しく理解するには解釈が必要だ。けれども第2章で述べたように、これらのほとんどは『夢判断』のずっと前から論じられていた。フロイトの発想は、世間で思っているほど新しくはなかったのである。

夢は睡眠の守護者

フロイトが他に先がけて提唱した理論もある。それは、夢には相互に関係する二つの働きがあるというものだ。ひとつは、幼児期に由来する抑圧された性的（もしくは攻撃的）願望に表現を与える働き。

もうひとつはあまり知られていないが、眠りが妨げられないよう保護する働きだ。「夢は睡眠の守護者」だとフロイト自身は書いている[*03]。それはこういうことだ。

フロイトは「検閲官」という心の監視メカニズムを仮定した。検閲官は、容認しがたい無意識の内容が、意識にのぼらないようににらみをきかせている。しかしそれは覚醒しているときだけで、睡眠中はこの仕組みが働かない。好ましくない素材も意識めざして上がってくる。抑圧された願望はもともと不道徳・反社会的なものだから（あくまでフロイトの考えだ）、たとえ睡眠中でも直接的な表現は避けなくてはならない。さもないとぎょっとして目が覚めてしまう。そこでわずかに残った検閲官が、抑圧された無意識の素材をゆがめて、それとわからない形に変えてしまうのだ（「夢の仕事」と呼ばれる）。フロイトによると、そうした偽装は縮合、遷移、表象可能性、二次加工の四種類で、それらがいっしょになって夢の仕事を遂行するという。夢は抑圧された、多くは性的好奇心に満ちた願望を一部だけ表現させつつ（「願望充足」としての夢）、休息のための睡眠を確保する（「睡眠の守護者」としての夢）。

すべての夢は願望充足の試みである——フロイトがかたくなにそう信じていたことは注目に値する。言いかえれば、抑圧された願望のエネルギーが入ってこなければ、夢は生まれてこないということだ。そこから顕在夢、すなわち本人が実際に経験して報告する夢と、その潜在的な中身、つまり夢の「真の」意味が区別されることになった。後者は夢にエネルギーを与える抑圧された願望ということになる。夢の隠れた意味をひもとくのは、夢が呼びさます感情や思考を何の制約もなく描写していく自由連想だ。熟練した精神分析医の手にかかれば、検閲官による歪曲を「取り消し」て、顕在夢の元になった無意識の葛藤や欲望にまでさかのぼることもできる。

フロイトが説明する夢の起源や意味に、一般の人びとは夢中になった。だが医師や哲学者、科学者はそうもいかず、厳しい意見を述べている。『夢判断』の刊行から数年間に出てきた批評には、以下のようなものがあった。

◆幼児期の願望を夢の出どころとしているが、あまりに限定的だ。夢は内省や意欲、情動からも発生するし、内密の衝動に原因を求めるまでもなく、日常生活での関心事がそのまま夢になることも多い。

◆フロイトの夢理論は事例証拠、一部の症例報告、推測主体の仮説に頼りすぎており、科学的ではない。

◆夢の顕在的な内容を不当に矮小化している。

◆フロイトの理論に反して、多くの夢、とくに悪夢が睡眠を守るどころか、覚醒させてしまうことは周知の事実だ。

◆フロイト流夢解釈の結果は強いられたもので偏りがあり、フロイトが下す結論も恣意的だ。

◆悪夢をはじめ、検閲や歪曲の明確な証拠が見られない種類の夢がたくさんある。

◆フロイトの説は、科学理論の根本的な必要条件を満たしておらず、立証も反証もできないことが大問題だ。

フロイトの夢理論に対し、厳密さと正当性を疑問視していたのは外野の人間だけではなかった。むしろアルフレッド・アドラー（フロイトの最初の弟子のひとりで、その後独自のアドラー心理学を創始する）や、フロイトの後継者であるカール・ユングといった支持者が積極的に疑義を唱えていた。

ユングをはじめとする夢の臨床的概念

フロイトは夢を病的欲求の開放弁と見なしていた。いっぽうユングは、本人が認識する（そして統合する）べき無意識の素材を夢が提示することで、安定した自己感覚への到達をうながし、人格の発達を助けると考えた。無意識から現われるそうした素材には、「見すごしていた日常の意味、立ちぎえになっていた結論、認めることを拒絶していた影響、耳をふさいできた批判」などがあるという[*04]。

ユングは、夢は集合的無意識から生じるとも主張した。全人類に共通し、人類が蓄積してきた経験全体を網羅する無意識の深層である。人格のなかで遠い祖先にさかのぼる部分は遺伝子によって受けつがれ、元型《アーキタイプ》（普遍的なパターンやイメージ）の形で表出する。元型は文化のちがいを超えて、おとぎ話や神話、神聖な儀式、神秘体験、芸術作品、そして夢の形で観察することができる。元型には影、トリックスター、老賢者、太母、英雄などがあるとユングは説明した。

夢には「将来を見越す」予見的な働きがあるとユングは考えていた。夢の形成にかかわる無意識の過程が当人の過去をさかのぼり、起こりうる状況や課題、未知の可能性、未来に想像できる結果を展望させてくれるのだ。第8章で触れるが、意外とこの説はこじつけではない。

フロイトが夢は神経症に似た「異常な心理現象」だと断定し、見る者を欺く性質を強調したのに対し、ユングは夢を健全かつ自然な作用ととらえ、創造的で超越的、ときに問題解決までやってのける性質に注目した。フロイトと同様、ユングも夢を解釈する独自の方法を提唱し、そこから重要な自己洞察につながると確信していた。ただしフロイトが自説の重要性を断固主張していたのに対し、ユングは夢の解釈がぶれやすいことを認識しており、自らのやりかたが「手法」と呼ぶにふさわしいか疑っていて、上から押しつけるようなことはしなかった。

一九〇〇年代には、フロイトとユングがそれぞれ唱えた夢の理論をきっかけとして、知名度では多少劣るものの、夢の臨床的概念が数多く提唱されるようになった。たとえば前述したアルフレッド・アドラーは、顕在的な夢の内容が、師のフロイトが言う無意識ではなく、覚醒時の関心事や生活様式と密接に結びついていると述べている。スイスの精神分析医メダルト・ボスは実存的現象学の立場から、夢を覚醒時と「同じ世界の」偽りのない経験として夢をとらえる。古典的な教育を受けた二人の精神分析医、トーマス・フレンチとエリカ・フロムは、コンフリクト中心理論を提唱した。覚醒時の重大な懸念を解決しようとする自我の試みが、夢に反映されているというものだ。フレデリック・パールズのゲシュタルト療法は、本人の人格のなかで容認できる面とそうでない面が、夢の異なる要素に反映されているという考えかただった。その後は実験を中心とした夢研究の潮流が大きくなり、一九五三年にレム睡眠が発見されてから二〇世紀が終わるまでのあいだ、夢の性質と機能を掘りさげる理論が数百とは言わないまでも、数十は出現している。

では、「夢は願望の充足である」「夢は睡眠の守護者である」とするフロイトの立場はどうなっているだろう？　数えきれない夢の研究で、フロイト流の夢の働きは根拠がほとんどなく、経験的な証拠もないという明白な結論が導きだされている。睡眠と夢の科学者の圧倒的大多数は、フロイトの夢の概念にとっくに見切りをつけている。彼らが支持するのは、臨床および神経科学的な研究に根ざした、簡潔で検証可能な仮説だ。夢から個人的な意味が汲みとれるとか、夢は覚醒中の悩みを反映している、遠い過去の記憶を参照している、あるいは夢を調べることは臨床的にも有効だという主張が完全に否定されたわけではなく、かつてもいまも最先端の研究テーマになっている。ただしフロイトの夢理論とのつながりはほとんどなくなった。

ここで疑問に思う人もいるだろう。フロイトの夢理論は、同時代人からあれほど誤りだと批判されたし、それから一世紀のあいだにほかの理論がいくつも出てきた。フロイトの説を裏づける証拠もごくわずかしかない。それなのに、フロイトはなぜ西洋文化にこれほど浸透したのか。実はそこに闘いの物語があった。

フロイトは『夢判断』を自らの精神分析理論の出発点としたため、彼の夢理論に対する批判は、すなわち精神分析それ自体に疑いを差しはさむことだった。その結果、夢の働きをめぐる意見の衝突は、抑圧の概念、人間の記憶の性質、神経症の起源、幼少期の発達モデル、自由連想の臨床的長所、無意識の構造、無意識が日常生活に与える影響などに焦点をずらした論争に転じざるをえなくなった。この状況は今日まで尾を引いており、激しい闘い（狂信的とさえ言われる）が火花を散らしている。なじみのない人は、「フロイト戦争」でちょっと調べてみるといい[*05]。おもしろいが毒気に満ちた本がすぐに何冊か見つかるはずだ。

それでも二〇世紀に入って最初の七五年間は、フロイトの理論にとって良い時代だった。意識の高い擁護者に支えられて、精神分析を基盤とした精神衛生の専門職を育成する機関が数多く設立された。やがて精神分析は、圧倒的な支配力と影響力を持つ運動へと少しずつ変質しながら、医学、精神医学、臨床心理学と領域を超えて根をおろしていく。さらに社会科学にも広がりを見せたが、最も注目すべきは芸術分野への浸透だろう。歴史や文学のみならず、サルバドール・ダリの絵画、アルフレッド・ヒッチコック監督の映画『白い恐怖』、そしておびただしい数の小説まで、フロイト式の夢や心の概念がメディアや芸術作品を席巻し、年齢を問わず人びとの想像をかきたてた。カリフォルニア大学バークレー校の心理学者ジョン・キールストロームはこう記している。「アインシュタイン、ワトソンとクリック、ヒトラーやレーニン、ルーズベルトやケネディよりも、ピカソやT・S・エリオット、ストラヴィンスキーよりも、ビートルズやボブ・ディランよりも、フロイトがモダンカルチャーに与えた影響は奥が深く、長きにわたっている[*06]」。こと夢に関しては、フロイトの遺産は途方もなく大きい。

けれども先に触れたように、世間ではフロイトや彼の理論をめぐる神話と、実際の著作の内容が混ざっている。夢には抑圧された願望や欲求が現われているとか、夢は象徴である、夢は無意識から生まれるといったことを、最初に唱えたのがフロイトだと誤解している人は多い。フロイトの代名詞となっている無意識も、その概念は数千年前までさかのぼれるし、無意識（unconscious）という言葉自体、フロイトが生まれる一〇〇年以上前につくられたものだ[*07]。臨床的な観察にもとづいて無意識を最初に理論化したのも、フロイトではなくフランスの精神科医ピエール・ジャネだった。ジャネの著作は、フロイトの精神分析理論の構築に大きな影響を与えている。それでも『夢判断』は出版から一二〇年を数え、そこで述べられた概念の数々が――疑いの声はあるにせよ――フロイトに直結している状況は変わりない。

成功するマーケティングの例に漏れず、フロイトもタイミングが良かった。彼が精神分析的な夢理論を世に問うたのは、夢を宗教から切りはなし、夢は身体の働きで生じる自然現象であって、さしたる意味はないと言われはじめた時代だった。それでも今日と同様、そうした合理的な解釈に耳を貸さず、夢には不可解ながらも重要なメッセージが込められており、解釈が必要だと信じる人も多かった。言ってみればフロイトは、人類が出現当初から抱いていたこの観念に立ちかえったことになる。フロイトは広範囲にわたる資料や文献から集めた知見を、説得力あふれる巧みな筆でまとめあげ、夢は重要なものだという通念はまちがっていないと伝え、その仕組みや理由まで説明した。さらに真実に踏みこむならば、フロイトの主張はとても心地よいものだった。人間は解明しがたい存在であり、人間の行動を導く動機や欲求は知りえないが、それをかいま見せてくれるのが夢だ――そんな自己愛的な心情に寄りそうものだったのである。

心とニューロンとウナギの精巣

フロイトが夢の解釈と精神分析に至る道筋は一直線ではなかった。あまり知られていないことだが、フロイトが最初に学んだのは、大方が予想する精神医学ではなく神経学だった。最初に研究したのがウナギの生殖器だったことはさらに知られていない。ウナギの生殖は謎が多く、アリストテレスの時代から議論されてきた。古代から続く疑問に答えを出そうと、若きフロイトは何百匹ものウナギを毎日ひたすら解剖したが、オスの生殖腺を持つ個体は一匹も見つからなかった。「どのウナギの腹を開いても、たおやかなほうの性別だった[*08]」と幼なじみに書きおくっている。この努力がフロイトの夢と夢の理論にどんな影を落としたのか、想像するしかない。当時彼は一九歳だった。

フロイトはウィーン大学の生理学研究所で、「私が出会ったなかで最大の権威」とのちに評するドイツ人生理学者、エルンスト・ヴィルヘルム・フォン・ブリュッケに六年間師事した。脳幹にある延髄の構造と機能を詳述する最初のレポートを発表し、組織内の神経細胞を目だたせる新しい染色法を開発したのもこのころだ。

それから十数年後、フロイトは独自の精神分析理論を練りはじめていた。親友のヴィルヘルム・フリースへの手紙には、神経学的に厳密な心的モデルをつくりあげることで頭がいっぱいだと記している。フロイトは神経学のさまざまな概念と新たな研究成果を用いて、正常および異常な心的過程の説明を試みた。この論文の草稿は、睡眠と夢にかなりの力点が置かれていた。精神分析が不調に終わった女性患者を夢に見た（「イルマの注射の夢」）のはこのころで、そこから考察を重ねたフロイトは、夢は願望の充足であるという結論に到達する。フロイトはフリース宛ての手紙で、こう問いかけている。「〈一八九五年七月二四日、ここで夢の秘密がジークムント・フロイト博士に明かされた。〉——いつの日か、この家にそんな大理石の銘板が掲げられると思わないか？[*09]」

『夢判断』の四年前に書かれ、存在があまり知られていないこの論文の草稿で、フロイトは夢の願望充足説に初めて言及している。しかし結局はこの研究を放棄し、以後に発表された著作でも触れることはけっしてなかった。草稿が発見され、『科学的心理学草稿』という標題で刊行されたのは、執筆から五五年後、フロイトがとうに世を去った一九五〇年のことだ[*10]。

皮肉なことに、話はこれで終わりではない。運命のいたずらで、やはり長らく埋もれていた別の研究者の草稿が数十年ぶりに日の目を見た。見つかったのは二〇一四年、執筆したのはサンティアゴ・ラモン・イ・カハル。スペインの組織学者・解剖学者で、一九〇六年に神経細胞の発見でノーベル生理学・医学賞を受賞している。画期的な発想と業績で、現代神経科学の父と称される研究者だ。しかし発見された草稿は、解剖学や組織学の技法ではなく、夢に関するものだった──それも自ら見た夢である。カハルはフロイトの誤りを証明すると公言して、一九一八年から一九三四年に死去するまで夢を記録していた。

カハルはフロイトの心の解釈につねづね異議を唱えていた。夢理論への嫌悪が最も露骨に表われた友人宛ての手紙が残っている。「きわめてまれな事例は別として、あの無愛想で自己中心的なウィーン人研究者の学説を実証することなど不可能だ。彼は科学理論のために尽力するというより、世間を驚かせる学説を立てることしか眼中にないようだ[*11]」

フロイトが神経生理学の出身だったことも意外だが、カハルが研究者人生の初めに実験心理学に関心を寄せていたことも驚きだ。とくに興味があったのは暗示、催眠、睡眠の根底にあるさまざまなメカニズムだ。ただし生涯三五〇冊におよぶ著作のなかで、夢を取りあげたものは一九〇八年の一冊だけだ。それはこんな文章で始まっている。「夢は脳の生理機能のなかで最も興味ぶかく、最も不思議な現象だ」——反論の余地がどこにあるだろう？　さらにカハルは「睡眠、および夢という現象」について詳細な研究を発表することを示唆し、そのなかで「フロイト理論を否定する数千の自己観察例」を要約して紹介すると述べている。カハルは、脳のあちこちで起きる神経細胞の激しい発火が夢になると考えた。約七〇年後、ハーバード大学の精神科医アラン・ホブソンとロバート・マッカーリーの研究で注目される神経科学モデルの前ぶれだ。カハルが予告した研究は完成しなかったが、彼の夢日記と注釈は最近出版された[*12]。この本はカハルのライフワークをていねいに掘りさげた力作であり、一九世紀の偉大な科学者の人物像を、本人が見た夢から知ることができる。

　神経科学の父と呼ばれ、神経生理学、実験心理学の分野で活躍した男が、精神分析の父と呼ばれ、神経生理学から出発して心理学に軸足を移した男の理論を否定するために、一六年の長きにわたって自分の夢を記録しつづけた。唖然とする話だが、私たちが夢と呼ぶ「最も不思議な」現象には、それだけ人をとりこにするものがあるのだろう。

第4章

新しい夢科学の誕生

睡眠中の精神をのぞく窓が開いた

一九五一年一二月の寒い夜、ユージン・アセリンスキーは息子のアーモンドが目を覚ましたと思った。このとき、夢の常識が完全にくつがえった。当時アセリンスキーはシカゴ大学の大学院に在籍しており、お定まりの赤貧学生だった。妊娠中の妻と幼い息子を抱え、生活は楽ではなかった。「私たちはとても貧しかった。父が盗んできたジャガイモで、なんとかしのいだこともあった」とアセリンスキーの娘は後年語っている。学部生でもないのに大学側を説きふせて大学院に入学したアセリンスキーは、三〇歳になっていよいよ博士号取得の追いこみに入っていた。そして一二月のこの夜、八歳の息子を使って、睡眠中の微細な眼球運動を記録することにした。

アセリンスキーにとって幸運だったのは、シカゴ大学にはフランク・オフナーという先輩がいて、オフナー・ダイノグラフを発明していたことだ。これは眼球運動から生じる電気信号を検知して、紙に記録していく装置だ。覚醒してまばたきすれば、ダイノグラフの波形ですぐわかる。その夜アーモンドが眠ってしばらくすると、記録紙に大きな波形が現われた。息子が目を覚ましたと思ったアセリンスキーは、様子を見るため寝室に入っていった。

ところがアーモンドはぐっすり眠ったままだ！ ダイノグラフの記録の誤りか？ いや、そうではなかった。まちがっていたのは、当時の睡眠の理解だった。

それから二年足らずののち、アセリンスキーは指導教官ナサニエル・クライトマンと共著で、権威ある専門誌『サイエンス』に二ページの論文を発表する。「睡眠中に定期的に発生する眼球運動期と付随現象」と題したこの論文は、睡眠中に眼球の痙攣《けいれん》的なすばやい運動が定期的に発生していることを報告するものだった[*01]。アセリンスキーとクライトマンは、急速眼球運動（Rapid Eye Movement）睡眠、すなわちレム睡眠と、それがおよそ九〇分おきに出現することを一度に発見したのだ。

それから四年後の一九五七年、クライトマンは別の学生と共著で別の論文を発表する。共著者のウィリアム・デメントはアセリンスキーから、レム睡眠と夢が明らかに関係していると聞き、確かめてみることにした。九名の成人被験者の睡眠をのべ六一回観察し、ひと晩に平均六回起こして、三五一件の夢の報告を集めた。そしてレム睡眠時とノンレム睡眠時を比較したところ、驚くべき結果になった[*02]。ノンレム睡眠中に起こされて、「夢の内容をきわめて詳細に、明晰に語る」ことができた割合は全体のわずか七パーセント。しかしレム睡眠から目覚めると、八〇パーセントで夢をくわしく報告できたのだ——一〇倍以上である。こうして夢は、心の深淵からたちのぼる謎めいた精神現象ではなく、生物学の領域となった。

アセリンスキーとクライトマンが「急速で痙攣的な眼球運動」と呼んだレム睡眠は、夢と関連があるだけではない。脳が通常行なっている身体機能のきめ細かい調節が、レム睡眠中は休止することもわかっている。そのため心拍数、血圧、呼吸数が大きく変動する。男性はレム睡眠中に勃起状態が持続するし、女性はクリトリスが腫脹《しゅちょう》する。脳の電気的活動にも顕著な変化が起きて、覚醒時と区別できないほどになるのだ。さらに筋肉の緊張がほぼ完全に失われ、麻痺に等しい状態になる。脳内で活動の調整を行なう化学物質でさえ、レム睡眠中は分泌が変化するのだ。まとめればレム睡眠は、脳においても身体全体でも、昼夜を問わずほかの時間にはけっして見られない特異な状態ということだ。

ドイツのイェーナ大学で神経学・精神医学の教授だったハンス・ベルガーが、人間の脳波（ＥＥＧ）の記録に成功したと発表したのは、レム睡眠発見のわずか二二年前のことだった。ＥＥＧはelectroencephalogram の省略形で、脳内（*encephala* はギリシャ語で「頭のなか」を意味する *en kephale* から来ている）の電気活動（electro）の記録（接尾辞 gram は電報を意味する telegram も同じ）ということだ。ベルガーが知りたかったのは心的エネルギーの生理学的根拠だったが、成果が得られなかったため、脳の電気的活動に方向転換したのだった[*03]。レム睡眠中の脳の特異な活動パターンを明らかにするうえで、これ以上のタイミングはなかった。

もっともレム睡眠で周期的に繰りかえされるほかの特徴は、人類の歴史のなかでいつ発見されてもおかしくなかった。思春期の少年であれば、睡眠中の勃起はおなじみだろう。古代ローマの医学者ガレノス（皇帝マルクス・アウレリウスの侍医だった）は、紀元二世紀にこの現象を記述しており、夢との関係まで指摘している[*04]。勃起の繰りかえしをひと晩じゅう記録する奇特な者がいたら、レム睡眠

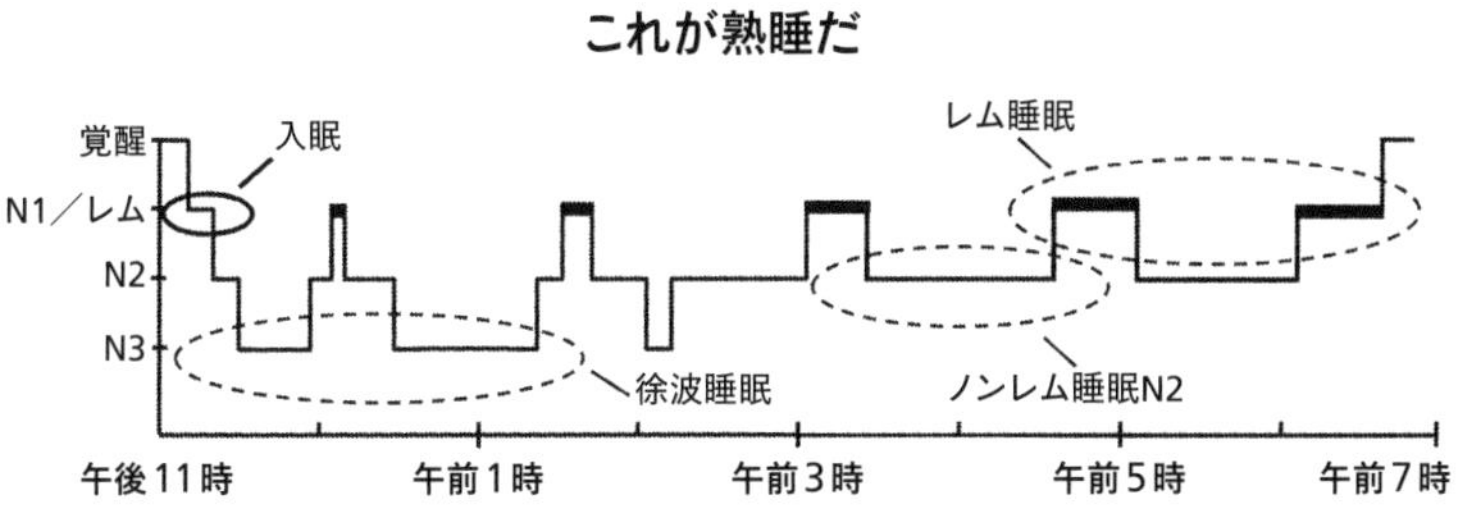

図4.1 ノンレム睡眠(N1、N2、N3)とレム睡眠の推移

と夢の関連は一八〇〇年前に判明していたかもしれない。親になったばかりの人は、わが子が眠っているとき、薄いまぶた越しに眼球がぴくぴく動く様子に気づくかもしれない。その気になって観察すれば、レム睡眠はわかりやすく存在していたのだ。

レム睡眠の周期

睡眠を構成するそれぞれのステージについては、年を追うごとに新しい知識が追加されている状況だが、基本的な部分は明快だ。人間の場合、レム睡眠は九〇分ごとに出現し、消失する。レム睡眠のあいだにあるノンレム睡眠は、眠りが深くなる順にＮ１、Ｎ２、Ｎ３に分かれる。ぐっすり眠れた夜の脳波図は、図４・１のようになっている。

太線はレム睡眠で、一時間半ごとに規則的に繰りかえされている。最初に出現するのは午前〇時直後だ。周期は一定だが、継続時間はしだいに延びていく。深いノンレム睡眠であるＮ３も時間が長くなるが、午前二時を過ぎたところに完全に消失する。こうした睡眠ステージの特徴が最初に明記されたのは、アラン・レクトシャッフェンとアンソニー・ケイルズが一九六八年に作成した『睡眠脳波アトラス――標準用語・手技・判定法』だった。二人は専門家を集めた会議で睡眠ステージの検討を行なったが、最終日に合意に達するまで参加者を帰さなかったという。こうして五つの睡眠ステージが定義された――レム睡眠およびノンレム睡眠のＮ１〜Ｎ４である[*05]。四〇年ほどたってＮ３とＮ４（合わせて徐波《じょは》睡眠と呼ばれる）は統合され、現在のようなレム睡眠とＮ１〜Ｎ３になった。

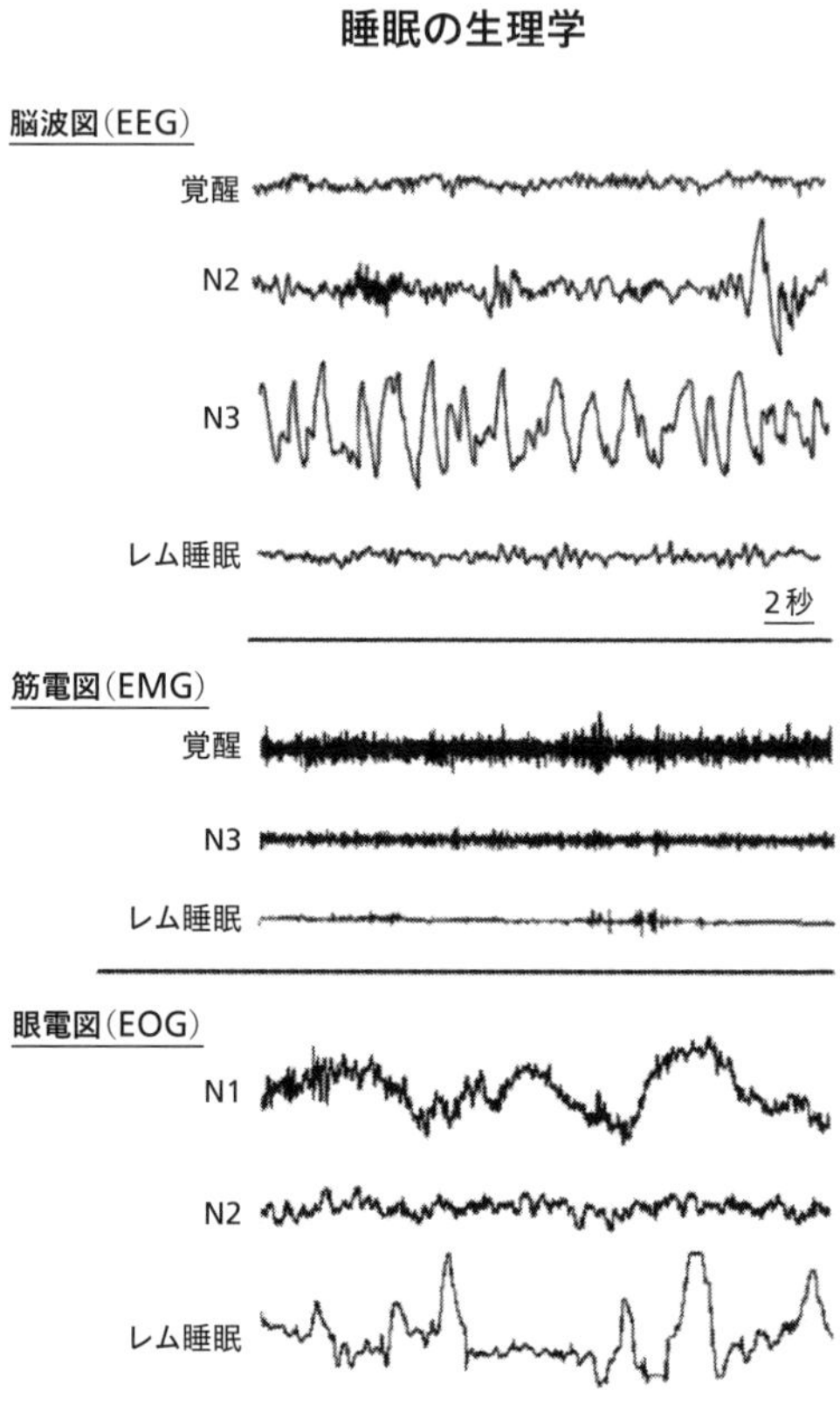

図4.2 睡眠の段階による脳波図（EEG）、筋電図（EMG）、眼電図（EOG）のちがい

研究者が睡眠記録で注目するのは脳波図だけではない。眼電図《がんでんず》（ＥＯＧ）や筋電図（ＥＭＧ）も調べる。ＥＯＧはelectrooculogramで、ＥＭＧはelectromyogramの略称だ。どちらの言葉も、脳波図のelectroencephalogramと似ていることに気づくだろう。分解すればelectro-*encephalo*-gram, electro-*oculo*-gram, electro-*myo*-gramとなって、それぞれ脳、眼球、筋肉の電気的活動を記録したもの、という意味だ。前述したように、いずれもレム睡眠中に大きく変化する活動だが、ノンレム睡眠の三段階のあいだでも差がある。図４・２の上段は、覚醒時、Ｎ２、Ｎ３、レム睡眠それぞれの脳波図だが、波形のちがいは顕著だ。

覚醒中の脳波にはこれほどの特徴はないが、もちろん何も起きていないということではない。脳内での神経細胞（ニューロン）の活動のしかたに一貫性がないだけだ。脳波を測定するときは、二個の電極を頭につけて、時間とともに生じる両者の電圧差を記録していく。手元に電圧計があれば、乾電池の残量を測るときのように探針を頭皮に当ててみるといい。針が左右に振れるのがわかるだろう。それが脳波だ。

もっとも正確に言うと少しちがう。押入れから引っぱりだしてきた電圧計で測定できるのは一〜六ボルトだが、脳波はどんなに強くても一〇〇マイクロボルト、つまり一ボルトの一万分の一程度だ。それでも原理は同じことだ。

脳波計が記録するのは、具体的にはどんな脳波なのか。フットボールの試合開始前、スタジアムの外に立っているとしよう。スタジアムの壁に聴診器を当てると、低いとどろきがずっと鳴りつづけている。スタジアムに集まった数万人の観衆がおしゃべりする声だ。この音を記録したら、波形は覚醒時の脳波と似たものになる――しゃべる人数の増減に合わせて、小刻みな振幅が続くのだ。さあ、試合が始まった。プレーがとぎれているときの音は、N2の波形のようになる。振幅が断続的に大きくなるのは、ハドルが解けてポジションに戻る選手たちに声援を送っているのだ。最後のほうではボールがスナップされ、観客席が沸いている。N3の波形は、観衆が手拍子を叩いているところだ。スタジアムの外では、ひとりが手を叩いても聞こえない。でも数千人がいっせいに手を叩けば、聴診器がなくても耳に届くはずだ。

ボブの住まいは、ハーバード大学のフットボール競技場から二キロメートルほどの場所にある。西風が吹く日は裏庭に出て、ハーバード大が得点したときの大歓声を聞くのが好きだ。N3の脳波を見ると、たくさんの神経細胞が、それも数万ではなく数百万、数千万の単位で一秒に一、二回の速さでリズミカルに発火していることがわかる。眠りが深くなればなるほど、脳波の振幅は大きくなる。脳全体がその日の記憶を再現し、吟味するうちに、いっせいに発火しては、〇・何秒かだけ休息する神経細胞の数がどんどん増えていくのだ。脳波が大きくゆっくりしてくるので、N3睡眠は徐波睡眠とも呼ばれる。

ではレム睡眠はどうなっているのだろう。脳波図を見るとまるで覚醒しているようだ。アセリンスキーが、息子が目を覚ましたと勘違いしたのも無理はない。実際、レム睡眠は逆説睡眠とも呼ばれていた。脳波だけ見ると覚醒しているとしか思えないのに、実際はぐっすり眠っているからだ。睡眠研究で筋電図と眼電図が必要なのもそのためで、筋電図（図4・2参照）で筋肉の緊張を調べれば、覚醒とレム睡眠はすぐに区別がつく。眠りに落ちると身体の緊張はゆるみ、ノンレム睡眠の段階が進んで眠りが深くなり、脳波が大きく、ゆっくりになればなるほど、ますます筋肉は弛緩していく。ところが、その後レム睡眠に段階が移行すると、奇妙なことが起こる。まるで目覚めたみたいに脳波が速くなるのに、筋肉の緊張はゼロに近いままなのだ。筋肉の緊張が失われ、制御がきかないアトニアという状態に陥っているため、椅子に座らせてもすべり落ちる。覚醒時のような脳波図と、一直線の筋電図。これがレム睡眠の決定的証拠だ。

レム睡眠時のアトニアが覚醒中に起きると、かなり衝撃的だ。第1章で、ナルコレプシー患者は覚醒時の経験の記憶と、夢のなかの経験が区別できないと述べた。ナルコレプシーは睡眠障害のひとつで、覚醒と睡眠のサイクルを制御する脳の回路が途絶している。そのせいで、通常ならレム睡眠は入眠から一、二時間後に訪れるのに、眠りに落ちるやいなやレム睡眠になってしまうのだ。そればかりか、レム睡眠中にしか見られないはずのアトニアが覚醒中にも出現して、カタプレキシー（ギリシャ語で「下に」を意味する*kata*と、「打つ」を意味する*plessien*が語源）と呼ばれる脱力発作が起こる。見えない手で「打ちたおされた」ように、地面にくずおれるのだ。この発作は強い情動、なかでも笑いが引き金になるところが興味ぶかい。目ざめているのにとつぜん筋肉の緊張が完全に失われ、一分ほどすると元に戻る。ナルコレプシー患者の脱力発作は動画で見ることができるが、予備知識がないと、いったい何が起きたのかと思うだろう。

レム睡眠アトニアが覚醒時にずれこむ例としては、金縛《かなしば》りとも呼ばれる睡眠麻痺のほうが一般的だろう。朝方、レム睡眠から覚めたときに起きやすい。レム睡眠アトニアを引きおこす脳内のシステムが切りかえに手間どり、筋肉がゆるみきったまま目が覚めてしまう。しかも、覚醒して目も開いているというのに、脳はまだ夢を続けたがっている。その結果、目に入ってくる寝室の光景に、見知らぬ人や化け物が入ってくるといった幻覚が生じるのだ。私の友人は、六〇センチメートルはあろうかという巨大なクモが寝室の天井からぶらさがっている幻覚を見た。成人の約四分の一が、過去に一度は金縛りを経験しており、とくに睡眠不足が何日か続いたあとが多い。

レム睡眠の最大の特徴は、名称の由来でもある眼球のすばやい動きだ。（ちなみにピリオドが入ったR.E.M.はロックバンドの名前だ。）この急速運動は図４・２の眼電図にもはっきり表われている。目の前を猛スピードで通りすぎるものを追いかけるように、眼球が左右に激しく動く。運動は二秒ほど続き、いったん停止。数秒後には再開するが、図のように一、二分かかることもある。レム睡眠のあいだこれが繰りかえされるのだ。

レム睡眠を制御し、開始のきっかけを出すのは脳幹の深い部分だ。なぜレム睡眠があるのか。その答えに対して、異論はあるものの現在有力なのが、レム睡眠発見からまもない一九六二年にハワード・ロフワーグが提唱した「スキャニング仮説」である[*06]。レム睡眠時の急速眼球運動は、夢のなかの動きを目で追っているというものだ。これとは逆に、本人の目の運動に合うように脳が夢を語ろうとしているという説もある。

レム睡眠の三つの特徴——急速眼球運動、アトニア、覚醒時とそっくりの脳波——は、約三〇秒のあいだに順に出現し、三〇分ほど並行して続いたかと思うと、現われたときと同じように前ぶれもなく、静かに消失する。これはきわめて特異な脳の状態だ。

このように際だった特徴を持つのがレム睡眠だが、ノンレム睡眠のほうはというと、Ｎ１〜Ｎ３

の段階は程度の差でしかない。図４・２に示したように、Ｎ３は徐波（深い眠りのしるし）が多いものの、それ以外はＮ２の波形によく似ている。Ｎ１は眠りに落ちてからわずか一～二分しか続かないが、ひとつ特徴がある――それが緩徐《かんじょ》眼球運動（ＳＥＭ）で、図４・２でも確認できる。速さは急速眼球運動の一〇分の一以下で、一往復に二～四秒要する[*07]。ＳＥＭを引きおこす脳のメカニズムと、ＳＥＭの役割はまだ解明されていないが、現実世界への意識が薄らぐときと結びついているようにも思える。入眠時によく見る幻覚は、ＳＥＭ出現から数秒以内に始まっているからだ[*08]。この二つの現象がほんとうに関連している確証はないが、Ｎ１もレム睡眠も、眼球の反復運動と幻覚が組みあわさっているところが特徴的だ。

いつ夢を見るのか

では、夢を見るのはいつだろう。眠ってすぐや、レム睡眠中には夢を見るが、Ｎ２やＮ３のときはどうなのか。それがわかれば、夢にかかわる脳の仕組みを探るうえで助けになるはずだ。夜の眠りのうち、実際に夢を見ている時間はどのくらいだろう。フロイトは、夢を見るのは神経症的症状があるときだけと考えていたが、もし夢が眠っているあいだずっと現われるのなら、それは成りたたない。眠りの段階や時間帯によって、夢も変わってくるのだろうか。これらの疑問にとりあえず答えを出しておこう。夢は睡眠のすべての段階で出現する。私たちは眠っているあいだ、ほぼずっと夢を見ている。ただし一貫性のある夢か、そうでないかは眠りの段階によって異なる。夜の早い時間か、深夜かによっても夢は変わってくる。

より厳密な答えとなると、当然話は込みいってくる。まずは第1章に立ちかえり、夢とは何かという議論から始めよう。第1章では、夢の定義は確立しておらず、いつ、どのくらい夢を見るかは定義によってまちまちであることに触れた。白昼夢も含めることもあれば、レム睡眠時の緻密な内容の夢しか対象としないこともあるのだ。そうした議論を脇に置くために、ここでは単純に、睡眠中に発生する精神的体験——眠っているあいだに認識する思考、感覚、イメージ——はすべて夢だということにする。イメージは視覚的なものとはかぎらない。筋肉痛や胃痛といった体内から生じる感覚から、光景、音、匂い、味、触感、温度、身体の姿勢、バランスなど外的な感覚まで入る。これらの感覚には、膀胱《ぼうこう》がパンパンだという実態をともなうものもあれば、顔やトランペットの音のイメージという幻覚もある。光景と音、人間や動物、交通、論争、混乱、喜び、恐怖などが複雑に織りなす奇妙な物語、それが夢だ。単発的な感覚や思考から異世界への壮大な旅まで、夢体験の範囲は広く、しかも切れ目なく並んでいる。それらすべてが夢という精神活動であり、第1章で定めた「夢」の定義に当てはまる。

ではこの定義による夢は、ノンレム睡眠のときにも出現しているだろうか？　もちろんだ。夢の定義は時代とともに変化しているが、レム睡眠から覚醒した人が夢を見たと報告する割合は全体の八〇パーセント前後で一定している。しかしノンレムN2睡眠で起こされ、夢を見ていたと報告する割合は、デメントとクライトマンの最初の論文で七パーセントだったのに、その後少しずつ増加している。実際は五〇～六〇パーセントぐらいと思われるが、七〇パーセント以上という結果も出ている[*09]。さらに高確率で出現するのが、ノンレムN1睡眠時に見る「入眠時（hypnagogic）」の夢だ。ギリシャ語で「眠り」を意味する*hypnos*と、「先頭にいる」という意味の*agōgos*を合成した言葉で、睡眠に入る最初の段階を指す。入眠段階で覚醒した人は、約七五パーセントの確率で夢を見たと報告している。レム睡眠が八〇パーセントなので、かなり高い割合だ。深い眠りであるN3でも、五〇パーセント近い確率で夢を見る。つまりノンレム睡眠のあいだも、半分以上の人は夢を見ていることになる。

覚醒したときに記憶が残っているかどうかはともかく、夢はひと晩じゅうずっと出現していると示唆する研究者もおり、それを裏づけるような遅延想起の事例も多数報告されている。目覚めた当初は夢を見たことを覚えていないが、その後シャワーを浴びたり、猫が道を横ぎったりしたとき、シャワーや猫に関係する夢がありありとよみがえってくるのだ。だから夢を思いだせなくても、夢を見なかったとはかぎらない。

もちろん、眠りのすべての段階で同じような夢を見るわけではない。夢の報告を長さで比較すると、N1の報告はN2より短く、N2の報告はレム睡眠より短い。ただしこの比較は、思ったほど単純ではない。レム睡眠の報告が長いのは、時間が長かったのかもしれないし、真に迫っていたり、あまりに奇妙だったりして、伝えることがたくさんあったからかもしれない。レム睡眠から覚醒したときは、夢をよく覚えているということもある。おそらくどの説明も正解だろう。

夢の内容を語る

三夜にわたる夢調査の初日、デビーはパジャマと歯ブラシを持って睡眠研究室にやってきた。パジャマに着がえてじっと座っているデビーに、三〇分かけて電極を貼りつけていく。脳波計は頭、眼電計の電極は両目のすぐ横、筋電計はあごだ。電極は彼女の脳波と眼球の動き、筋肉の緊張を刻々と測定し、結果はコンピューターのハードディスクに保存される――一九九〇年代までは、八インチ×一二インチの連続紙を一〇〇〇ページも費やしていたものだ。私たちはデビーに電極を貼りつけながら、実験のねらいを説明した。「この実験で調べたいのは、夢を見ているときにあなたが考えたことです。ふつうは夢を見ても、何を考えたかということは語られません。夢のなかの映像や行動、情動が強烈なので、そのことばかりになってしまうのです。今夜遅く、あなたを起こして夢の報告をしてもらいます。目が覚めたら数秒間、直前に見ていたと思われる夢をなるべく細部まで思いだしてください。報告する際は、何を考えていたかということから話してもらいます。考えを思いだせなくても、問題ありません。もちろん夢を覚えていなくてもかまいませんし、内容を報告することがためらわれる場合は、そうおっしゃってください。あなたの報告は、あとで確認できるよう録音させていただきます」。コードだらけのデビーはベッドに入り、一〇分後には眠りに落ちた。九〇分後、録音音声が彼女を起こし、「目覚める直前に」見ていた夢を思いだして、報告するよう指示する。

科学研究で夢の報告を収集する方法はたくさんあるが、ここに記したのはそのひとつだ。被験者に書いてもらうこともあれば、話を録音することもある。場所も被験者の自宅だったり、デビーの場合のように睡眠研究室に来てもらったりする。自宅の場合は、記録は眠りから覚めるたびでも、翌朝でもいい。もしくはそういう気分になったときでいいと言っておく。研究室では多いときでひと晩に一〇回以上被験者を起こし、その都度見た夢をたずね、翌朝自発的に目覚めたあとにも報告してもらう。過去に見て、いまでも覚えている夢——先週や先月、前年に見た夢や、生涯忘れられない夢——の話を聞きとることもある。研究で取りくむ課題によって、最も記憶に残っている夢だけ、あるいはいちばん新しい夢だけを集めることもある。

夢の報告は、次の三つから選ぶだけという場合もある。

◆夢を見たことを覚えていない。
◆夢を見たことは覚えているが、内容は思いだせない（「ホワイトドリーム」という）。
◆夢を見たことも、どんな夢を見たかも覚えている。

被験者にはこう伝えることが多い。「目覚める前に頭に浮かんでいたこと——見たり、聞いたり、嗅いだり、考えたり、感じたりしたことをすべて話してください。意味や由来は付けくわえないで、夢のことだけ報告してください」

ほしい情報を被験者から引きだすために、「積極的精査」という手法を用いることもある。たとえば夢では、匂いや味の報告がとても少ない。もともとそういう夢はめったに見ないのだろうか。ボブは被験者にポケットベルを持たせ（携帯電話はまだなかった）、日中に何度か鳴らして、その直前に経験していたことを報告してもらったことがある。食事中の報告は全部で二〇〇件集まったが、その内容は何をして、何が見えて、何が聞こえるかということばかりで、味や匂いの話は皆無だった。そういう情報もあったはずだが、報告に入っていなかったのだ。そこで夢の研究では、「とくに匂いや味を経験したかどうか、注意を払ってください」とあえて指示することもある。

ハーバード大学で睡眠と夢を研究するアラン・ホブソンは、一九八八年の著書『夢見る脳』のなかで、奇妙な夢の特徴のひとつに「不確定性」があると指摘している[*10]。ある被験者は「私は海辺で腰をおろしていました。いや、プールだったかもしれません」と語っている。どっちだったか覚えてないとは、いったいどういうこと？　ボブはこの疑問に答えを見つけようと、その後ホブソンと共同で積極的精査を用いた研究を行なっている。そこでは被験者に次のような指示を出した。「報告のなかで確信が持てない部分に下線を引き、それは細部を忘れてしまったのか、夢を見ているときからすでにわからなかったのか書いてください。後者の場合、夢のなかで確信が持てない認識があったのか、目ざめたあとにわからなくなったのかも書いてください」。このように夢の構成を仔細《しさい》に探りたいとき、積極的探精査を活用すれば多くの疑問が解決できる。

夢を見たあと、質問票に記入してもらうやりかたもある（一九世紀にメアリー・コーキンズが実践した方法によく似ている)。夢で経験した情動を候補一覧から選ばせたり、夢の登場人物が有名人か、個人的な知りあいか、まったく知らない人物か選択させるのだ。夢の基調になっていた情動や、それが続いた時間をたずねることもできる。どんな情報を求めるかは、研究者が探る疑問によって変わってくる。

こうして集まった報告例をどうするかは、収集した理由によって変わってくる。科学では、答えを探るべき基本的な疑問がかならず存在している。ここで紹介した積極的精査の例はいずれも、答えを求めている具体的な疑問から引きだされたものだ。

ボブはある研究で、その日起きたことの記憶が夢でも再現されるのか調べることにした。夢の報告のなかで、覚醒時のできごとに由来すると感じた部分に下線を引いてもらう。さらにそのできごとの詳細と、夢との類似点を別紙で説明させた。登場人物は同じだったか。目的、場所、行動は？ 主題となることや、体験した情動は共通している？ 積極的精査としては異例の複雑さだが、その結果、夢は日中のできごとの正確な再現ではないことが明らかになった。もちろん例外もある。その重要な例は本書の後半で紹介しよう。

研究者のねらいを被験者に気づかせないために、あえて精査を使わないこともあれば、夢がどんな風だったか探るだけで、質問はしないこともある。たとえば、離婚直後の女性が見る夢が、独身女性や幸福な結婚をしている女性の夢とちがうのかを調べるとする。その場合、研究者が注目するような顕著な特徴は夢に現われない可能性が高いため、見た夢の詳細な報告を集めるだけにとどめる。

この章で紹介したさまざまな技法を使って、私たちが長年かけて収集した夢の報告例は数千件になる。この作業はとてもやりがいがある。何百もの報告を読んでいると不思議な気持ちになり、夢を研究することが申し訳なく思えてくる。それでも夢の正体と、脳が夢をつくりだす仕組みを探りたいし、なぜ脳が夢を見るのか知りたいのだ。ということで、ここからはそんな疑問に目を向けていくことにしよう。

第5章 睡眠

それは眠気を解消するだけのもの？

人間は習性を持つ生き物であり、動物的な強い衝動に支配されている。眠るべきだと脳が判断したら、目が乾いてこすりたくなり、まぶたが重くて開けていられなくなる。ほんのちょっと横になりたいと思い、何かに注意を向けたり、考えをまとめることができなくなる。そんなとき、脳が発するメッセージは声高で明快だ――寝ろ。

食べるのは栄養を補給するためだし、水を飲むのは脱水を防ぐためだ。ところが眠りが必要な理由となると、研究はまだ始まったばかり。一九九〇年代後半まで、眠りの生物学的機能に関してはまるでわかっていなかった。エネルギーを保持し、日中の活動で疲弊した臓器や組織、細胞を回復させるためという主張もあれば、たんに夜間の身の安全を確保するためという説もあったが、決定的な科学的証拠はない。何億年という進化の歴史から睡眠が出現し、維持されていることを十分に説明できる説も登場しなかった。

一九七九年、睡眠には何の役割もないという一部の研究者に対し、睡眠研究の第一人者アラン・レクトシャッフェンは吐きすてるように言った。「もし睡眠に重要な働きがないのなら、それは進化の最大の失敗だ」。それから二〇年たち、二〇世紀が終わろうというときになっても、状況は大差なかった。ハーバード大学医学部のアラン・ホブソンは、睡眠についてわかっている唯一の働きは眠気の解消だと言ってのけたが、正しい見解だ。

では睡眠はどの程度重要なのか。睡眠に対しては、価値よりも不便を感じている人が多いかもしれない。だがここではっきりさせておこう。ラットを長時間覚醒させたままにしておくと、一か月以内にかならず死ぬ。人間でも遺伝性の脳疾患で、致死性家族性不眠症と呼ばれる病気がある。読んで字のとおりだ。

極度の睡眠不足は悲惨な結果を招く。アメリカでは、居眠り運転による死亡事故が毎年八〇〇〇件近く発生している。入院をともなう事故まで入れると五万件だ[*01]。睡眠不足（およびそれにともなう判断力の低下）は、二〇世紀最大級の事故に数えられるチェルノブイリ原発事故、スリーマイル島原発事故、スペースシャトルのチャレンジャー号爆発事故は、いずれも睡眠不足が関係していたとされる[*02]。

『ギネス世界記録』に掲載されている不眠記録は、ランディ・ガードナーが一九六四年に達成した一一日と二五分だ。意図的な睡眠不足は本人のみならず他者をも傷つける恐れがあるとして、現在は記録更新の申請を受けつけていない。病院も研修医の睡眠不足を憂えるべきだ。二四時間以上の当直を終えて帰宅するときは、交通事故が一・三倍になり、事故すれすれの危険な状況も五倍に増える。長時間勤務が月に五回以上になると、医療ミスが六倍に増加し、医師の疲労が引きおこす患者の死亡例は三倍に増加した[*03]。

二〇世紀末の時点では、睡眠の役割といっても眠気の解消以外にたしかなものはなかった——眠気がなくなるだけでもありがたいが。しかしそれから二〇年で研究が文字どおり爆発的に進展し、重要な機能を裏づける証拠が次々と見つかっている。その多くは夢の議論とは関連が薄いものの、眠りの役割を総合的に知っておけば、人はなぜ夢を見るのかを理解する背景になるはずだ。

最近わかったことのひとつが、最小限の睡眠で長期間活動できる動物の存在である。生まれたばかりの子どもを連れた母クジラしかり、広大な外洋を飛びつづける渡り鳥しかり（なかには飛びながら眠れる鳥もいる！）。それでも、眠りをまったく必要としない種はまだ見つかっていないし、人類のなかで眠らなくてすんだ人はひとりもいない。昆虫や線形動物といった下等な生き物にも、それなりの眠りがある。周囲が明るくても真っ暗でも、毎日きまった時間に動きを止め、反応しなくなるのだ。外からじゃまをされても、次に機会があればかならず休息態勢に入る。

生物が誕生してから五億年、そのあいだずっと維持されてきた睡眠は、やはり生存に不可欠な役割があるはずだ。睡眠以外では遂行できないこともあれば、たまたま都合が良かったから睡眠に割りあてられただけの、いわゆるハウスキーピング機能もあるだろう。大きなオフィスビルを夜間に清掃するようなものだ。夜のほうがビルで働く人のじゃまにならないし、清掃作業も効率がよい。ただ、やろうと思えば日中に清掃することもできる。

睡眠のハウスキーピング機能

睡眠にもハウスキーピング機能に分類される役目がたくさんある。たとえば子どもの成長。これをつかさどるのは、脳の基底部にある下《か》垂体《すいたい》が分泌する成長ホルモンだ。成長ホルモンが少ないと身長が伸びず、成長ホルモン分泌不全性低身長症になる。反対に多すぎるのが下垂体性成長ホルモン分泌亢進症だ。

成長ホルモンが分泌されるのは、眠りの深い徐波睡眠のときだ。ホルモンの分泌とともに成長がさかんになり、食事量や睡眠時間も関係してくるが、二四時間で一・七センチメートル身長が伸びることもある[*04]。幼児を対象にした研究によると、急激な成長とともに睡眠も増えていき、一日の睡眠時間が一時間長くなるごとに、およそ二・五ミリメートル身長が伸びる計算になるという。

ただし、徐波睡眠のあいだに成長しなければならない明確な理由はどこにもない。睡眠中に生じる脳や身体の生理学的変化が、成長の加速に不可欠であるとも思えない。成長ホルモンの分泌と、それが引きおこす急成長が徐波睡眠中に割りあてられたのは、この時間の身体はほかにやることがないからという単純な理由だろう。たしかに子どもが動きまわったり、遊んでいるときよりよさそうだし、横たわって眠っているあいだに背が伸びるのも直感的に納得できる。

インスリン分泌の調節や抗体産生など、睡眠のハウスキーピング機能はほかにもある。インフルエンザの予防接種を受けると、血中のウイルス抗体は一〇日間で五〇倍に増加する。ただしワクチンの効果を最大限に引きだすには、充分な睡眠が欠かせない。接種の四日前から、睡眠時間を六日連続で四時間に制限したところ、一週間後の抗体量は通常の睡眠をとった人の半分だったという[*05]。別の研究では、肝炎ワクチン接種後にひと晩睡眠をとらなかったら、抗体が対照群の半分しかできなかったと報告されている[*06]。なぜ抗体産生に睡眠が重要なのか。これも確かなことはわからないが、成長ホルモンの場合と同じ理由が考えられる。免疫反応を活発にして抗体産生を最大化するのは、睡眠中がいちばんやりやすいのだ。

インスリン調節も同様だろう。副腎《ふくじん》でつくられるインスリンは、血中のグルコース量が増えると分泌され、筋肉や肝臓、それに脂肪細胞に対して過剰なグルコースを吸収せよと命じる。吸収されたグルコースは結合してグリコーゲンになり、さらには脂肪となって蓄えられる。この流れがうまくいかなくなったのが糖尿病だ。では、睡眠はどう関係してくるのか。健康な大学生でも、四時間睡眠を五日間続けただけで前糖尿病状態になったとする報告がある[*07]。八時間睡眠の対照群と比較すると、血液中のグルコースを吸収する能力が四〇パーセントも低下していた。これは耐糖能異常を呈した高齢者と同じレベルだ。さらにインスリン急速投与への反応も三〇パーセント落ちた——高齢者や妊婦の糖尿病患者並みである。

アメリカではいま肥満が深刻化しており、五〇年前は成人の一四パーセントが肥満状態だったのに対し、現在は四〇パーセントに達している。シカゴ大学のイヴ・ヴァン・コーターはこの状況について、菓子類を食べる量が増えたことに加え、睡眠時間の減少も関係していると示唆した。インスリンによる血糖値の効果的な調節に、なぜ十分な睡眠が欠かせないのか。その理由は解明されていないが、短くなるいっぽうの睡眠時間が、多くのアメリカ人を糖尿病へと駆りたてていることは大いに考えられる。

睡眠のハウスキーピング機能として、最後にぜひ触れておきたいことがある。それは脳内の有害な老廃物を掃除するのに、睡眠が関わっている可能性だ。アミロイドβというたんぱく質もそんな老廃物のひとつで、これが神経細胞のあいだに蓄積されていると、アルツハイマー型認知症の大きな引き金になる。年齢とともにアミロイドβが蓄積される理由は不明だが、覚醒時より睡眠中のほうが、アミロイドβは二倍の速度で除去されることがわかっている[*08]。ひと晩徹夜しただけで、神経細胞の間隙に存在するアミロイドβは五パーセントも増加するのだ。

これに関しては、眠りが重要な理由は判明している。脳内の老廃物を洗いながしてくれるのは脳脊髄液だが、睡眠中に脳脊髄液が大波となって勢いよく流れる時間がある。それがノンレムの徐波睡眠のときだ。徐波睡眠が脳脊髄液の大波を起こし、アミロイドβを押しながすきっかけになっていると思われる[*09]。

睡眠にしか果たせない役割

これまで「ハウスキーピング」に分類される睡眠の機能を見てきた。成長を助け、病気をはねのけ、太りすぎや認知機能の低下を防ぐ——見すごせない働きばかりだ。とはいうものの、進化が睡眠を出現させた理由は、これでは説明できない。ハウスキーピング機能は、あとから睡眠に組みこまれていっただけだ。そうではなく、覚醒しているときでは代わりができない、睡眠にしかできない機能もあるはずだ。

進化の面から考えるなら、イルカやクジラ、一部の鳥が絶好の手がかりになるかもしれない。イルカには重大な弱点がある。眠ってしまうと泳ぎが止まり、沈んで溺死するのだ。だから完全に眠っている時間などない。睡眠にハウスキーピング機能しかなければ話はかんたんで、進化によって眠らないイルカをつくりだせばいいだけだ。ハウスキーピング機能は覚醒時に実行することになるが、そのときだけほかの制約を解除すればいい。ところが進化は私たちの想像を超えて、難易度がはるかに高い解決策を編みだした。脳が半分ずつ、およそ一時間交代で眠ることにしたのだ。めったに陸地におりず、何か月も海上を飛びつづけるオオグンカンドリも同じで、飛行中は「半球睡眠」になる。カモの仲間もこの半球睡眠を活用して外敵から身を守る。群れで池に浮かんで休むとき、いちばん外側のカモは脳の半分しか眠っておらず、まるで起きているように見える。時間がたつと、なかほどにいたカモが外側に出て半球睡眠に入る。

進化のこうした離れわざを見るかぎり、睡眠にはぜったいに省略できない機能があるようだ。それも横になる、目を閉じる、緊張を解くといった、眠っていなくてもできる単純なものではない。外界から隔絶し、周囲の状況が認識できない状態でないと果たせない機能だ。そんな条件にぴたりと当てはまるのが、「オフライン記憶処理」である。放送中のテレビ番組を録画しながら過去の録画を再生できるハードディスクレコーダーとちがって、私たちの脳は以前にたくわえた記憶を再生・分析することと、新しい感覚情報に注意を向けることは同時にはできない。それは会話の様子を見ればわかる。

まったく別のことを考えていたり、誰かがさっき言ったことが気になったりすると、視線は横にずれて話が頭に入ってこない。あとで聞きかえしたりして気まずい空気が流れる。睡眠が必要な理由はそこにある。覚醒しているあいだ、私たちはつねに周囲に注意を払っており、取りこんだ新しい情報はとりあえずためておく。そして眠ったあとに情報を見なおし、修正を加えて、その意味を確定させるのだ。

二時間覚醒しているあいだに取りこんだ新しい情報は、その意味と重要性を判断するのに睡眠が一時間必要になる。外界とのつながりを遮断して、思考や行動を指揮するトップダウン機構を一時停止するのだ。進化が眠りに課した重要な任務はこれである。

睡眠と記憶進化

脳内で変換されたばかりの記憶はまだはかなく、あとから生成される記憶の干渉を受けやすいし、忘れてしまうことも多い。数秒間忘れなければ——この文の冒頭を覚えているぐらいの時間だ——、記憶は弱々しいながらも数時間は保持され、「強化」の機会を待つことになる。やがて新しいたんぱく質が合成され、接着剤となって神経細胞ネットワークをしっかり固めれば、それが記憶の生理学的な基盤となる。

記憶の強化について最初に言及したのは、ドイツの心理学者ゲオルク・エリアス・ミュラーと彼の弟子だったアルフォンス・ピルゼッカーで、一九〇〇年のことだった。だが記憶の強化に睡眠が果たす重要な役割が立証されたのはもっとあとで、フランスのエリザベート・エネヴァンとカナダのカーライル・スミスの功績が大きい。二人は一九七〇年代から八〇年代にかけて、睡眠と記憶に関する質の高い論文を共著で二四本発表している。しかし、睡眠依存性《せい》の記憶強化が真剣に取りあげられるようになったのは、ボブの研究室が手がけた「睡眠、学習、夢——オフライン記憶再処理」という論文が、二〇〇一年に『サイエンス』誌に掲載されてからだ。ミュラーとピルゼッカーの最初の指摘から一〇〇年がたっていた。ボブたちの研究では、睡眠と夢の研究が新時代を迎えたことを高らかに宣言している。

神経科学の分野で蓄積された証拠と新しい研究手法によって、オフライン記憶再処理における睡眠の役割、さらには夢の性質と機能について、神経科学の観点から研究することが可能になった。学習や記憶の強化に睡眠が貢献していることは証拠から明らかである。さらに新たな方法論も出現し、入眠時の夢の内容を実験的に操作することで、夢の形成を客観的かつ科学的に調べ、夢の働きとそれを支える生物学的過程をあらためて探ることもできるようになった。[*10]

睡眠は記憶を安定させ、強化、統合、分析、さらには改変まで行なって、知識と理解の質を大きく引きあげることにひと役買っているのではないか。そんな疑問を掘りさげた科学論文は、二〇〇一年以降一〇〇〇本を超える。この節の標題が「睡眠と記憶進化」であって、「睡眠と記憶強化」ではないことに読者はお気づきかもしれない。睡眠は、形成されたばかりの記憶が干渉や忘却に負けないよう強化しているが、睡眠の仕事はその程度では終わらない。そのあたりを踏まえ、また記憶が生涯を通じてさまざまな形で変容していくことも含めて、あえて「記憶進化」とした。

●ピアノとタイピング

眠りはいろいろな種類の記憶を強化する。そのひとつが、楽器や体操競技などで複雑な動きをこなすための運動（筋）技能だ。ショパンのエチュードでかならずつっかえる場所があり、何度やってもだめだったのに、翌朝一発で成功したというのはよく聞く話だ。その理由を本人にたずねると、実は前日にできていたんだけど、疲れて指がまわらなかったと答えるだろう。だがそうではない。できるようになったのは、夜寝ているときだった。

私たちはピアノではなく、タイピングで実験したことがある。4-1-3-2-4の順番で数字をひたすら打ち込んでもらうと、最初の五、六分間で約六〇パーセント速くなった。でもそこで頭打ちとなり、一〇分間の制限時間が終わるまで速さは変わらなかった。それから一二時間後に、一分間の入力テストを実施する。午前中に練習をして夜にテストしたところ、指はちゃんと覚えていたようで、練習終了時と同じ速さで入力できた。でも速くはなっていない。ところが夜に練習して翌朝テストをすると、一五～二〇パーセント速くなり、まちがいも減っていた。ひと晩の睡眠がタイピング能力を向上させたのだ。視覚や聴覚の識別課題でも、睡眠後に成績が上がっている。昼間起きているときはまったく進歩がなかったのに、一夜の眠りで劇的に能力が高くなったのだ。カリフォルニア大学バークレー校のマット・ウォーカーはこの現象を、「習うより慣れろ」というより「習うより寝て慣れろ」だと表現した[*11]。

言葉遊び

いくつかのケースでは、睡眠によって記憶が不正確になるが、それがかえって有益ということもある。ボブの研究室の博士研究員だったジェシカ・ペインはそれを確かめるため、単語の記憶実験を行なった。被験者に「看護師、病気、弁護士、薬、健康、病院、歯科医、内科医、不調、患者、診察室、聴診器」という単語を聞かせて、二〇分後もしくは一二時間後に覚えている単語を書きだしてもらう。さらに別の単語リストから、最初に覚えた単語を見つける実験も行なった。

　読者も挑戦してみてほしい。「脱脂綿、薬、患者、手術台、医者、紹介状」――このなかに、最初のリストの単語はあるだろうか。「医者」を選んだら不正解だが、ジェシカの実験でも被験者の半数が、「医者」という単語を答えていた[*12]。それも無理からぬ話で、最初のリストは「医者」と聞いて思いうかぶ単語ばかりなのだ。「医者」との関連がとても強いため、主題は医者だと脳が推測し、ならば「医者」という単語もあったはずだと誤って判断したのである。なるほど最初のリストは、「医者」というタイトルがついていてもおかしくない。二番目のリストは、テーマこそ同じだが最初のリストに含まれていない単語を中心に構成されている。

　この実験ではいったい何が起きていたのか。単語リストを記憶してから一二時間、そのあいだ起きていようと眠っていようと、被験者は単語の三〇〜四〇パーセントを忘れている。しかし被験者があると思いこんだ単語に関しては、覚醒したまま一二時間過ごした被験者より、ひと晩寝た被験者のほうが五〜一〇パーセント多く「覚えて」いたのである。誤って思いこんだ記憶を、睡眠が安定させ、強化したことになる。この現象が夢にどことなく似ているのも興味ぶかい。

夢は記憶をそのまま再現しない。大まかな部分は最近の記憶と同じ叙述を創造するが、ときとしてタイトルは同じだったりする。睡眠中の記憶進化の過程が夢に似ていることを示す最初の例だが、これに関しては第7章の夢の機能でもう一度触れる。とりあえずは、夢の内容は睡眠中の記憶処理に符合することだけ頭にとどめておいてほしい。

この実験では、睡眠が被験者の記憶の質を低下させたとも言える——リストに載っていなかった単語を思いだしたのだから。だがそう考えるのは誤りだろう。学校の試験や法廷での証言でもないかぎり、完璧に思いだす「トータル・リコール」は重要ではないし、私たちの記憶システムはそれをめざしているわけでもない。将来最も役に立ちそうなことを記憶に残すのが、進化の目的のはずだ。

ハーバード大学の心理学教授であるダニエル・シャクターは、記憶のねらいは過去ではなく未来だとかねがね主張している[*13]。記憶が進化したのは、過ぎさった日々の追憶にふけるためではなく、過去から学ばないとまた同じことを繰りかえすからだ。以前遭遇したのと似た状況に直面したとき、記憶が助けになる。有能な記憶処理システムは、関連性の強い単語リストのひとつひとつに注目するのではなく、全体の主題（もしくは要点）を導きだし、覚えておこうとする。リストの単語をいくつ思いだせるかは、主題となるキーワードを覚えているかどうかにかかっている。キーワードは、ほかの単語を想起する助けになるからだ。当初はキーワードと実際のリストをどちらも覚えているだろうが、長期記憶にたくさんの単語を残らず保管するのも限界がある。重要な単語だけ選定するには、ほかの作業を休んで処理にあたらねばならない――それが睡眠だ。

自分は何者なのか

睡眠は自己感覚にも大きな役割を果たしている。自分が何者かという認識は、重大なできごとの自伝的記憶に支えられており、その自伝的記憶の形成を助けるのが睡眠だ。睡眠が情動記憶を取捨選択して強化し、関心の低い記憶は忘れるにまかせていることは、複数の研究が確認している。ジェシカ・ペインはさらに掘りさげて、睡眠によって感情を揺さぶる要素だけ強化され、それ以外の細部は忘れることを示した。たとえば交通事故を起こした車は記憶しているが、背景にヤシの木が生えていたことは覚えていないのだ[*14]。

感情的な要素だけが睡眠による記憶強化の恩恵を受け、無感情な部分やただの背景は放置される。自伝的記憶も同様で、意識するしないはともかく、最も強く記憶され、自分が何者かという感覚を構築するのに活用するのは、感情的な要素だろう。自分という人間は、睡眠が選んだ結果である。夢もまた、覚醒中に起きたことの細部ではなく、そのときの感情を強くとらえている。夢の内容が、睡眠中に行なわれている記憶処理に符合するもうひとつの例だ。

睡眠は感情を揺さぶる記憶を呼びおこしたときに、反応をやわらげてくれる。ボブとともにタイピング実験を行なったマット・ウォーカーは、「眠りは忘れるためであり、覚えているためでもある」とうまく表現している[*15]。つまり睡眠は感情的な記憶だけ選んで保持するいっぽうで、その記憶に触れたときの私たちの感情的な反応を弱めているのだ。この働きは心に負った深い傷から回復するうえで欠かせないものであり、その意味でも眠りはありがたいものだ。

●世界を理解する

睡眠は日常のできごとに一定のパターンを見つけ、世界を支配する規則の理解を助けてくれる。そんな睡眠の役目を実証したのが、睡眠障害を専門とする神経学者で、ハーバード大学医学部でボブの博士研究員だったアイナ・ジョンラジックだ[*16]。ジョンラジックが用いたのは天気予測課題と呼ばれるもので、トランプの四枚のエースを用いる（図5・1）。被験者には一〜三枚のエースを配ったあと、親が持っている一枚のカードが「晴れ」と「雨」のどちらを示すか予測させる。

最初は完全に当てずっぽうだ。ハートのエースとクラブのエースが配られたとしても、親のカードが「晴れ」なのか「雨」なのかを知る手がかりはまったくない。それでも二〇〇回練習を繰りかえし、毎回親のカードが「晴れ」か「雨」か告げられるうちに、自分の手から答えを予測する方法がつかめてくる。ややこしい課題に感じるかもしれないが、種あかしをすれば、四枚のエースには図5・1のように「晴れ」の確率と「雨」の確率が割りあてられている。被験者はその確率を知らされていないが、それでも一〇〇回練習すれば、ほとんどの被験者はおおよその傾向を把握して、正答率が七〇〜八〇パーセントになる。まったくの偶然でこれだけ多く正解できる可能性は一〇〇万分の一未満なので、被験者は課題を適切に学習していることになる。ただそれでも完璧にはならない。ゲームのやりかたはつかめたが、厳密な規則までは理解していないからだ。

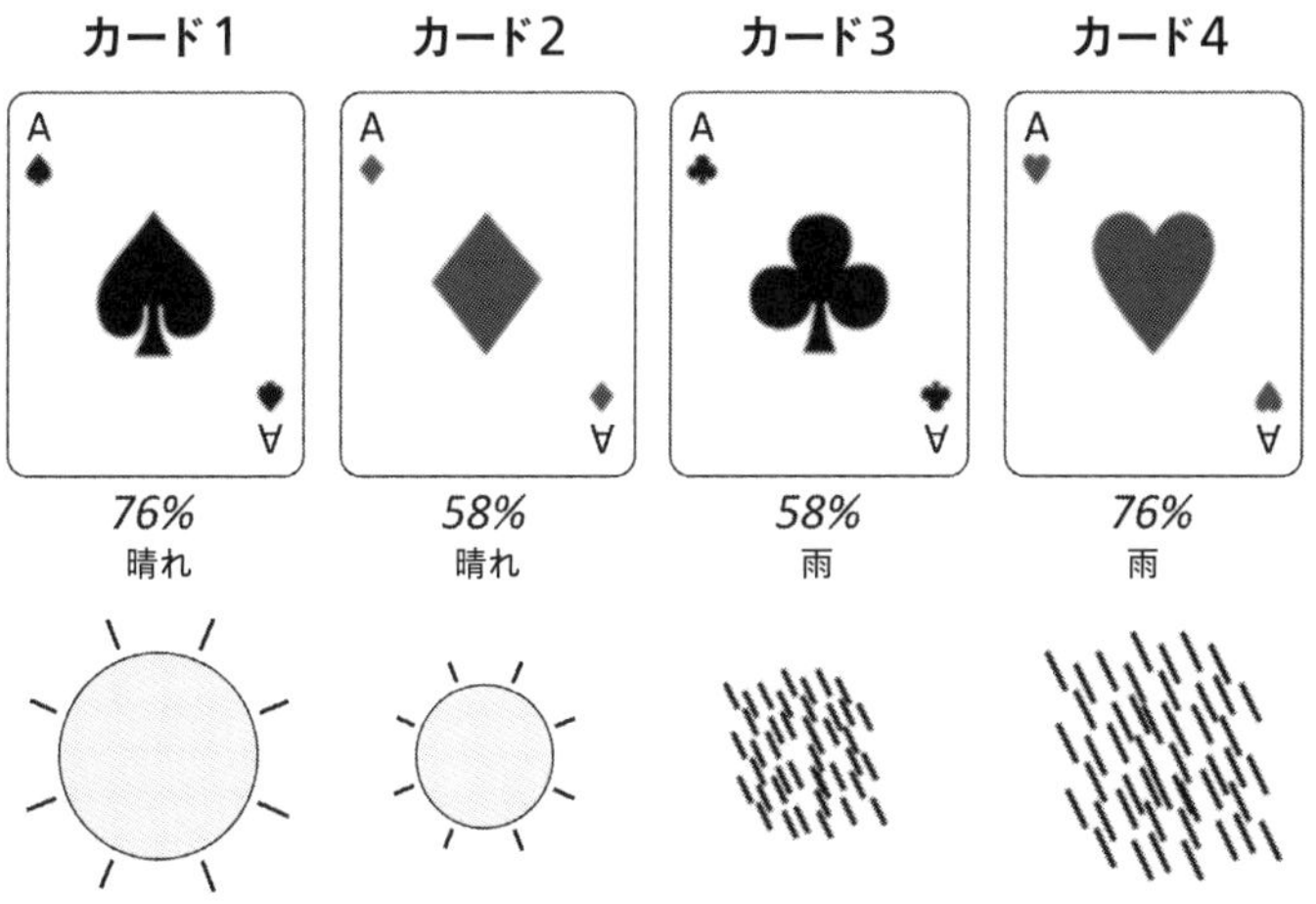

図5.1 天気予測課題における各エースの確率

では睡眠が成績向上に寄与するだろうか。午前中に練習して課題に臨んだ被験者は、夜の再試行でも学習したことをちゃんと覚えていた。ただし成績は目に見えて上がったわけではない。いっぽう夜に練習した被験者が翌朝再課題に挑戦したら、正答率は一〇パーセントから一五パーセント高くなった。

単純なカードゲームではあるが、寝る前よりも翌朝起きてからのほうが、規則がより深く理解できたということだろう。私たちはそんな夜を何千と積みかさねながら、世界の仕組みも理解していったのだ。場合によっては、夢を思いだすことも同じ効果をもたらす。夢の内容が睡眠依存性の記憶処理に符合するもうひとつの例として、ノーベル賞につながった発見で、夢が謎を解く手がかりになったと語る受賞者が少なくないことも挙げておこう。

幼児も周囲の世界からパターンを抽出するときに睡眠を使う。アリゾナ大学で幼児の睡眠と記憶を研究するレベッカ・ゴメスは、人工文法（造語の構造を説明する一連の規則）を幼児が驚くほど速く学習するが、記憶にとどめるには昼寝が必要になることを実験で示した[*17]。

ゴメスの実験はこうだ。まず pel-wadim-jic や vot-puser-rud など、三部構成の意味のない単語を四八個こしらえる。pel で始まる単語と、vot で始まる単語が半分ずつで、文法的には pel で始まる単語はかならず jic で、vot で始まればかならず rud で終わる規則がある。これらの単語を録音し、幼児が静かに遊んでいるところで一五分間繰りかえし流した。

それから四時間後、録音を聞いてから少なくとも三〇分昼寝をした子は、文法規則を知っているかのような反応を示した。pel で始まり、rud で終わるという規則を逸脱した単語を聞いてびっくりしたのだ。しかし vot で始まり rud で終わるような規則にのっとった単語では、初めて聞いた単語であるにもかかわらず驚かなかったのである。翌朝ふたたび調べると、昼寝をしていた子は規則を覚えていたが、しなかった子は忘れていた。

幼児に昼寝が必要な理由はそこかもしれない。おとなとちがって、子どもは新しい記憶を夜寝るまで保っておくことができないのだ。昼寝をしなかった子がむずかるのもわかる。幼児はノンストップの学習マシンだから、小さな脳が取りこんだ新情報を昼寝で一度処理しておかないと、負荷がかかりすぎるのだろう。休憩なしに大量の情報が入ってくると、おとなだって対応しきれない。

●創造性と洞察力

睡眠（とくにレム睡眠）に依存する記憶進化で最も印象的な働きが、創造性と洞察力を高めること

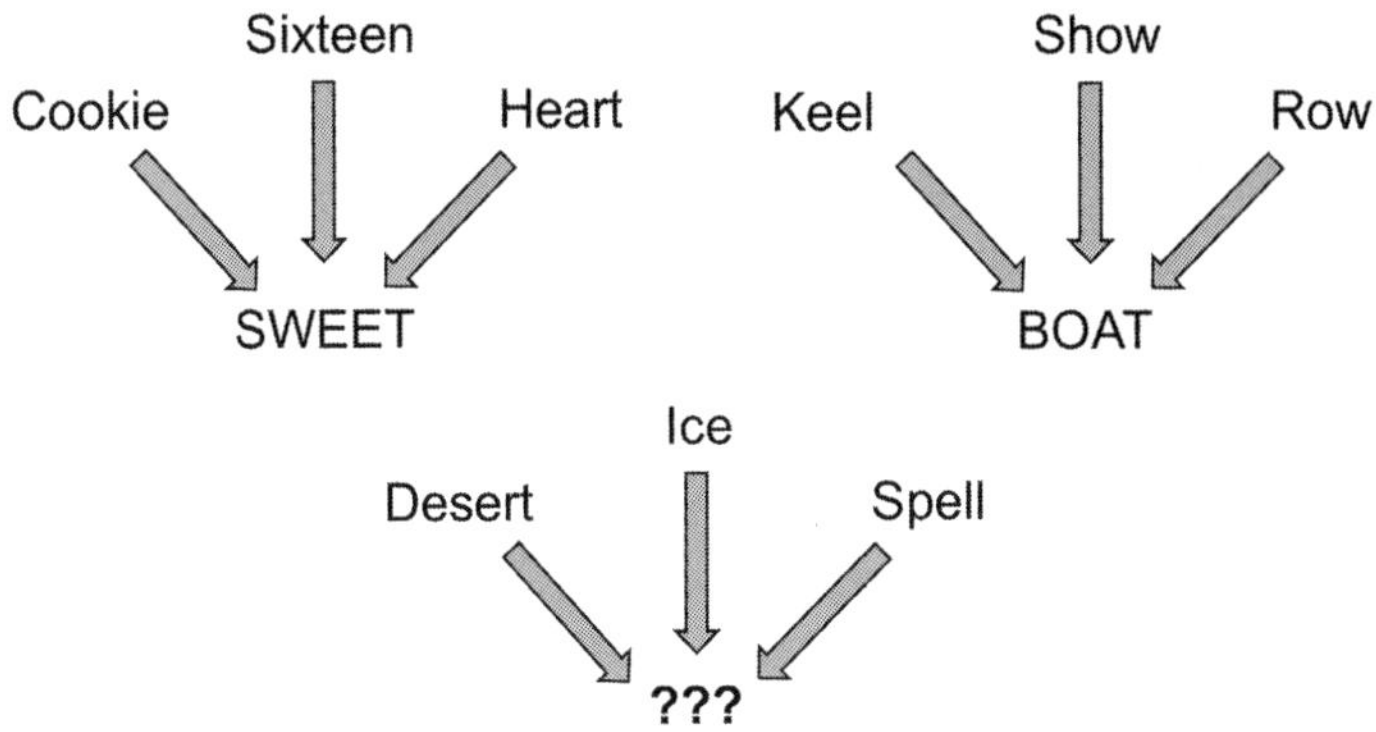

図5.2 遠隔連想課題

だろう。サラ・メドニックが、三つの単語をヒントに関連する単語を当てる遠隔連想課題で行なった実験では、昼寝をするだけで成績が上がった。図5・2の例を参考に、???に入る単語を考えてみよう[*18]。

わからなくても心配無用。睡眠をとったあとに再挑戦してみるといい。レム睡眠時の脳では、関連が強いいつもの連想ではなく、関連の弱い予想外の連想が活発になる[*19]。レム睡眠のときに思いもよらないつながりを見つけたり、奇妙な夢を見たりするのもそのためだ。

●問題解決

天気予測課題や幼児の文法学習課題で必要となるパターン認識能力と、遠隔連想課題で求められる創造性と洞察力。この二つを組みあわせて行なうのが、問題解決ということになる。英語では寝ながら考える、フランス語では問題をベッドまで持っていくといった言いまわしがあるが、難しい選択をするときに眠りが役に立つことを私たちは直観的に知っているのだろう。

退屈だが高報酬の仕事と、刺激的だが報酬の少ない仕事を選ぶことになったとき、私たちはどうするだろう？　そう、「寝ながら考える」のだ。翌朝目覚めたときには、もう答えは出ている。与えられた選択肢を勘案するでもなく、合理的な説明をするでもない。あるのは結論だけ。天気予測課題と同じで、判断の根拠をはっきり説明できるわけではない。それでも私たちは、その選択が正しいと確信している。

○なぜ睡眠には段階があるのか

睡眠はさまざまな形の記憶進化に独自の貢献をしている。ただし睡眠の段階によって、貢献度は変わってくる。たとえばタイピングが一夜にして上達するかどうかは、深夜のＮ２睡眠の量に左右される。言語記憶はＮ３睡眠が、情動記憶や問題解決はレム睡眠が受けもっている。視覚的な識別能力課題では、夜早い時間のＮ３睡眠と深夜のレム睡眠が長いほうが翌日の成績が上がる。

このように睡眠の段階ごとに対応分野が変わる事実は、睡眠に異なる段階が生まれた理由でもあるだろう。睡眠中の脳が記憶進化に最適な状態にあるといっても、単語リストの記憶を強化するのと、タイピングを速く正確に行なうのとでは、神経生理学および神経化学的な条件は異なるはずだ。問題解決ではさらに別の条件になるだろう。人間の眠りにこれほど多くの段階があることは、この説明が現時点で最も適切と思われる。

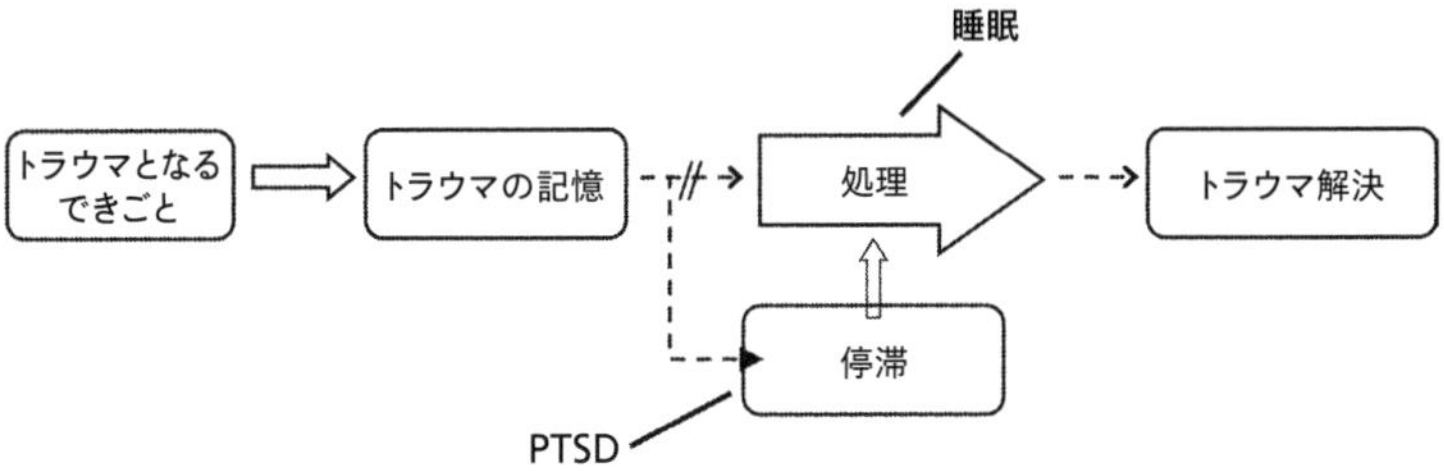

図5.3 睡眠依存性の記憶進化が阻害された場合のPTSD

うまくいかないとき

科学においては、規則よりも例外から多くを学べることが多い。睡眠と記憶の場合、そんな例外のひとつが心的外傷後ストレス障害（ＰＴＳＤ）だ。強烈で衝撃的なできごとに遭遇して心的外傷（トラウマ）を負ったとき、脳では詳細でなまなましく、過度に感情的な記憶が形成される（図５・３）。

ほとんどの場合、この記憶は本人の意向に関係なく意識外で処理され、トラウマも解決されていく。トラウマ自体を忘れることはなくとも、鋭利さが薄れていくのだ。似かよった状況に遭遇したときに、とつぜんよみがえったりすることもない。思いだしたとしても、細部は忘れているし、激しい感情も湧いてこない。こうして人は自らのトラウマを理解し、前に進んで人生を続けていくのだろう。しかし処理に失敗すると、記憶が静止して動かなくなる。これがＰＴＳＤだ。すなわち記憶の細部が少しも失われず、情動反応も強いままで、理解も進まない――そこで気づくのは、これらは本来なら睡眠中に効率よく行なわれるはずで、おそらく睡眠中以外ではできない作業だということだ。その意味でＰＴＳＤは、睡眠依存性の記憶進化障害と呼ぶこともできる。

　ＰＴＳＤについては、夢の働きを論じる第7章と第13章でさらに触れたい。というのもＰＴＳＤでは、トラウマとなったできごとが夢でほぼ完璧に再現されるからだ。通常は、覚醒時のできごとが夢でそのまま再生されることはけっしてない。それがＰＴＳＤで起きることを考えると、夢の働きを知る糸口になるだろう。さらにＰＴＳＤでその働きが停止する理由も探れるはずだ。

✧ ✧ ✧

　第7章と第8章で夢の働きを考える前に、睡眠の生物学的機能を理解しておく必要がある。こちらのほうが定義は明解で、測定もしやすい。睡眠にはたくさんの働きがあるが、夢と密接に結びついているのが情動と記憶の処理だ。睡眠が記憶の進化にどう貢献しているかを押さえたうえで、夢の働きの議論に進んでいこう。記憶処理と夢の特徴とのつながりは、すでに何度も触れてきた。しかしなぜ夢を見るのかという疑問は、なぜ眠るのかという疑問と性質を大きく異にする。夢はどこまでも主観のものだからだ。そこで、なぜ夢を見るのかを考える前に、ちょっと横道に入って意識の謎に踏みこんでみよう。すべてがつながっていることは、あとでわかるはずだ。

第6章
犬は夢を見るのか?

この章はちょっとしたクイズから始めよう。おとな、赤ん坊、犬、昏睡状態の人、ラット、本。このなかで夢を見るのはどれ？　答えとともに、自信のほども申告してほしい。おとなは夢を見て、本は夢を見ない。この答えは自信があるはず。赤ん坊や犬はちょっと迷うけれど、それでも夢は見ていそうだ。しかしラットや、昏睡状態の人となると、さあ困った。このクイズは、夢に関する興味ぶかい疑問を投げかけている。それをくわしく見ていこう。

✧ ✧ ✧

おたくの犬は夢を見ますか？　飼い主にそうたずねれば、もちろんと答えが返ってくるだろう。どうしてわかるんですか？　だって眠っているときに小さく吠えたり、くんくん鳴いたりするし、走っているみたいに足を動かすことがあるから。ほかの動物を追いかけたり、動物に追いかけられた夢を見ているんだよ。グーグルで「犬　夢を見る」と検索すれば、そんな犬の様子を撮影したほのぼの動画（見ようによっては怖い）がたくさん出てくる。これで夢を見ていないとは信じがたい。『サイコロジー・トゥデイ』誌のウェブサイトに掲載されている「犬は夢を見るか？」という記事にはこう書かれている。「おたくの犬がいつ夢を見ているか……それは眺めていればすぐわかる[*01]」

犬の睡眠は人間と同じくレム睡眠が多い。ただし人間のレム睡眠が全体の二〇〜二五パーセントであるのに対し、犬は三六パーセントもある[*02]。犬が眠っているあいだに身体をぴくつかせたり、鳴き声をもらしたり、走っているような動きをするのも事実だ。なるほど、たしかに夢を見ているように見える。

同様にラットも夢を見ていると思われる。マサチューセッツ工科大学（ＭＩＴ）の神経科学者マット・ウィルソンは、レム睡眠中のラットの脳深部で神経細胞の電気活動を記録することに成功した[*03]。ウィルソンは『ニューヨーク・タイムズ』紙の取材で、「覚醒状態での［トラックを走りまわっている］記憶を、そのまま思いだしているはずだ」と語っている[*04]。しかし夢を見ているとまでは明言しなかった。なぜならご存じのとおり、夢は主観的なものだからだ。ウィルソンは、「動物にその状態を報告するよう依頼することは、私たちの能力では限界がある」と冗談めかして言った。ああ、それが問題なのだ。犬もラットも夢を見ているように思えるが、第1章で書いたように、夢は個人の内面で生まれるものであり、実体がない。それを理解するのはかなりの難題だ。人間自身の夢体験でさえ、私たちはその性質を知るのに四苦八苦している。

覚醒中のラットが意識状態を経験しているのであれば、夢を見るかどうか検討するのも意味がある。もしほんとうに夢を見ているのなら、トラックを走りまわったり、ごほうびに餌をもらったりする主観的な認識を、夢のなかで経験していることになる。その認識は、覚醒時の意識的な経験とどう結びつくのか。ラットは見た夢を覚えているのか。そうだとすれば、夢でのできごと（いま餌を食べたところ、迷路を進んでいるところ）と現実（空腹で目が覚めたらケージのなかだった）を区別できるのか。そもそもラットは、夢をどう理解するのだろう。人間の子どもでも、夢が夢であると納得するまで苦労するのに。夢は現実ではないことをラットがわかるとは思えないし、見た夢を覚えているかどうかも怪しい。

すでにお気づきかもしれないが、私たちは厄介な問題に足を踏みいれている――犬が夢を見るかという話よりはるかに大きい、ヒト以外の動物は意識を持っているかという問題だ。ボブは学生たちに、人間に意識がある科学的証拠は存在しないと言って衝撃を与えるのが好きだが、これはほんとうの話だ。哲学者デイヴィッド・チャーマーズもこう指摘する。「意識的な経験ほど、一分の隙もなく了解できるものはない。同時に、これほど説明が困難なものはない[*05]」。それは主観的で内面的な自己感覚だ――私たちは心のなかでいろんなことを経験し、そこから情動を感じている。フランスの哲学者ルネ・デカルトの名言を借りれば、我思う、ゆえに我は意識あり、なのである。

意識を取りあげた科学的研究、さらには科学かどうかに関係なく、意識を対象とするすべての研究は、人間に意識があることが前提だ。視覚刺激を意識的に知覚するとき、脳のどの領域が活発になっているか、深い眠りに落ちているときは意識があるのかといった疑問は、この前提があって初めて問いかけが可能になる。しかし科学では、意識状態を意識的に経験していることが前提だ。意識があると言えるのは、意識があるから。この前提は無理なく成立するが、それは各自が自身の意識を経験しているからにすぎない。意識している認識が自分にはあるが、それを科学的に証明した者はいない。

あなたがいま持っているこの本が、意識を有していないこともたしかだ。本であることはどんな感じだろうと質問されても、答えは「何も感じない」で終わり。質問自体が無意味に思えるが、実はなかなか深い問いなのだ。この問いを初めて投げかけたのはアメリカの哲学者トマス・ネーゲルで、一九七四年のことだ[*06]。ただし対象は本ではなくコウモリ（動物）だった。ネーゲルが知りたかったのはコウモリになった気分ではなく、「〜である感じ」が存在するのかという、重要で奥の深い問題だった。この問いに答えがあるのなら、コウモリは意識を有し、何らかの個人的経験、感覚、知覚、思考を認識していなければならない——そうしたことが、コウモリである感じを語る土台になるからだ。愛犬を眺めながらふともらす、「犬になるってどんな感じだろう？」というつぶやきは、犬になった感じが存在することが前提になっている。

たしかに犬の行動を見ていると、まるで意識を持っているかのようだ。しかし飼い主がどれほど実例を出しても、現時点で言えるのはそこまでであって、立証はできない。二〇年後には、愛犬そっくりに行動するロボット犬をどこかのハイテク企業が売りだすかもしれない。動きは少々ぎこちないし、よだれも流さなければうんちもしないが、飼い主がリードを持てば飛びはねるし、ベッドから引きずりおろした枕の上に寝ているところを見つかれば、恥ずかしそうに頭を低くする。なにより彼は、飼い主が大好きでしかたないように見えるだろう。まるで人間みたいで、最後は「犬」ではなく「彼」と呼んでしまうほどだ。けれどもロボット犬は意識を持っていない。上手にプログラミングされたロボットだ。ただ、そんなことどうしてわかるのかと問われると、返答に詰まる。なぜなら意識を有すると判断できる条件がはっきりしていないからだ。それでもロボット犬には意識はない……と思う。

映画『アナと雪の女王』に登場する雪だるまのオラフや、主人公のエルサは意識を有していない。これはまちがいない。どちらもコンピューターがつくりだした映像だからだ。この例を出しても、まさか異論はないだろう。だが多くの五歳児は、オラフやエルサが自分たちと同じように生きていて、息をして、意識を持っていると信じている。それをあきらめるぐらいなら、サンタクロースの存在を否定されるほうがましだ。私たちは、人間そっくりな行動をするものに意識の属性をかぶせたがるのである。

これは単純な話だが、悩ましい面もある。犬は夢を見るかという問題だ。眠っている犬はまるで夢を見ているようなしぐさを見せるし、脳の活動を調べても、人間が夢を見ているときとよく似ている。しかしこれらの事実だけでは、犬が夢を見ているという結論にはならない。決め手がないのだ。謎はさらに深くなる。

✧ ✧ ✧

夢を見ているときの赤ん坊は、見ていて飽きない。笑ったり、手足をばたつかせたり、かすかに声を出したり。おっぱいを吸っているしぐさも見せる。このとき赤ん坊がレム睡眠中であることは、まぶたを観察すればわかる。薄いまぶた越しに、眼球が右、左、右、左と動く様子が見てとれる。赤ん坊はレム睡眠に入るのも早いので、長く待つ必要はない。おとなは入眠から九〇分かかるのに対して、赤ん坊は一〇分足らずでレム睡眠が始まる[*07]。目がごろごろ動き、笑顔を浮かべ、ちゅうちゅう音を立てる。これで夢を見ていないと誰が言える？

　もうおわかりだろう。犬やラットと同じ問題にぶつかるのだ。なるほど赤ん坊は夢を見ているようなしぐさを見せるが、ほんとうかどうかわからない。赤ん坊は夢を見たことも、意識を有していることも教えてくれない。赤ん坊の脳は、誕生から数年間に著しく成長し、発達していく。そのため意識の感覚も幼児やおとなと異なる点が多いはずだが、まだ充分に解明されていない。もし意識を持っているとしても、言葉のないぼんやりとしたものだろうし、夢にしても、私たちが見るのと同じような夢になるにはまだ時間がかかる。獲得した知識や技能もわずかだから、夢の内容も乏しい。

　生後数週間の赤ん坊の視界は約三〇センチメートルしかきかず、その先はぼんやりしている。動く対象を目で追いかけるようになるのも数か月たってからだから、視覚記憶は限定されている。自己感覚も最小限で、自分という存在の漠然とした感覚しかないだろう。多彩な自伝的記憶が積みあがっているわけでもないし、感覚体験を分類することもできない。そうした情報が欠如した夢は、忘れずに残っていた感覚や情動の寄せあつめ程度だと思われる。

　そんな赤ん坊も、成長して経験や記憶が増え、認知能力が拡張していくにつれて、夢が豊かなものになっていく。実験室や家庭で子どもの夢を調べた研究からも明らかだ。脳が成熟して認知能力が高くなると（複雑な心象を描けるとか、語ることが上手になるなど）、見る夢の複雑さ、夢を想起する能力から発達度を測れるようにもなってくる。目ざめたあとに夢を思いだす頻度、その長さや構成がおとなの見る夢に近づいていくのだ[*08]。

では赤ん坊が意識を持ち、夢を見ると仮定して、何の夢を見るのか。断定はできないが、おそらく覚醒中の経験をもっと単純にしたものだろう。難問を解いたり、車を運転したり、迷子の犬を探したりする夢は見ない。にこにこ笑った顔、腕のなかに抱かれた暖かさ、哺乳瓶や乳首を吸っている感覚がそのまま夢になっていると思われる。

✧ ✧ ✧

ではおとなはどうか。おとなは全員夢を見る？ 犬や赤ん坊にくらべると、答えはかんたんだ。夢なんて誰でも見るでしょ？ まあ、たしかに大多数——割合にして八五～九〇パーセント——は夢を見ると答えるだろう。夢を見たことが一度もないという人も、実際は見ていることが研究からわかっている。睡眠研究室で眠ってもらうと、レム睡眠から目ざめたあとで大半は夢を見たと報告し、自分でも驚くのだ[*09]。ふだんは覚えていないけれど、ほかの人と同じように夢を見ていたのである。

夢を見ないと主張する人の多くは、覚えていないだけのようだ。コロラド大学のジム・パーゲルは、そんな「ノンドリーマー」たちの研究を続けている。彼の臨床睡眠研究室では、過去一度も夢を見たことがないという患者が五年間に一六人いたという——約二〇〇人にひとりの割合だ。彼らをレム睡眠時とノンレム睡眠時に一回ずつ起こしても、夢を見ていた人は皆無だった。夢をまったく覚えていない人はおよそ〇・五パーセントの割合で存在し、彼らはほんとうに夢を見ていない可能性もあるということだ。

脳になんらかの損傷を受けた人も、夢を見ないようだ。南アフリカの精神分析医で神経心理学者でもあるマーク・ソームズは、脳卒中で脳前部の深い場所を損傷したあと、まったく夢を見なくなった患者が多数いるという画期的な研究結果を発表している[*10]。もちろん、ジム・パーゲルの臨床睡眠研究室を訪れた患者の〇・五パーセントと同様、ソームズが調べた患者たちも例外的な存在であり、基本的には誰でも夢を見る。夢を見ない少数の例外に関しても、ほんとうに夢を見ないのか、見た夢を覚えていないのかわからないのだ。

✧ ✧ ✧

さらに範囲を広げて、昏睡状態にも注目しよう。昏睡状態のとき、人は夢を見るのだろうか？ そこで思いだされるのは、生後まもない赤ん坊だ。経験していることを伝えられないので、夢を見ているかどうか外からはわからない。ここでも意識の問題が重要になってくる。深い昏睡状態で意識が消失していることは研究者の意見が一致しているが、昏睡が浅いと話が微妙になる。たとえば遷延性《せんえんせい》植物状態では、患者が目を開けて、まわりを見ているように思えるときがある。ただし呼びかけても反応はないし、自己認識や周囲の認識の徴候もないので、意識は消失していると判断される。しかし最小意識状態と呼ばれるときは、わずかながら意識が残っている可能性がある。植物状態とよく似ているのだが、まるで覚醒しているように見えて、動く物体を目で追ったり、指示されると指を動かしたりと、意図的な行動の片鱗も現われる。他者との意思疎通はできないし、注意も一～二秒しか続かないが、多少の意識はあると思われる。最小意識状態とはいったいどんな感じなのか、まだ解明されていない。

そうした患者は夢を見るのだろうか。ベルギー、イタリア、アメリカの研究者グループが、植物状態と最小意識状態の患者の脳波を調べたところ、前者には正常な睡眠を示す脳波が皆無だったのに対し、後者にはそうした脳波が見られたという[*11]。最小意識状態の患者は六人中五人が、夜になるとまるで眠っているように目を閉じ、身体の動きが止まった。さらにノンレム睡眠とレム睡眠も確認できたし、レム睡眠のほとんどは、正常な人と同じく朝になる少し前に出現した。研究者が観察するかぎりでは、最小意識状態の眠りは、意識が完全にある人の眠りと区別がつかなかったのである。

では患者は夢を見ていた？　少なくとも、この研究に参加したひとりであるスティーヴン・ローレイズはそう考えているようで、ウェブサイト「サイエンスデイリー」の取材で、「彼らが夢を見ることを妨げるものは……何ひとつない」と話している[*12]。ただし犬や赤ん坊と同じく、脳の活動が夢を見ている状態と一致しているのであって、つまり夢を見ているように見えるだけだ。ほんとうのところは、依然として謎なのである。

✧ ✧ ✧

科学も進歩しているのだから、眠っている人を起こして質問しなくても、夢を見ているかどうかわかるのでは？　そう思われるかもしれないが、あいにくそんな方法はない。これは夢というより、やはり意識全体の問題だ。内面の思考や感覚は測定することができない。その意味では苦痛と少し似ている。苦痛は直接観察することはできないので、顔をしかめた表情や、「ここが焼けるようだ、あそこがずきずきする」という主観的な訴えから推測する。ただし絶対ではない。身体が痛いときだけでなく、雨が降っているのにゴミ出しをしなくちゃと思った瞬間にも、顔をしかめることがある。それでも夢にくらべると、苦痛のほうが確実だろう。痛みの知覚に関わる脳の領域を調べることができるからだ。夢に関しては、活動状況で判断できる具体的な脳の領域はまだ見つかっていない。

夢を見ているかどうかを行動から推測するのも難しい。ボブの妻デビーは、眠っているときに笑いだすことがある。ボブが起こすと、決まって夢を見ていたと答える。こういう場合は、わざわざ起こさなくても夢を見ていると判断できる。もっともいつもとはかぎらない。ニューヨーク市立大学シティカレッジのアラン・アーキンが、五〇年前に実験室で睡眠を調べた古典的な研究がある。対象となったのはふだんから寝言の多い二八名で、寝言が出るたびに起こして、どんな夢を見ていたかたずねた。すると寝言の内容と夢の内容は、半分も一致しなかったのだ。この結果には誰もが驚いた。

睡眠中の行動と夢の内容が一致する状況もある。レム睡眠行動障害（ＲＢＤ）は、レム睡眠にともなうはずの筋肉弛緩が起こらない病気だ。第13章で夢に関係する障害を取りあげるときにまた説明するが、ＲＢＤの患者は見ている夢のとおりに行動する。実験室で観察すると、患者が報告する夢の内容と実際の行動がほとんどつねに同じだった。この場合は、あえて起こさなくても夢の内容を知ることができそうだ。

だがそれは難しいだろう。ＲＢＤ患者のレム睡眠中の行動は夢と一致しているが、なかには夢をけっして見ないと主張する患者もいる！[*13] 睡眠実験室で観察を行なった七二歳のフランス人男性は、両足を強く蹴りだし、頭を動かし、「おい、それは何だ？　言ってみろ！」と（フランス語で）叫んだ。それから身体を起こしてぶつぶつ言い、「おまえ、私のものを盗んで口に入れたな。スリッパじゃない？　それじゃ何なんだ？」と問いつめる。とうとうベッドからおりて、脇のテーブルに置いたものを投げ、壁をこぶしで殴りながら、「口に入れようとしてる……口に入れたいのか？　そこに？　痛いっ！」と大声で叫んだ。このあいだの睡眠記録を見ると、明らかにレム睡眠中なのだ。ところが目ざめた男性は、夢など見ていないと言う。自分は夢を見たことがないという従来の主張どおりだった。

似たような話は前にもあった。男性は実は夢を見ていたし、行動の裏づけもあるが、本人は覚えていないのかもしれない。それとも、夢を夢として経験していないのか。犬、ラット、赤ん坊、昏睡状態の人と考えあわせれば、男性は夢を見ているように思えるが、それを確かめることはできない。

夢をきちんと思いだせる場合でも、それがいつだったのかは特定できない。スイスのローザンヌ大学で神経学を研究するフランチェスカ・シクラーリは、ウィスコンシン大学のジュリオ・トノーニとの共同研究で、夢を見ているときの脳波に特徴がないか分析した[*14]。その結果、脳後部の特定領域でごく弱い徐波と強い速波が出現したとき、夢を見るらしいことが判明した。反対に徐波が極端に強く、速波が弱いときは夢を見ない。ただしこの組みあわせはめったに見られず、夢を見ると予測できることはほとんどなかった。それでも一〇年、二〇年と研究を続けて脳画像技術に習熟していけば、いま夢を見ていると判定できるようになるだろう。現時点では最先端の技術をもってしても、昏睡状態の人や赤ん坊（さらには犬やラット）が夢を見ているかどうか、脳画像から判断することはできない。脳の様子から、夢を見ているかもしれないと推測するだけだ。

ここまで読んで、よくわからないと困惑する読者もいるだろう。それも無理はない。この章の最初で紹介したように、マット・ウィルソンは『ニューヨーク・タイムズ』紙の取材で、ラットが夢を見るかどうかは断言できないと釘を刺した。ところが同じ研究を紹介したMITのプレスリリースには、「ラットは夢を見るし、その夢は現実の体験と結びついている」というウィルソンの談話が引用されている[*15]。シカゴ大学で鳴鳥《めいちょう》を研究するダニエル・マーゴリアシュも、「これまでのデータから、鳴鳥はさえずる夢を見ていると思う」と語っている[*16]。けれども鳴鳥はおろか鳥であることが「どんな感じ」なのか、誰も知らないのだ。

この章では多くの疑問に答えが出せなかったが、意識、とくに夢について科学的に論じるとき、研究者がぶつかる困難はわかってもらえたと思う。それでも科学の帽子を脱いでみれば、ほとんどのおとなは夢を見るし、赤ん坊も犬もきっと夢を見ているけれど、深い昏睡状態の人は夢を見ないということで、意見は一致するのではないだろうか。ただし最小意識状態の人、ラット、クジラ、鳴鳥は、夢を見ているかどうかを知る手がかりがない。『アナと雪の女王』のオラフとエルサは、まちがいなく夢を見ない……はずだ。

第7章 私たちはなぜ夢を見るのか

夢をめぐるさまざまな疑問は、どれもひとつの大きな問いの変型にすぎない――私たちはなぜ夢を見るのか？　この問いかけは、三つの疑問に切りわけることができる。

①脳はどうやって夢を生みだすのか？
②夢にはどんな役割があるのか？
③その役割を果たすために、なぜ夢を見なければならないのか？

答えはこうだ。

①わからない
②わからない
③わからない

それでも、有望な答えにたどりつけそうな優れた仮説はすでに登場している。

脳はどうやって夢を生みだすのか？

夢の内容が時間とともに進行していくことから、夢は脳の活動パターンに左右されることがわかる。夢に私の母が出てくるのは、私の脳内で母の姿の神経表現がいちばんに活発になったからだ。脳にとっては、昼間に母の姿を思いおこすのと同じくらいたやすいことだし、手順も大差ないだろう。

たしかに、ものを直接見るときの脳の活動パターンは、それを想像したとき（覚醒中であろうと夢のなかであろうと）とほぼ同じであることがわかっている。そのことを確認できるのが機能的磁気共鳴画像法（ｆＭＲＩ）で、数分から数時間にわたる脳の活動を記録する。ｆＭＲＩ画像の解像度は五万ボクセル。ボクセルとはデジタルカメラで言うピクセル（画素）の立体版で、一ボクセルは一辺が一〇分の一インチ（約二五ミリメートル）の立方体になる。五万個の立方体が表現する脳の活動状態を二、三秒おきに撮影していくのがｆＭＲＩだ。マルチボクセルパターン分析という最新の手法を用いれば、野球の試合といった具体的な画像を見たときに脳の視覚処理領域に起きる活動や、人の顔、道具、扉といった分類別の平均的な活動パターンをボクセル単位で把握することができる。反対に被験者が見ているのが野球の試合か、人の顔か、扉かを、脳の活動パターンから確実に予測することもできる。

fMRIによって、人の顔を見たときの脳活動パターンが、その顔を記憶から呼びだしたときにも活性化することもわかったが、さらに画期的な事実も判明している。日本の京都にあるATR（株式会社国際電気通信基礎技術研究所）計算神経科学研究室の若い研究者、堀川友慈《ともやす》〔現・NTTコミュニケーション科学基礎研究所〕を中心とするグループが、夢でも同じ脳活動パターンが活発になっていることを突きとめたのだ[*01]。SFみたいな研究だが、堀川らは被験者に数千点の画像を見せてfMRI信号を集め、視覚イメージの複数のカテゴリーを設定した。これを被験者が目ざめて夢を報告する直前の脳活動と突きあわせてみたところ、夢を見ていたときの脳活動に該当するカテゴリーと、被験者が報告した夢の内容が驚くほど一致していたのである。ある被験者は見た夢についてこう話している。「ホールみたいなところに人がいました。三人ほどです。男性と女性、そして子どものようでした。いや、男の子と女の子と母親だったかな。色はついていなかったと思います」。この被験者が覚醒する一五秒前の脳活動をコンピューターが分析して合成した「最適」なイメージと、被験者が複数の女性と子どもの画像を実際に見ていたときの脳活動は、マルチボクセルパターンが同じだった。

見かたによれば、これで問題が先おくりできるとも言える。夢の映像に対応する脳活動パターンは、覚醒中に類似の映像を見たときに生成されたパターンを復活させてつくられている。映像にかぎらず、夢で経験する思考や情動も、覚醒中の脳活動パターンがよみがえって生まれているはずだ。

「ちょっと待って！」ここで物言いがつきそうだ。「それだけでは、夢を構成する物語がどうやってつくられるのか説明できない。しかも夢には、実生活で一度も見たことがないものがたくさん出てくるじゃないか」。なるほどどちらも一理ある。白昼夢での思考や映像を探る研究者に投げかけてもいい疑問だ。はげ頭で全身緑色、たいこ腹の野球選手を想像してくださいと言われたら、苦もなく思いうかべることができるだろう。ほうきを振りまわしてボールを打つ姿も想像できるはずだ。脳が夢を見るときも、そんな映像をまったく同じやりかたでつくりだしている。

「いやいや、待って！」ふたたび物言いがついた。「ひとつの夢がなぜ、どのようにしてできあがるかという話はしてないよね。私の夢は、覚醒中のできごとの再現なんかじゃないし、それを想像しろと言われたこともない。夢はいったいどこから来るんだ？」なかなか鋭く、そして難しい質問だ。これについてはあとまわしになるが、一部だけここで答えておこう。

約三〇年前、アラン・ホブソンは著書『夢見る脳』のなかで書いている。夢の具体的な中身を脳がどうやって組みたてているのかは、探ったところで徒労に終わる。（当時まだｆＭＲＩはなかった。）むしろ研究者は、夢の形式の理解に努めるべきだと。なぜ夢はあんなに奇妙なのか。なぜ強烈な情動をともなうのか。視覚的な映像や運動に圧倒的に支配されているのか。ホブソンは『夢見る脳』で、これらの現象はレム睡眠が引きおこした神経生理学的なものだと主張した。（『夢見る脳』やその後の著作から、ホブソンはノンレム睡眠に愛憎なかばする感情を抱いていたことがうかがえる。ノンレム睡眠が存在することは認めつつも、それはレム睡眠の生理学的な特徴が入りこんだ結果だとか、ノンレム睡眠に見るべきところはないとして切りすてている。）ホブソンはレム睡眠に見られる生理学的な状態を列挙して、夢の形式上の性質と比較した。

それから八年後、ベルギーのピエール・マケをはじめとする研究グループが、機能的脳画像技術でレム睡眠と夢を探った初の研究を発表する[*02]。領域ごとの脳活動がつくりだすさまざまなパターンで、ホブソンが記述した夢の形式上の特性は多くが説明できそうだった。レム睡眠中の脳は、情動表現を左右する辺縁系の大部分が活発になる。同時に背外側前頭前皮質《はいがいそくぜんとうぜんひしつ》というややこしい名称の領域は活動が低下するが、ここは計画を立てる、論理的に推理する、衝動を制御するといった遂行機能に重要な役割を果たすところだ。夢のほとんどが情動をともない、判断や計画、推理といった要素が抜けおちていることは、こうした神経生理学的な変化で充分に説明できるとマケらは主張した。

さらに細かく見ると、夢の内容が奇妙なのは、第5章で触れたようにつながりの弱い連想ほど活発になるからだろう。またレム睡眠時は運動皮質の活動がさかんになる。ここは通常は身体の動きを制御するところだから、夢のなかで運動感覚を覚えるのも当然だ。

夢で映像や動きの内的表象が出現するのは、脳の活動パターンが関わっていると考えてまちがいないだろう。内容が奇妙で、強い情動がともない、判断や計画、推理が抜けおちる理由も納得できる。けれども、なぜ、どうやってそういう夢が生まれるかはまだ説明できていない。

夢にはどんな役割があるのか？——その1

私たちはなぜ夢を見るのか。夢が進化したのはどんな必要を満たすためなのか。鮮明で説得力があるのに、なんだか不思議な夢の世界に私たちは放りこまれるが、それ以外に夢はどんな仕事をしているのだろう。その仕事が何であれ、あとで思いだせるかどうかは重要ではなさそうだ。第4章で見たように、人はすべての睡眠段階で夢を見ている。少なくとも一回の眠りの三分の二、睡眠が八時間なら六時間以上はなんらかの夢に浸っているのだ。ひと晩ずっと夢が続いていると考える研究者もいる。寝つきが良くて、朝までぐっすり眠れるといううらやましい人でも、見た夢の五パーセント——時間にして二〇分——思いだせるかどうか。レム睡眠中のはっきりした夢だけに限定しても、成人のレム睡眠はひと晩で平均三~六回。時間は長くて二〇分から四〇分だ。それでも思いだせる夢は、一か月に四つから六つなのである！　しかも、せっかく覚えていた夢も行く末ははかない。書きとめたりしないかぎり、時間とともに薄れていく。

目ざめたあとに思いだせることが夢の働きに不可欠だとすると、そうでない大部分の夢はむだになる。起きてすぐは記憶がなかった夢が、日中の景色や行動をきっかけによみがえってくることもある。起床から六時間後にふと夢を思いだした場合、そこから夢の働きが開始されるのか？　それはさすがに無理がある。夢の働きが何であれ、それは夢が実際に展開しているときに、「ライブ」で発揮されていると考えるのが妥当だろう。

夢の解釈にしても、そもそも思いだせる夢は全体のなかでほんの一部だ。最近見た夢が一〇から二〇あるとして、あなたはそのうちいくつ解釈してもらっただろう。解釈する人やその方法、解釈の正確さなどはさておき、答えはかぎりなくゼロに近いはずだ。幼児や思春期の若者（平均的な成人より夢をよく覚えていることがある）が、見た夢の説明を受けることもめったにない。世界中を眺めても、昔からほとんどの人は一度も夢を解釈されずに生涯を終えていた。となると、夢の進化と働きは解釈の有無とも関係ない。

大切なのは、覚えている夢の使い道――解釈、自己啓発、霊感、娯楽――と、夢の生物学的な役割、あるいは適応面での役割をしっかり区別することだ。夢の性質と働きについては、数千年前からあまたの説明がなされてきたし、一九五〇年代にレム睡眠が発見されてからも何十もの仮説が提唱されている。そのどれもが、夢には生物学的な働きがあることを前提にしている。でも、もしその前提が誤りで、夢は脳の睡眠がつくりだす無意味な副産物にすぎないとしたら？

ハーバード大学医学部のアラン・ホブソンとロバート・マッカーリーが提案した活性化‐合成モデルは、フロイトやユングの理論に次いでよく知られている。ホブソンとマッカーリーは一九七七年に発表した二本の論文で、レム睡眠を神経生物学の観点からとらえたモデル[*03]を提唱すると同時に、フロイトの精神分析学的な夢理論を正面から非難した[*04]。二人のモデルは反フロイト色が露骨で、自分たちの仮説がフロイトの夢理論と相いれないことを強調するいっぽう、一致点はおざなりにしか扱わなかった。

活性化‐合成モデルを要約すると、夢を引きおこすのは、脳幹の橋網様体《きょうもうようたい》（PRF）で「ほぼ無作為」に起きる巨大神経細胞の発火だ。橋網様体とは、前脳部（脳と聞いて思いうかべるでこぼこした外側の部分）と脊椎をつなぐ脳橋《のうきょう》に存在する、大きな神経細胞がゆるやかにつながった構造体で、レム睡眠の調節に関わっている。レム睡眠中にこの神経細胞が発火して視覚皮質を刺激することで、レムという名称のもとになった急速眼球運動が始まる。ホブソンとマッカーリーはそう考えた。

活性化‐合成モデルでは、発火の刺激に前脳部が反応し、視覚的な感覚を説明する物語を構築しようとする。「脳幹から上がってきた雑音まじりの信号から、少しでも一貫性のある夢の心像をこしらえようと」前脳部ががんばった成果が夢なのだとホブソンは説明する[*05]。

このモデルは、前半である脳幹の「活性化」を語ることに力が入りすぎて、後半、つまり脳幹からの刺激を前脳部構造が夢にする「合成」のほうはごく短い説明で片づけている。その後ホブソンは、夢の無作為性をやたらと強調することにある種の喜びを見いだし、議論が大荒れになるのを楽しんでいたようにも思える。夢を無作為で無意味なものと見なす仮説。それが活性化‐合成モデルの今日の位置づけだ。

夢は無作為で無意味なものかと思いきや、神や無意識からの重要なメッセージを運ぶと信じる人もいる。そんな両極端な解釈のあいだから、夢の認知的、情動的機能を提唱する動きが、おぼつかないながらも少しずつ現われてきた。ホブソンとマッカーリーも活性化‐合成モデルに関する一九七七年の論文のなかで、「睡眠中の夢には、学習の過程を促進する働きも」ありうると示唆している[*06]。そのいっぽうで、DNA二重らせん構造の共同発見者であるフランシス・クリックは一九八三年に、レム睡眠には「逆学習」の働きがあると提唱した。二度と思いだせない夢のなかで、脳は記憶を再生し、消去する。「人は忘れるために夢を見る」のである[*07]。だから夢を思いだそうとするのは愚の骨頂だとクリックは言う。

それから三〇年ほどのあいだに、夢の働きを考察した仮説が洪水のようにあふれた。すべてを取りあげることができなくて申し訳ないが、多くは次のどれかに該当する。

①夢の働きはレム睡眠と同じである
②夢は問題解決を助けてくれる
③夢には進化に関わる働きがある
④夢は情動を調節する働きをする
⑤夢には適応の働きや生物学的な働きはない
⑥夢には記憶に関わる働きがある

ではこれらをひとつずつ検討していこう。

●夢の働きはレム睡眠と同じである

否定する証拠がこれだけそろっているにもかかわらず、夢を見るのはレム睡眠だけといまだに思っている人は多い。ノンレム睡眠を非夢見睡眠と呼ぶ人もいるし、「研究でレム睡眠は○○であることがわかった」から、すなわち夢も○○だと断定する人もいる。レム睡眠を奪われたラットが低体温症になったという研究から、夢が脳を温める話になる。

マウスを使った最近の研究で、レム睡眠に必要な遺伝子が二つ見つかった（Chrm1, Chrm3 と呼ばれる）。この重要な発見を伝える記事の見出しも、「あなたの夢は二個の遺伝子から生まれる」「遺伝子が夢の量を決める」といったぐあいだ。私たちが気にいったのは、「夢に関わる遺伝子をなくせば悪夢を見なくてすむ」だった。正確を期すなら「マウスのレム睡眠はChrm1遺伝子とChrm3遺伝子に依存する」という見出しにするところだが……それではおもしろくない。

すでに説明したとおり、レム睡眠は生理学的に定義された睡眠段階である。対して夢は眠っているあいだに出現する主観的な経験だ。夢の働きを考えるときに知りたいのは、夢での経験——空を飛んだ、死んだ親戚に会った、子ども時代の家に新しい部屋を発見した——に何か役割があるのかということだ。レム睡眠やノンレム睡眠の生理学的状態（たとえばレム睡眠では、脳内で神経伝達物質アセチルコリンの放出が増える）の先の話なのである。それに夢はレム睡眠中だけのものではない。だから夢の働きがレム睡眠と同じだとは考えられないのだ。

◯夢は問題解決を助けてくれる

夢を見る理由としてすぐに思いつくのは、問題解決を助けてくれるというものだ。その例として、エリアス・ハウがミシンを発明したときや、ベンゼンの環状構造を思いついたアウグスト・ケクレ、ポール・マッカートニーの「イエスタデイ」など、重要な着想が夢に出てきた逸話が紹介される。夢と創造性のすばらしいつながりについては第11章でくわしく述べるが、世界中の人が毎夜見る夢が何十億という数になることを考えると、夢による大発見がいかにめずらしいかわかる。

偉大な発見や発想の飛躍は別として、日常生活の問題を解決してくれる内容が夢にほとんど出てこないことは、複数の研究で確認されている。もちろん、重大な問題や課題を乗りこえる助けにならないわけではない。見た夢をきっかけに、大きな決断を下したり、行動の道筋を定めたり、既存の計画を見なおしたりすることはあるだろう。ただそうした洞察や解決策が頭に浮かぶのは、目を覚まして夢のことを考えているときだ。画期的な発見や洞察が夢から導きだされることはあるだろうが、実際的な問題が夢のなかで解決することはめったにない。それを夢の働きとするには、あまりに頻度が少ないのである。

◯夢には進化に関わる働きがある

私たちの祖先が適応し、進化していった過程で、夢を見ることにはどんな利点があったのか。そんな視点から夢の働きを考えるのはおもしろい。フィンランドの哲学者で、認知神経科学者でもあるアンティ・レヴォンスオが二〇〇〇年に発表した夢の進化モデルは、大胆な発想で論議を呼んだ。生存を危うくする脅威をあらかじめシミュレーションし、それを避けたり、やりすごしたりするためのリハーサルの仕組みとして、夢は進化したというのがレヴォンスオの主張だ[*08]。この「夢の脅威シミュレーション説（TST）」は、いくつもの研究や評論で細かく取りあげられている。

もっとも実証的な裏づけは微妙だ。心理的、生理的な脅威の内包という概念でくくれる夢は多いが、生命が危うくなる現実的な状況が夢に出てくる頻度は高くないし、危機を効果的に回避できた夢となるとさらに少ない。トニーを中心とする研究グループが、何度も出現する二一二件の成人の夢（反復する夢は脅威シミュレーションの典型例とレヴォンスオがしているため）を分析したところ、脅威となる内容が含まれていないものが三分の一を占めていた[*09]。脅威と認められた要素も、八〇パーセントが完全な虚構、もしくは現実では起こりそうもないことだった（浴室の壁が消える、幽霊の訪問を受ける、水の上を自力で飛行するなど）。脅威を含む夢のなかで、回避に成功したのは五件に一件もなかったし、夢全体では二五件に一件に満たない割合だった。そのうえ脅威を含む夢の四〇パーセントではその脅威が実現し、もう四〇パーセントはどんな形であれ脅威が終わる前に本人が覚醒した。

同様に悪夢の多くも、適応反応というより失敗のシミュレーションと表現するほうが近い。さまざまな形で脅威が含まれている夢は多いが、それに対して効果的かつ現実的な行動をとれた例はほとんどないのだ。ＴＳＴにとっては、この指摘が致命傷だろう。なぜならこのモデルは、脅威のシミュレーションで生物学的な適応を助けることよりも、脅威回避が成功するようリハーサルすることに重点を置いているからだ。

二〇一六年、レヴォンスオの研究グループは夢のソーシャルシミュレーション説を打ちだした。「覚醒中の生活にかかわってくるソーシャルスキル、つながり、相互作用、ネットワーク」をシミュレーションし、強化するのが夢だというのである[*10]。ＴＳＴと同様、夢で行なったシミュレーションによって、私たちの祖先は生存と生殖の成功率を引きあげることができたとレヴォンスオらは主張する。実証面と理論面から批判を受けているソーシャルシミュレーション説だが、最終的な評価を下すのはまだ早い。いずれにしても、夢の働きについて明快で検証可能な仮説を世に問いかけたのは立派だ。この分野では、そんなことはめったにないのだから。

○夢は情動を調節する働きをする

神経生物学の分野ではここ一〇年ほどのあいだに、睡眠、とくにレム睡眠が情動処理に重要な役割を果たしているという研究結果が次々と発表されている。日中の情動を調節する睡眠の働きに、夢はどう関与しているのだろう。だがどの研究も夢の内容に関するデータは皆無なので、これらの研究から推論しても憶測にしかならない。

実を言うと、夢の働きに関して臨床分野で過去四〇年間に発表された仮説の多くは、情動調節の役割に注目している。ある仮説では、夢をサーモスタットになぞらえている。「夢は睡眠の守護者」というフロイトの説を思わせるが、サーモスタット説では、ひと晩に何度か出現するレム睡眠のあいだ、夢が情動の高ぶりを抑制し、気分を調節していると考える。もし夢が情動調節に成功していれば、朝目ざめたときは、眠る前より気持ちが上向きになっている。ボブの母親がよく言っていたように、「朝になれば気分も変わる」のである。

レム睡眠時には筋肉が弛緩しており、悲観的な表象が出現しても、情動とその根底にある生理学的状態が切りはなされる――そんな「脱身体化」仮説もある。たしかに夢を見ているときの情動は、血圧、心拍数、呼吸パターンに影響しないことが多い。

最近では、不快夢――いやな夢や心的外傷に関係する悪夢――の神経認知学的モデルも提唱されている。多彩な情動をともなう新規の状況で恐怖刺激を経験させることで、恐怖が根底にある記憶をやわらげたり、消したりするのが夢の役割だというのだ。

現代の夢理論で最も知られているのは、タフツ大学教授で精神科医でもあり、夢と悪夢の理解に貢献した故アーネスト・ハルトマンの説だろう。心的外傷について自ら行なった研究と、すでに認められているレム睡眠の生理学的な知見をもとに、夢は「夜間治療」の一種だとハルトマンは考えた[*11]。

睡眠という「安全な場所」で、心的外傷を引きおこしたできごとと不安な情動を、既存の記憶体系に織りこんでいく。そのために夢は新しい記憶と古い記憶をつなげるのだが、その結びつきは覚醒時よりゆるやかで大まかだ。ハルトマン説では、情動は（夢に反応して生じるのではなく、むしろ）夢をけしかける立場にあり、記憶と記憶のつながりを案内しているという。

夢には「文脈化する」映像が含まれているというのが、ハルトマン説のもうひとつの柱だ。これは主要な情動を言いかえる一種の映像隠喩である。たとえば津波に流される夢は、圧倒された感覚をとらえたものであって、過去の津波の体験ではなく、火災に巻きこまれたとか、性的暴行の被害を受けたなど、津波とは無関係な心的外傷に由来している。時間とともに変化する情動に合わせて、文脈化する映像も刻々と変わっていき、それによって、情動の順応が促進されるという。夢が治療効果をあげる仕組みとしては漠然としているものの、臨床知識の裏づけもあり、とりわけ心的外傷に関わる人びとにとっては興味ぶかい夢の概念である。睡眠と夢の研究では同じく先駆的存在のロザリンド・カートライトも、離婚直後の男女を調べた研究で、やはり夢の情動調節機能に言及している[*12]。

これらの仮説では、夢、少なくともレム睡眠時の夢には否定的な情動を調節する働きがあるとしている。これに関しては次章で掘りさげるが、とりあえず一歩下がってこう問いかけよう――どの仮説にも一理あるとしたら？ 夢はときに問題解決の助けとなり、社会的な相互作用を練習したり、脅威を避ける方法を学んだり、情動を処理する場にもなっているということ？ この疑問に対する答えは――おそらくイエスだ。

○夢には適応の働きや生物学的な働きはない

もしかするとだが、夢には生物の適応を助けるような働きはないのかもしれない。そう考える臨床医、哲学者、夢の研究者も多い。デューク大学の哲学者オーウェン・フラナガンは、夢は進化のスパンドレル〔建築物でアーチと外枠をつなぐ三角形の部分〕、すなわち心拍の音や血液の色と同じ進化の副産物だと考える。副産物だから、夢の内容を思いだしたところで何の役にも立たない[*13]。子どもの夢で興味ぶかい研究を行なっているデイヴィッド・フォークスも、夢に生物学的な機能はないと主張する[*14]。夢の研究と理論で傑出した存在であり、夢の報告を数十年かけて集め、心理学的に有意義な情報を抽出してきたウィリアム・ドムホフでさえ、夢を見ることは生存に不可欠なものとして自然選択で保存されたわけではないと考える。ただしドムホフは、夢を思いだすことは、音楽を生みだすことと同じぐらい重要な役割を果たすこともあると述べている[*15]。

睡眠と記憶の関係を調べる研究者のなかにも、夢は記憶の再活性化と進化の過程を反映しているかもしれないが、夢そのものには何の機能もないと主張する人がいる。こうした人びとにとっては、夢は睡眠中の脳に現われる無意味な付帯現象にすぎないのだ。

○夢には記憶に関わる働きがある

夢が無作為なものでもなければ、付帯現象でもないことは明白だが、実を言うと、夢に生物学的な適応機能がほんとうにあるのか私たち著者も疑っていた時期があった。この章で紹介した研究者たちと同様、記憶処理における睡眠の役割や、そのなかでレム睡眠やノンレム睡眠の夢が果たす役割について、大きな発見があるとは予測していなかったのだ。しかし第5章で見たように、レム睡眠とノンレム睡眠はどちらも記憶進化にひと役買っている。睡眠は記憶を強化もすれば、忘れるにまかせることもある。感情的な記憶も、そうでない記憶も処理する。記憶を細部にわたって強化もすれば、要点だけ抽出してパターンをあぶりだしたり、ほかの記憶から洞察を引きだすこともある。しかも、将来使えそうだと脳が判断する記憶を選んで保存し、進化させているのだ。夢の機能を合理的に説明するモデルは、これらをすべて包含していなければならない。私たちはそう考えた。

次章では、夢を睡眠に依存する記憶処理の一形式と考える私たち独自のモデルを提案する。現象としては複雑だが、手つかずだった連想を発見し、強化して、既存の情報から新しい知識を抽出するものだととらえてほしい。夢は、いま抱えている懸念を直接再現したり、具体的な解決策を提示したりすることはまずない。かわりに懸念を何らかの形で具現化したうえで、似たようなほかの課題も含めて、いますぐ解決に使えるとか、この先役に立つと脳が判断した連想を見つけだし、強化していくのである。

夢にはどんな役割があるのか？――その2

二〇〇七年にボブの研究室に入ったエリン・ワムズリーは、睡眠依存性《せい》の記憶処理と夢の関連を探りたいと考えていた。彼女はニューヨーク市立大学シティカレッジで、レム睡眠とノンレム睡眠の夢に関する博士論文を書きあげたばかりだった。指導教官は白昼夢とマインドワンダリングの研究で注目されたジョン・アントロバスだが、彼は夢の研究も続けていた。エリンは、同級生で未来の夫となるマット・タッカーが行なっていた、睡眠依存性の記憶統合の研究にも参加していた。そこでこの二つを合体させようと思ったのだ。当時、睡眠が記憶進化を助け、前日の新しい記憶を処理していることはわかっていたが、夢がどう関わっているかは未知数だった。

ボブは二〇〇〇年に、新規課題の学習が夢の内容に影響するという研究を『サイエンス』誌に発表していた。古典的なコンピューターゲームであるテトリスのやりかたを学習する被験者が、入眠時に明らかにテトリスとわかる夢を見た。「プレイ中のようにテトリスのブロックが頭に浮かび、上から落ちてきて下のブロックにはまった」といったぐあいに、被験者の報告は描写がかなり正確だった[*16]。それだけではない。ボブはマーガレット・オコナーと共同で、健忘の患者五名を対象にテトリスの夢を調べている。健忘の原因は、一酸化炭素中毒などによる脳深部の海馬の損傷だった。学習したり、最近のできごとを思いだしたりするときに海馬は重要な役割を果たす。そのため海馬が働かないと、今朝何を食べたか、午後どこへ行ったか思いだすことができない。ボブの研究室の学生、デイヴィッド・ロッデンベリーが被験者といっしょにテトリスをプレイした。三日間で合計七時間だ。被験者が就寝すると、ロッデンベリーはベッド脇で睡眠と覚醒を監視し、夢の報告を聞きとった。ベッドに入るとき、患者はひとりとしてテトリスをプレイしたことを記憶しておらず、それどころかロッデンベリーのことも忘れていた。（被験者のひとりは「なぜ私の寝室にいるのか？」とたずねたという。）

被験者はテトリスをやった記憶はなかったにもかかわらず、三名がテトリスの夢を見た。「映像が横向きになりました。どこから来たかわかりません——思いだせるといいのですが。でもブロックみたいでした[*17]」。この現象は「テトリス効果」と呼ばれて一気に広まり、ウィキペディアでも項目に上がったほどだ。そればかりか、ボブはテトリス効果と書かれたランチボックスを使っているし、プレイステーション4でも同名のバーチャルリアリティゲームが登場した。

ボブはひとつの実験で夢と記憶進化を同時に取りあげてはいない。それはエリンの仕事だった[*18]。彼女は自作のバーチャル迷路課題で、被験者に道順を学習させた。被験者は九〇分間の仮眠をとったあと、迷路の夢を見たかどうか質問され、ふたたび課題に取りくんだ。

実験の結果は驚くべきものだった。迷路の夢の記憶がなかった被験者は、仮眠後に迷路を脱出するまでの時間が一分半延びたのに対し、夢を見たと報告した被験者は、反対に二分半短縮されたのだ。これに気を良くしたエリンは、さらに踏みこんだ実験に挑戦した。今度は仮眠中の被験者を起こして、そのとき見ていた夢を報告させたのだ。ボブはこの方法に難色を示していた。続行中の記憶処理が中断されると思ったからだ。（これは杞憂だった。約八年後に行なわれた研究で、ひと晩に五、六回起こされても記憶進化に影響はないことが確認されている[*19]。）

課題に関係する夢を見ていた被験者が仮眠後にふたたび迷路に挑戦すると、平均九一秒が短縮された。成績が一〇倍近く上がったことになる。対してそういう夢を見なかった被験者は、再挑戦での時間短縮は一〇秒に満たなかった。迷路課題の夢を見た被験者のほうが、睡眠後にめざましく成績が向上していたのである。それに加えて被験者の夢の報告も集まった。新しく入ってきた情報が強化されているそのとき、眠っている脳が何を思いえがいていたか直接知ることができたのだ。ｆＭＲＩのぼやけた画像では、海馬部分の活動がわかるぐらいだろう。

ある被験者の報告はこうだ。「迷路はチェックポイントに人がいるはずでしたが、「チェックポイントもなければ人もいなくて」数年前の旅行を思いだしました。コウモリのいる洞窟を見たんですが、そこが迷路みたいでした」。別の被験者は、迷路で「何かを探す」夢を見た。夢で迷路に挑戦しながら、流れている「音楽を聞いていた」被験者もいた。

これはいただけない。そんな夢では道順の記憶が強化されず、仮眠後の再挑戦で時間が短縮できないではないか。ところがいちばん成績が良かったのは彼らだった。眠っている脳は迷路の道順の記憶を強化すると同時に、関連する夢も生みだしていたのである。それにしても、こうした夢はその後の成績の判断材料にはなっても、成績向上にじかに関与しているわけではない。きっと何かほかの働きをしているにちがいない。それはいったい何だろう？

第5章では、睡眠中の脳がさまざまな形で記憶進化を行なっていることを説明した。新しい記憶から顕著なものを選んで処理にまわす。その際優先するのは情動的な記憶だが、そうでない記憶も夜のあいだに処理されている。記憶を安定させ、強化するいっぽう、記憶から規則や骨子を引きだしてもいる。さらに、既存の知識ネットワークに新しい記憶を組みこむ。幸い脳はマルチタスクが得意なので、これらの記憶処理を同時にこなすことも可能なのだ。エリンの実験でも、仮眠中の被験者の脳では海馬が迷路の道順の記憶を再生し、強化していたはず。（マウスやラットを使った実験で確認ずみだ。）そして海馬以外の手が空いている部分が、記憶進化のほかの作業を受けもっているのだろう。たとえば記憶の分類整理だ。

迷路の新しい記憶はどのファイルに入れたらいいだろう？「楽して五〇ドル稼ぐ方法」「やったこ

とのあるコンピューターゲーム」「コストコで母さんとはぐれて迷子になったこと」はどこに？　夢の報告にあったように、「なくなったものを探す」「コウモリの洞窟を探検する」のファイルに入れる？　それとも「テクノラップがだいっきらい」のところ？

これは些末なようで重要な問題だ。私たちの脳は、複雑にからみあった神経ネットワークに膨大な情報をたくわえている。ネットワーク内では関連する記憶が物理的に接続されていて、ひとつの記憶が活性化すると、ほかの記憶も活発になる傾向がある。新情報をどのファイルに入れるか――新しい記憶をどの既存ネットワークに接続するか――で、覚醒後にその情報がいつ、どんな形で利用できるようになるかが変わってくるのだ。だから、てっとりばやく小金を稼ぎたいとき、新しいコンピューターゲームを試すとき、洞窟を探検するときに、迷路の道順が思いうかぶこともありうる。

記憶の分類先しだいで、仮眠後にふたたび迷路課題に取りくんだときに頭に浮かぶ内容も変わってくる――洞窟かもしれないし、母さんとはぐれたことかもしれない。さらに、異なる記憶に独創的なつながりを発見し、それを強化することもできる。洞窟探検で身につけた工夫が迷路の脱出に役だち、反対に迷路課題で学習したことが、次に洞窟を訪れたときに活かせるかもしれないのだ。おい、迷路と洞窟は同じことじゃないか――脳はとつぜんそのことに気づく。エリンの被験者が夢に見たのは、まさにそういうことだった。「数年前の旅行でコウモリの洞窟を見にいったことがよみがえり、まるで迷路のようだと思いました」と被験者は話しているが、これぞ私たちが提唱する夢の働きそのものだ。意外な連想を発見することで、既存の情報から新しい知識を抽出するのである。

なぜ夢を経験しなければならないのか

このように睡眠依存性の記憶処理にはすばらしい働きがあるが、夢を見ないとその恩恵を受けとることはできないのだろうか。エリンとボブは迷路課題の論文で、睡眠依存性の記憶処理を根底で支える活動が夢に反映されていると結論づけている[*20]。ただし夢を見ること、つまり夢を意識的に経験することと、記憶処理との関係には言及していない。夢は睡眠中の脳が行なう重要な記憶処理の副産物《スパンドレル》にすぎないということだろうか。夢は付帯現象であり、実質的な働きはないという考えに引きもどされる。ウィリアム・ドムホフも二〇年近く前にこう述べている。「夢は問題解決手段や、それ以外の役割で自然選択を勝ちぬき、保存されてきたのではない。たまたま人間の重要な関心事を表現していたがゆえに、情動面の未解決問題を理解するのに利用できたのだ[*21]」

しかし今日では、筆者は二人ともこの考えを退けている。次章で詳述するが、夢には覚醒中の意識と同様に、無意識下の脳の活動が持たない二つの強みがある。夢がつくりだし、私たちの心のなかで展開させる物語は、さまざまな思考や感覚、情動を私たちに経験させてくれる。さらに、これも覚醒中の意識と同じく、一連のできごとを想像し、計画や構想を練り、探究することを可能にする。奇数と奇数の和はつねに偶数かといった、話の展開を必要としない主題でも、解決のための物語がつくられる。私たちは夢のなかで「声に出して考え」、「頭のなかに思いうかべ」ながら、場合によっては一連の「段階」を踏んで、問題を解決していくのである。

南カリフォルニア大学教授で、神経科学、心理学、哲学を研究するアントニオ・ダマシオは、著書『意識と自己』のなかで、物語の創造こそが意識の最大の武器だと書いている[*22]。意識の外で物語を構築することはできないし、物語を構築できなければ、過去を思いだす、未来を想像する、先の計画を立てるといった、人間を人間たらしめている能力を持つこともできない。

睡眠依存性の記憶進化においても、想像を働かせて、将来の計画を立てることは欠かせない要素だ。そのためには脳は眠って夢を見なくてはならない。夢を見ることで意識される物語がつくられ、さまざまな可能性を想像しながら探っていく。これは無意識ではできないことだ。夢を見ないことには、記憶進化は起こらないのである。

意識の核となるのが情動の主観的経験（彼はこれを感情と呼ぶ）であり、ありふれた日常の意思決定にもその経験が不可欠だとダマシオは考える。「どこから見ても合理的な」決定でさえ、自らの情動に照らしあわせて、正しい選択だったことを確かめずにはいられない。ダマシオは、遺伝性疾患で脳の扁桃体が機能せず、恐怖や怒りを経験できない女性の例を紹介している。「どことなくいやな感じ」「見るからにやばそうな様子」というのは、ふつうは子どものころに学んで、状況の判断材料にするものだが、この女性はそれができない。単純なギャンブル課題で、何度負けても不利な賭けを選択してしまう。選択を誤ったという感情が湧かないので、誤りを学習できないままだった。

だから夢では情動が優勢になるのも不思議ではない。一目瞭然の状況でさえ、情動経験なしでは正しく評価できないというダマシオの結論に従うならば、夢を正しく評価する――夢の意味を理解する――には、情動経験が不可欠ということになる。

新しい連想を掘りおこし、評価して、強化するには、情動主体の物語が展開する夢を見ることが必要になる。要するにこの過程が、夢の生物学的な働きということだ。私たちがＮＥＸＴＵＰモデルと名づけたこの働きを、次章でくわしく解説していこう。

第8章

ＮＥＸＴＵＰ

睡眠依存性《せい》の記憶進化を実行するためには、人間の脳は夢を見ることが不可欠だ。この章では、その理由を説明する新しいモデルを紹介しよう。名づけてＮＥＸＴＵＰ――可能性理解のためのネットワーク探索（Network EXploration To Understand Possibilities）――モデルである。これを着想し、ＮＥＸＴＵＰと命名したのはボブで、その後トニーの多大な協力でさらに発展させていった。ここではＮＥＸＴＵＰの決定的な特徴とその根拠を示し、ＮＥＸＴＵＰが持つ意味を論じていく。この章を読みおわるときには、脳が夢を見る理由がよりよく理解できているはずだ。では始めよう。

NEXTUPと弱い連想の探索

NEXTUPモデルでは、夢は睡眠に依存する記憶処理の一形式と考える。それまで手つかずだった弱い連想の発見と強化を通じて、既存の記憶から新しい知識を抽出する独特の働きをするのである。この日変換されたばかりの新しい記憶——重要なできごと、職場で小耳にはさんだ議論、あるいはちょっとした気がかりなど——があると、脳は関連の薄いほかの記憶を検索しはじめる。同日の記憶のこともあれば、もっと昔の記憶のこともある。それらの記憶をひとつの夢として展開させ、通常なら思いもよらない結びつきを探るのだ。意外性があり、創造性と洞察にあふれ、役に立つ連想を検索し、強化して、夢という形で気づきをうながす。それがNEXTUPの仕組みだ。

レム睡眠時の脳は関連の薄い結びつきを優先する。このことは、早くも一九九九年にボブが研究で確かめていた[*01]。彼が用いたのは、その二〇年前にイェール大学のジェームズ・ニーリィが開発した意味的プライミングという認知テストだ。意味のある単語と無意味な文字列（right と wronk など）が次々とディスプレイに表示されていくので、被験者はそれを見て「単語」か「非単語」のキーを押す。その速さと正確さを計算するという、なかなかうまく考えられたテストである。ただしもうひとひねりあって、単語もしくは非単語が表示される直前に、別の単語が〇・二五秒だけ映るのだ。前者はターゲット、後者はプライムと呼ばれる。するとプライムとターゲットのあいだに意味的な関係があるかどうかで、被験者の反応時間が変わることがわかった。

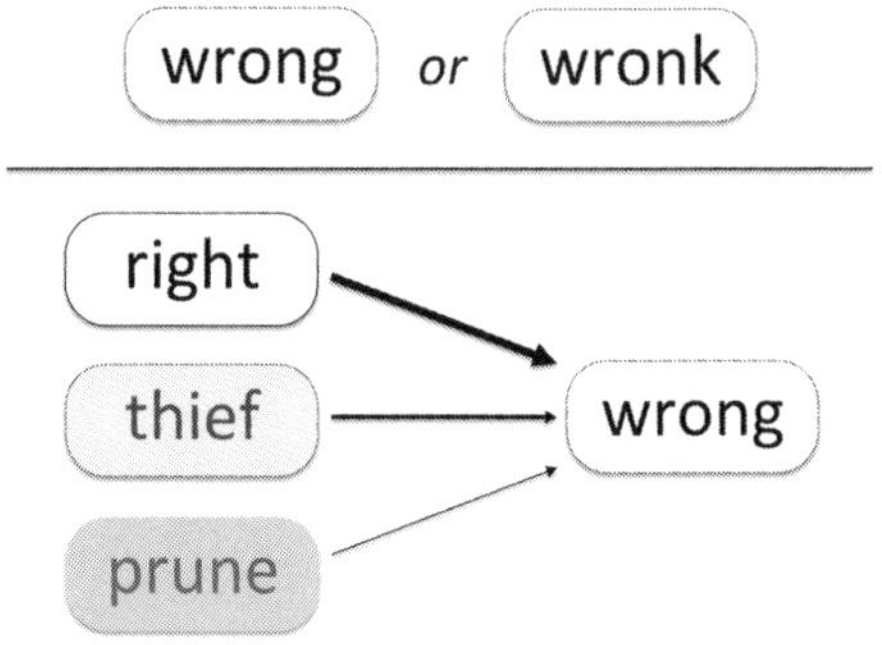

図8.1 覚醒中の意味的プライミング

図8・1はテストの一例だ。被験者がwrong（悪い）という単語に反応するのは、直前の単語がthief（泥棒）だったときより、関係の強いright（正しい）のときのほうが速かった。直前の単語がまったく無関係なprune（剪定《せんてい》）だと、thiefよりさらに反応が遅くなった。こうした反応の速さが意味的プライミング効果の尺度になる。このテストを日中に行なうと、結果はボブの予想どおり――rightはthiefにくらべてプライミング効果が三倍になっていた。

　これは何を意味するのだろう。単語を目にすると、脳内ではその音と意味を記憶しておくための回路が活発になると同時に、関連するほかの単語の記憶も活性化される。そうすることで単語の理解が促進され、次にどんな単語が来るか準備もできるのだ。関連する単語の記憶が強く活性化すればするほど、次に元の単語を見たときすばやく、確実に認識することができる。私たちが知りたいのはそこだ。プライムとして表示される単語がrightだと、ターゲットであるwrongへの反応が（pruneにくらべて）速くなる。つまり脳がそれだけ激しく活性化したのだ。関係の弱い単語より、強い単語のほうが脳は三倍も活発になっていたのである。

　手ぎわの良いボブは、一回のテストを二、三分で終わらせることができる。眠っていた脳が完全に目ざめて、セロトニンやノルアドレナリンといった神経修飾物質の分泌が覚醒時のレベルになるのはもう少しあとだ。被験者が目を覚ましてすぐにこのテストを行なったときは、脳内の神経修飾物質の濃度が覚醒前とほとんど変わっていないことが確認できた。そして真夜中のレム睡眠の直後にテストした結果は、予想をはるかに上まわるものだった（図8・2）。関係の強い単語によるプライミング効果が九〇パーセントも低下していたのに対し、関係の弱い単語のプライミング効果は二倍以上になっていた。その差は実に八倍以上で、わずか数分前のレム睡眠中でも同様だったと思われる。

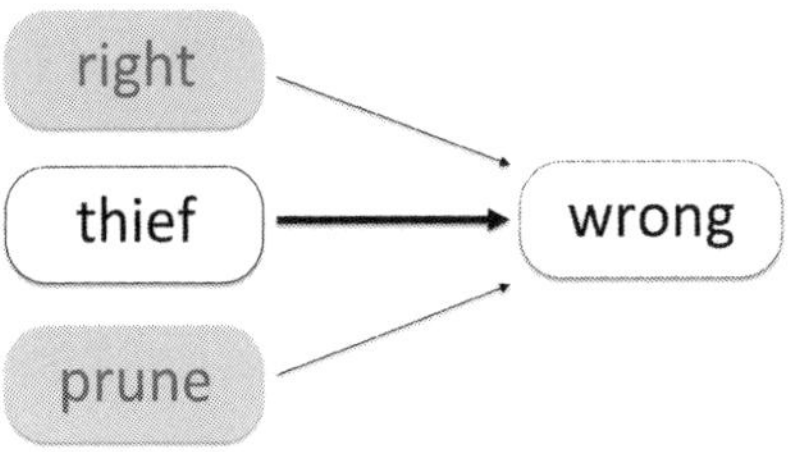

図8.2 レム睡眠時の意味的プライミング

　私たちが見る夢の多くは、昼間の思考、感情、できごとと明確なつながりに欠ける。それは脳が関係の弱いものを優先するからだろう。関係が明白な場合でも、夢がどう役に立つかはなかなか見えてこない。NEXTUPモデルの主眼はまさにそこだ――関係が強くないネットワークを探って、可能性を理解するのである。眠っている脳は、覚醒時よりずっと広範囲を検索して、起きているときには考えてもみなかった隠れた財宝を掘りあげようとする。光がまぶしい昼間の脳は、新しく入ってくる感覚情報の対応に忙しい。神経伝達物質のバランスも、「いま、ここ」の状況を処理するのに最適化されている。だから、睡眠中の脳が見つけた新しい連想が役に立つのか、適切かといったことは昼間は理解できないかもしれない。でもそれでいい。その連想が選ばれた理由はわからなくていいし、夢を構成する連想の有用性も知らなくていい。いっそ夢を忘れてしまってもかまわないのだ。重要な仕事は眠っているあいだに全部終わっている。夢を見ているあいだ、脳は連想を発見し、調査して、評価を行なっている。斬新で創造的で、役に立ちそうな連想だと判断したら、それを強化して保管しておくのだ。

NEXTUPと奇妙な夢

　睡眠中の脳が弱い連想を優先するというNEXTUPモデルにしたがえば、夢は奇妙な内容が中心になる。奇妙な夢の存在は際《きわ》だっており、初期の理論もなんとかして説明しようと試みている。極端なものでは、フロイトの偽装検閲説がある。夢のなかで露骨に表現することがはばかられる、禁じられた欲求を偽装しているというのだ。その対極に位置するのがアラン・ホブソンで、前脳部が手あたりしだいに表象や概念を入れこんで、「だめな仕事なりにがんばった」結果が奇妙な夢だと主張している[*02]。しかしNEXTUPモデルでは、夢の物語に関係の弱い連想、すなわち予想外の連想を組みこむのだから、奇妙になって当然だ。

「昼間の残滓《ざんし》」（中途半端に終わった昼間の思考や感情）が明らかにそれとわかる形で夢になったときでさえ、奇妙さは入りこんでくる。ボブは教員として最初に所属したマサチューセッツ大学医学部で、「犬の実験室《ドッグ・ラボ》」の助手を務めたことがある。そこで行なわれる心血管機能の実習は、医学部の学生が初めて死を目の当たりにする授業だったが、すでに廃止されて久しい。教室に入ると、麻酔をかけられた犬が横たわっている。学生たちは手引きにしたがって、静脈にカテーテルを挿入し、静脈血圧を測定し、各種薬物を注射する。終盤では胸部の皮膚と筋肉を切開し、丸鋸《まるのこ》で胸郭《きょうかく》を切断して、動いている心臓に直接薬を投与するのだ。気の弱いボブは肋骨が切断される様子を見ていられず、ほかの助手たちにあとをまかせて部屋を出た。実習初日の夜、ボブは夢を見た。

自分はふたたびドッグ・ラボにいて、ちょうど犬の胸部切開をしたところだった。ふと見ると、それは犬ではなく五歳の娘ジェシーだった。どうすればそんなまちがいが起きるのか。唖然として見ていると、切り口がつながって跡形もなくなった。

夢からさめたボブが妻に話すと、ドッグ・ラボが死への恐怖を呼びおこしたのだろうと言われた。いちばん恐ろしかったのは娘ジェシーが切開されたことかと思いきや、ボブの見解はちがっていた。自分が感じたのは恐怖ではなく、むしろ夢はこう問いかけているようだった。「犬にはやってもよくて、ジェシーにやってはいけないとはどういうことだ？」ボブと妻、どちらの解釈も合理的だ。

これは夢の働きを示す典型的な例だ。ボブの脳は、情動を揺さぶられた昼間のできごとを、現実にはありえない奇妙な台本で再現した。寝ているあいだに、外科手術の能力を高めることがねらいではない。脳は記憶のネットワークを検索して、関係は弱いけれども、役に立ちそうな連想を見つけだす。犬もジェシーも小さくて無力な存在であり、ボブは彼らに責任を感じている。どちらも大切だし、死んでもらいたくない。そんな感じで脳はジェシーとの複数のつながりを見つけて、夢に組みこんだ。でもどうして？　NEXTUPは疑問の答えや、課題の解決策を見つけるのではなく、進化で得た働きを遂行しているだけだ。脳は「もし〜だったら？」と問いかけ、自身の情動や認知の反応を見て、さらにそれが夢の物語にどう影響するか観察している。こうした反応の強度と、夢全体への影響のしかたで、脳は結論を出す——ジェシーとドッグ・ラボの連想、これは価値があるぞ。生命のはかなさ、尊さにつながる何かが連想から明らかになった。それは重要なことだから、わかるように標識をつけ、強化して、将来使えるようにしておこう。こうしてつながりが強くなれば、脳の仕事はそこで終わりだ。ボブが夢を覚えているかどうかは関係ない。

当然のことながら、こんな風にわかりやすい夢ばかりではない。夢の内容（少なくとも目ざめたあと覚えている内容）と、その日起きたことや過去の経験を、無理やり結びつけることも往々にしてあるし、連想自体に価値がないと脳が見なすこともある。

第10章と12章でくわしく説明するが、夢の表象も口頭言語やフィルム映像、小説と同じで、基本的には比喩や暗喩が中心だ。そのときの悩みや、人生の重大なできごとが、具体的な要素を一片も見せずに夢に出てくることもある[*03]。想像が縦横無尽に働く文脈でＮＥＸＴＵＰがつくりだす奇妙な連想と、覚醒時に経験した無数の思考、感情、できごとのつながりをあとで見いだすのは至難のわざだし、的《まと》はずれになるのがおちだ。これについてはさらに後述する。

NEXTUP——可能性を理解する

ここまでネットワーク探索の概念をある程度くわしく解説してきたが、ＮＥＸＴＵＰの最後の二文字、つまり「可能性の理解（Understanding Possibilities）」にはまだ触れていない。さかのぼって第5章

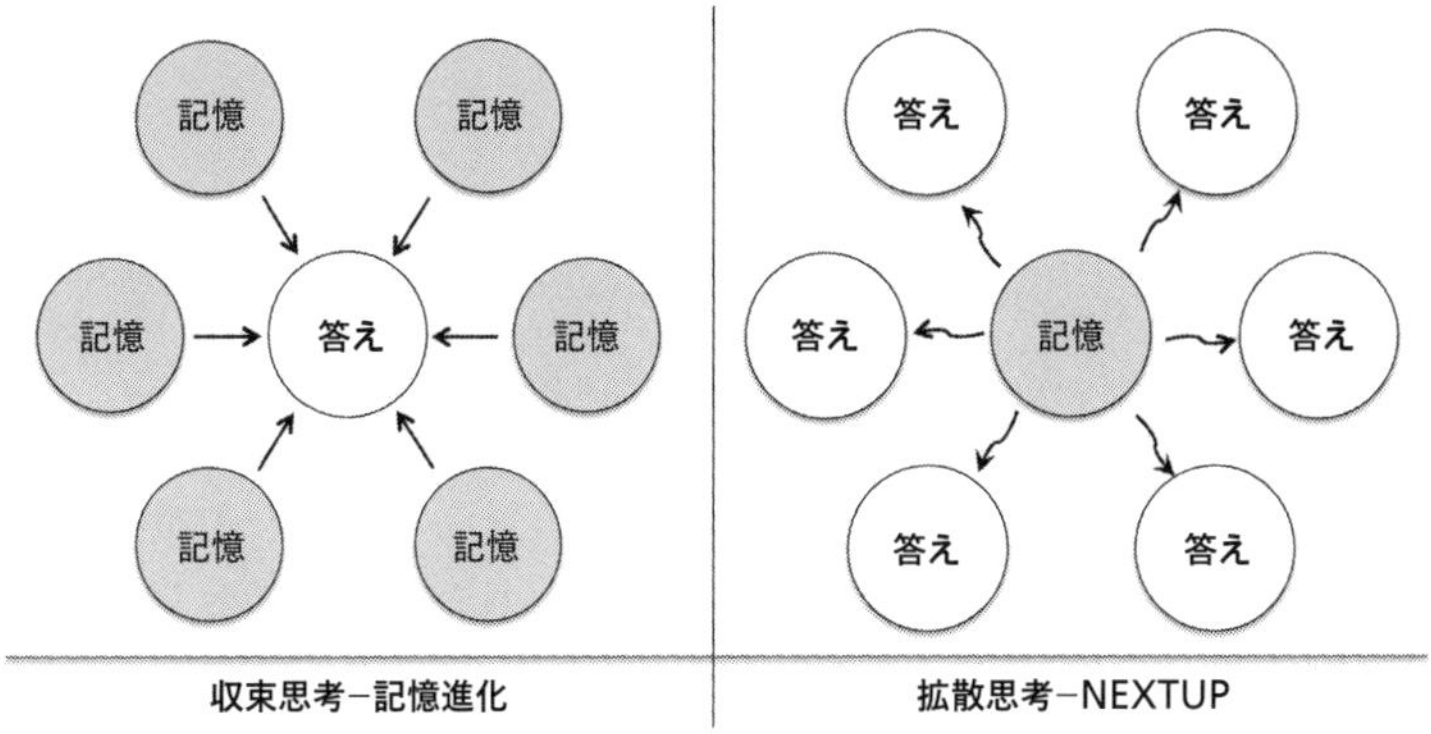

図8.3 レム睡眠時の意味的プライミング

では、睡眠依存性の記憶進化と、新しい記憶の安定化・強化・統合の過程、さらにその記憶内での要点抽出と規則発見について説明した。その根底にあるのは、脳は有用な記憶表現を生成して記憶能力の向上に寄与しているという暗黙の了解だ。この働きに似ているのが「収束思考」と呼ばれるものだ（図8・3左側）。論理的で曖昧さを残すことなく、唯一の正解に到達する思考法である。

　これに対してNEXTUPモデルは「拡散思考」に近い（図8・3右側）。疑問の答えになりそうなことを、制約を課さずいくつでも出していく創造的な方法だ。NEXTUPでは、夢がネットワークのつながりを探索することで、「可能性の理解」につながると考える。これは教育の真の目的にたとえてもいいだろう。それは脳に知識を詰めこむことではなく、知識のなかから新しい可能性を探索し、多くの活用方法を思いつけるようにすることだ。

　ボブのドッグ・ラボの夢に、解決すべき具体的な問題はないし、むろん「正解」もない。あるのはその日起きたことの記憶だけ。ボブはその経験に激しく動揺し、どうにかして理解しなければならなかった。眠っているボブの脳細胞を直接調べることは不可能で、脳細胞がつくりだす夢を見た本人の報告に頼るしかない。つまりＮＥＸＴＵＰを、睡眠中の神経細胞や神経ネットワークの変化で確かめることはできないのだ。それでもボブの報告からは、彼の脳が可能性を探索し、その日の経験を理解しようと努めていることがうかがえる。また夢を覚えている必要はないとはいえ、覚醒後の本人の考察——第7章で触れた、進化の目的以上の価値を付加するスパンドレルだ——から、独創的な発想や可能性が生まれたことも事実である。

ＮＥＸＴＵＰと夢の意味を「感じる」こと

夢の多くは奇妙で無意味なものだが、重要性を強烈に実感できる夢も意外とある。そんな感覚はなぜ生まれるのだろう。夢本来の働きからすると、朝まで覚えている必要はないわけだし、実際覚えている夢はほんのわずかしかないのに、なぜ意味を感じるのか。（「重要な意味を持つ夢」という概念は、何千年も昔からあらゆる文明に存在してきた。）

夢を見ている脳は、関係の弱い連想をねらって検索する。覚醒中の脳ならば、興味なし、もしくはばかげているとして見向きもしない連想のはずだ。しかし夢を見ているあいだは、むしろそういう連想を高く評価する方向に舵を切らなくてはならない。夢の物語に組みこまれた弱い連想を有意義で有用性があると判断するには、脳もひとがんばりする必要がある。

それはちょっと六〇年代を思わせる。誰もがＬＳＤをやって、深遠なるアシッド体験をしていた時代だ。強烈な幻覚に圧倒され、「すべてが完璧に説明されている」感覚に浸っていた。

ひょっとすると、夢に意味がある感覚は〝六〇年代〟に似ているどころか、ほぼ同じではないだろうか。ここで神経化学の話にしばしおつきあい願うとしよう。薬理学的にいうと、リゼルグ酸ジエチルアミド（LSD）はセロトニン受容体と結合する。そのひとつセロトニン1A受容体と結合した場合、脳の各所でセロトニンの放出が阻害される。LSDがもたらすぶっとんだ幻覚やアシッド体験は、セロトニンの放出が阻害された結果と言えるだろう。明らかに正常な状態ではないが、実は一日のなかでセロトニンの放出が完全に止まる時間がある。レム睡眠だ。

夢はレム睡眠でもノンレム睡眠でも見るが、現実ばなれした奇妙な内容で、激しい感情をともなう——本人にとって最も意味がありそうな——夢を見るのはレム睡眠のときだ。ノンレム睡眠中にセロトニンの濃度が（覚醒時にくらべて）下がっていき、レム睡眠に入ると放出が完全に停止する。これが、弱い連想を重視する傾向に重要な役割を果たしている可能性がある。化学的な作用は、役に立ちそうな新しい連想を、優れた見識のひとつに加える潤滑油になっており、そこから有意義感も生まれるのかもしれない。

NEXTUPと睡眠の段階

第4章では、毎夜の睡眠にはレム睡眠とノンレム睡眠があり、それぞれ生理学的な特徴があるとかいつまんで説明した。続く第5章で睡眠中の記憶進化を紹介し、記憶処理のいくつかの形式は、主にレム睡眠中に実行されているらしいと述べた。そしてこの章の後半では、夢の形式も睡眠の段階によって変わるという話をしよう。これは事実としてすでに充分な裏づけがある。ただし夢の役割がどうなるかは、これまで検討されてこなかった。レム睡眠中の夢と、入眠時の夢、あるいはノンレム睡眠の各種段階で見る夢では、働きが異なるのだろうか。私たちの考える答えはイエスだ。ではすでにわかっていることのおさらいから始めよう。

そもそもレム睡眠とノンレム睡眠では、脳が夢を見る方法が根本的にちがう。第4章で指摘したように、レム睡眠時は筋肉が弛緩して麻痺状態になっており、身体が夢のとおりに行動することを防いでいる。レム睡眠行動障害では麻痺が起きないので、隣で寝るパートナーを殴ったり、ベッドから飛びおりたり、激しい身ぶり手ぶりをまじえて大声をあげたりする。筋肉が弛緩しないのはノンレム睡眠も同じだが、行動はともなわない。レム睡眠で夢を見ているときは、身体の動きを制御する脳の運動皮質が活発になっている。まるで夢が現実であるかのようだ。だから運動皮質からの信号を遮断しておかないと、筋肉が反応して身体が動いてしまう。ノンレム睡眠では、筋肉を弛緩させなくても身体が動くことはないから、運動皮質はおとなしいままにちがいない。レム睡眠とノンレム睡眠の夢で、脳の活動パターンがくっきり分かれている理由は謎だ。ただ、レム睡眠とノンレム睡眠で脳がちがうことをしているのはわかる――となれば、当然夢の働きも異なるはずだ。

脳内に放出される神経修飾物質にもちがいがある。神経修飾物質は神経細胞どうしのやりとりを制御しており、脳を動かすソフトウェアの立ちあげや終了に関わっている。弱い連想の意味を実感するのに、セロトニンが関係していることはすでに述べた。レム睡眠中にセロトニンの放出が阻害されると、弱い連想に対して驚異を覚え、重要性を強く感じるのだ。いっぽうノンレム睡眠中では、セロトニンはわずかながら放出されているので、弱い連想への注目も落ちる。ノンレム睡眠中の脳は弱い連想を探していないので、それでいいのだ。

　ボブが行なった意味的プライミング実験から、レム睡眠中には通常の強い連想志向が影を潜め、弱い連想志向が優勢になることがわかった。この入れかわりには別の神経修飾物質で、やはりレム睡眠時に放出が阻害されるノルアドレナリンが関係しているようだ。ノルアドレナリンはアドレナリンの脳内版で、いま目の前にあることに注意を集中させる。重圧がかかってアドレナリンがさかんに分泌されると、いまやろうとしていること以外は考えられないものだ。目標に集中していて、もう路線変更はきかない。脳内でも同じことで、レム睡眠時からノルアドレナリンが消えると集中がほぐれ、弱い連想に考えをめぐらせることができるようになる。ボブの意味的プライミング実験でも、レム睡眠とノンレム睡眠でこのちがいがあることが判明した。レム睡眠のときは、つながりの弱いプライム（thief）が大いに威力を発揮していたのだが、ノンレム睡眠から目ざめた直後だとまったく影響がなかった（図8・4）。無関係なプライムのときと同じぐらい、反応がなかったのである。最も影響があったのは、もちろんつながりの強いプライムだった。ノンレム睡眠で活発になるのは、強い連想だけのようだ。

　この実験結果から、異なる睡眠段階での夢の働きについてどんなこと

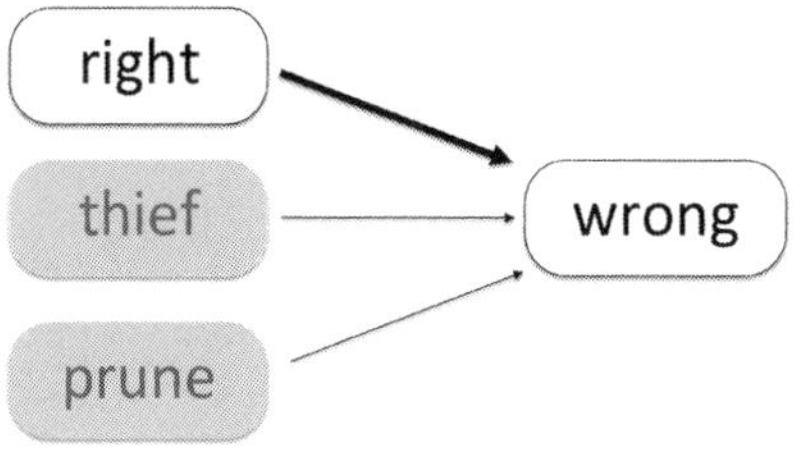

図8.4 ノンレム睡眠時の意味的プライミング

がわかるだろう？　その前に睡眠と夢の議論からちょっと脇道にそれて、夢の親戚筋である白昼夢とマインドワンダリング（とりとめのない思考状態）を見ておかなくてはならない。

ＮＥＸＴＵＰとデフォルトモードネットワーク

脳の働きへの理解は、二〇世紀最後の二五年に飛躍的に進歩した。陽電子放射断層撮影法（ＰＥＴ）と、機能的磁気共鳴画像法（ｆＭＲＩ）という、二つの脳画像技術の登場で、知的作業中の脳の活動を観察し、詳細な３Ｄ地図をつくることが可能になったのだ。図形パターンを凝視する、情動を呼びおこす画像を見る、文字を読む、単語リストを覚えるといったことから、体外離脱体験まで、ありとあらゆる精神活動に対して、脳のどの領域が「明るく光る」かを把握できるようになった。

脳活動地図をつくるには、被験者に巨大なドーナツ型の装置に入ってもらう。そして、何もしないでじっと横たわっている状態と、課題をこなしている状態での脳の活動を撮影する。休息時の脳と、課題に取りくんでいるときの脳を比較すれば、どの領域が活発になっているかわかる――こうして脳活動地図ができあがるのだ。とくにｆＭＲＩを使ったリアルタイムの脳活動地図は画期的で、科学者はすぐに何十という脳機能を対象に地図づくりを開始した。

こうして脳画像技術を用いた研究が増えるにつれて、奇妙な事実が浮かびあがってきた。知的な作業を行なっているとき、脳は特定の領域が活発になるいっぽう、ほかの領域はおとなしくなる。当然のことにも思えたが、活動が弱まるのは作業内容に関係なくいつも同じ領域なのだ。これは妙だ。

やがて、ワシントン大学セントルイス校のマーカス・レイクルの研究グループが答えを見つけた[*04]。それまで科学者たちは、休息時の脳活動パターンは、脳が何もしていない状態と見なしていた。だがいまにして思うと、それはばかげた思いこみだ。脳はいつだって何かを考えている。知的な作業を始めるとかならず沈静化する領域は、私たちが「何もしていない」ときに脳が「何かをしている」場所なのでは？　その領域はデフォルトモードネットワーク（ＤＭＮ）と名づけられた。ＤＭＮの発見によって、脳がけっして休息しない事実があらためて理解されたのだった。

ＤＭＮを構成する領域をよく観察すると、環境に重大な変化がないか監視して、危険を察知するサブネットワークの存在が明らかになった。たしかに、安全の確保はＤＭＮのひとつの働きだろう。ところが、ほかにもサブネットワークがあることがわかってきた。過去のできごとを思いだし、未来に起きることを想像するサブネットワーク、空間をじょうずに動きまわるためのサブネットワーク、単語と他者の行動を解釈するサブネットワークも見つかったのである。どれもマインドワンダリングに関係する精神作用だ。その日起きたことを思いうかべ、先のことを予想したり、計画したりといったことが、マインドワンダリングの多くを占めるし、計画づくりをマインドワンダリングの一機能とする研究も発表されている[*05]。となるとマインドワンダリングと、ＤＭＮの活発化に関連があると考えるのは自然な流れだ[*06]。おそらくこれがＤＭＮの二つめの働きである。

ただしＤＭＮは特定の場所があるわけではなく、ＤＭＮと呼べる領域は、その前に何をしていたかで変化する。ボブと同僚のダーラ・マノーチは、課題後に起きたＤＭＮの活動変化を観察している。用いたのはボブのお気にいりであるタイピング課題だ。第５章で紹介したように、４－１－３－２－

4という数字を、この順番でできるだけ速く、正確に打ちこんでいく[*07]。若い被験者は始めてわずか二分で上達するが、その後は停滞する。同じ日に休息をはさんでも大差はないが、ひと晩寝たあとに再挑戦すると、一五〜二〇パーセント速くなった。睡眠依存性の記憶進化が起きたのだ。

ボブとダーラは、タイピングを練習する被験者の脳を、前後の休息時間も含めて脳画像装置で観察した。すると課題遂行にかかわる脳の領域が、課題前より課題後の休息のときにさかんにおしゃべりしていることがわかった。通常ＤＭＮは、こうした休息時に観察される。同じ休息でも、課題をこなしたあとのＤＭＮに変化が起きたのだ。さらに重要なことに、ＤＭＮの変化が大きいほど翌日の成績は向上していた。まるで眠りについた脳に、ＤＭＮが指導を行なったかのようだった。

ＤＭＮの大部分はレム睡眠中にも活発になる。なるほど「白昼夢」という用語は的《まと》を射ている。

ウィリアム・ドムホフと同僚のキーラン・フォックスは、少なくともレム睡眠で夢を見ているときの脳は「拡張マインドワンダリング」状態にあると考えた[*08]。ドムホフはその後、夢を見るための神経基質がＤＭＮ内にあるのではないかとも述べている[*09]。これらをまとめると、ＮＥＸＴＵＰモデルがおもしろい形で発展しているのがわかる。覚醒中でも、課題に集中する必要がないときの脳は、ＤＭＮが活発になっている。続行中の処理案件——今後も注意を向ける必要がある——を特定して、それを終わらせる方法を想像するのだ。ときには問題が生じるやいなや意思決定が行なわれ、それと気づく前に処理が完了することもある。けれども、そうでない場合は標識だけつけて脇にどけておき、睡眠中の処理にまわす。処理は夢のなかで行なわれることもあれば、夢をともなわずに終わることもあるだろう。過去の夢理論にも、同様の概念を提唱するものがある——夢は日常の気がかりなことに注意を向けさせるというのだ。ＤＭＮはそんな懸念をはっきりさせ、「次はどうするか（next up）」を判断しているのかもしれない。

NEXTUPと睡眠段階ごとの夢の働き

ＤＭＮの研究から新たな知見を得たところで、ＮＥＸＴＵＰの働きが睡眠段階によってどう変わるか考えていこう。変化が顕著に表われるのは入眠時だろう。眠りに落ちる前のマインドワンダリングと、睡眠初期の夢にまたがる特別な段階だ。このときの精神活動には「破断点」があることが多い。そこを境に、覚醒中の合理的な思考――日中の関心事や未完了の処理案件について考えている――から、入眠時の夢へと移行するのである。

ワシントンＤＣ郊外にある国立衛生研究所のシルヴァーナ・ホロヴィッツは、入眠期にＤＭＮが活発になることを突きとめたが、それも驚くことではないだろう[*10]。加えて視覚処理の領域でも、活動が明らかにさかんになっていた。入眠時の夢にはほかにも特徴があり、ＮＥＸＴＵＰモデルに当てはめて考えると、独自の役割を果たしていることがうかがえる。入眠時の眠り、つまりＮ１段階で見た夢の報告は、ノンレム睡眠のほかの段階やレム睡眠で見る夢より明らかに短い。また眠りに落ちる直前の考えがはっきり反映されており、予想外の展開になることもあるが、その思考から切れ目なくつながっている。睡眠後半の夢にくらべるとさほど奇妙ではないし、情動も強くない。さらにほかの夢ではほぼ例外なく見られる二つの特徴、すなわち自己表象と物語構造が欠けている。そのためふだんはしないような思考、でたらめな図形、風景や顔といった単純な映像が大半を占める。

どうやら入眠時の短い夢は、ＮＥＸＴＵＰが仕事を実らせるための肥沃な土壌というわけではなさそうだ。ここではＤＭＮが睡眠時まで活動を延長して、睡眠中の処理にまわすために未決事項を特定し、標識をつけているものと思われる。関連記憶の検索も始まっているだろうが、いかんせん短い夢なのでたいしたことはできず、後半に行なわれる本格的な処理を待つしかない。

ＮＥＸＴＵＰはレム睡眠に向けて力をためている。ノンレム睡眠の夢とちがい、レム睡眠の夢は長く、鮮明で、情動を揺さぶり、そして奇妙だ。物語も複雑になる。しかも夢の起源はとたずねられて、エピソード記憶——実際に起きたことの記憶で、完全な形で想起し、再現することができる——を挙げることが極端に少ない。ノンレム睡眠中に空飛ぶ円盤の夢を見たなら、「ああ、昨日の夕食に出たピザに似てたんだ」とエピソード記憶に結びつけることができるだろう。しかしレム睡眠の夢では、「そういえば、大好きなピザに似てたな」という意味的記憶（ピザが好き）が呼びおこされる。具体的なエピソード記憶（昨晩ピザを食べた）ではないのだ。レム睡眠中のＮＥＸＴＵＰは、模擬的な夢の世界を利用して記憶から一般論を引きだし、その意味や重要性を総合的に理解する——そんな私たちの仮説は、いまの例と一致する（図８・５）。

Ｎ２の夢はレム睡眠の夢より短くて淡白であり、不鮮明で、さほど奇妙ではない。そして最大のちがいは、夢の起源が最近のことであり、エピソード性が強いということだ。つまり夕食に何を食べたか、そのとき家族に言われたこと、誰が食器を洗ったかが中心で、自分の好物とか、家族とのあいだでよく出る話題、家事の分担といった「意味的」記憶はあまり登場しない。Ｎ２の夢のもとになる記

図8.5 睡眠段階別のNEXTUPの働き

憶は、入眠時の夢のような直前のことと、レム睡眠の夢を構成するゆるやかな連想の中間に位置している。N2の夢は役割も中間的だ。レム睡眠の夢の役割が、関連の弱い予想外な連想を探し、未解決事項の記憶につなげて活用することだとすれば、N2の夢は、直近の過去から関係が明白なエピソード記憶を探すことだ。

　この考えは、夢の内外で行なわれる睡眠依存性の記憶処理とも矛盾なくなじみそうだ。ボブの研究室で博士研究員をしたのち、ペンシルベニア大学に就職したアンナ・シャピロは、二〇一七年に発表した論文で、ノンレム睡眠の役割は「その日のできごとの詳細を再現し、最近獲得した追加情報にさらす」ことだと述べている(夢には言及していない)[*11]。いっぽうレム睡眠の役割は、「長期記憶を持つ皮質ネットワークの探索」を容易にすることだという[*12]。NEXTUPをネットワーク探索モデルと位置づける定義とも重なってくる。

　このようにレム睡眠とノンレム睡眠の働きが分かれていることは、正常な睡眠の段階変遷を見れば納得できる。N1で始まった眠りはN2、N3と進んでレム睡眠に入り、その後はN2/N3とレム睡眠を交互に繰りかえしながら朝を迎える。時間とともにノンレム睡眠が減り、レム睡眠が増えて、脳の連想探しはどんどん関連が弱いほうに向かい、夢もますます奇妙なものになっていく。

　こうした夢の進化は、実はごく短い入眠期にも確認されている。ボブの研究室で、エリン・ワムズリーがスキー体感ゲーム「アルペンレーサー2」を使って行なった研究がある。プレイ後に見た夢には、まぎれもなくゲームそのものが出てきたり、スキーをしていたりと、ゲームと直接の強いつながりを持つものと、ゲームの感覚や位置、テーマといった間接的なものがあった。入眠期の最初、つまり睡眠開始から一五秒以内では、ゲームに直接かかわる夢が間接的な夢の八倍も多く出現したが、二分後だとほぼ同じになった。さらに別のグループでは、まずそのまま寝かせて二時間後に一度起こし、すぐ眠らせた。そして二分後にふたたび起こして、いま見ていた夢を報告してもらった。すると間接的な夢の割合は、入眠直後にくらべて五倍に増えていた[*13]。

カナダ、オタワ大学のスチュアート・フォーゲルは、任天堂のスポーツゲーム「グランドスラムテニス」を被験者に練習させ、その夜に入眠時の夢を八回報告してもらった。すると、前半四回で実際のゲームに近い夢を見たかどうかが、翌日の成績向上を左右していることがわかった。後半四回は関係なかったのである[*14]。早い段階で直接的に夢に組みこまれた内容だけが、ＮＥＸＴＵＰによる記憶の標識づけに成功したのだろう。

どれもうなずける結果だ。睡眠前の活動が入眠期の夢と連動するにせよ、その後のすべての睡眠段階で夢とつながるにせよ、記憶を選別し、進化させるうえで夢が重要な役割を果たしていることはまちがいなさそうだ。

NEXTUPと不眠症

一時期でも不眠を経験した人は、そのつらさがわかるはずだ。緊張を解いて眠りに落ちたいのに、脳が全速力で回転し、昼間の不安とか、未決着のことが次から次へとよみがえってくる。脳はなぜこんなことをするのか。ストレスや懸念、危惧から生まれる不安が不眠症の最大要因だ。

なぜ眠ろうとすると、そんな考えや映像が暴れまわるのか。これまでの説明からすれば、答えは明快だ。脳はこの入眠期を利用して当面の関心事——未決着の案件だ——に標識をつけ、睡眠中の処理に備えようとしている。

世界中で不眠症が増加しているのは、ストレスや心配ごともあるだろうが、もうひとつ要因があると私たちはにらんでいる——スマートフォンとイヤホンだ。通りを歩く人、車を運転する人、レストランやカフェでひとりで食事をする人を見るといい。ひと昔前なら、何をするでもなくぼんやりと白昼夢を見ていたような状況だ。そんなとき、脳ではＤＭＮが活発になって、睡眠時の処理に備えて、直近の記憶に標識づけをしていた。だがそんな白紙の時間が、まずウォークマン、続いてｉＰｈｏｎｅに支配されてしまった。ＤＭＮの活動が日常生活からじわじわと締めだされたのである。ベッドに入ってからいろんな心配ごとが一度に頭に押しよせてくるのは、記憶の識別と標識づけという大事な作業ができる唯一の時間だからだろう。それに眠りながらｉＰｈｏｎｅはいじれない。

鳥とNEXTUP

犬と赤ん坊はなんらかの夢を見ると仮定しよう。ＮＥＸＴＵＰモデルでは、夢は思いもよらない可能性を探索し、理解する働きで進化に貢献すると提唱しているが、犬と赤ん坊ではどうだろう。人

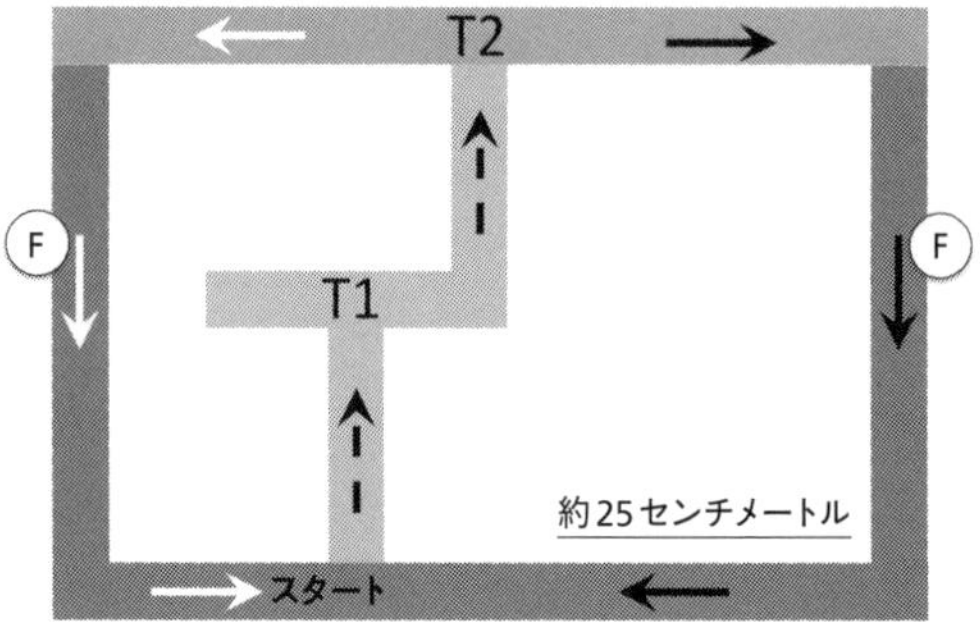

図8.6 迷路の模式図

間のおとなにしか役に立たないことが、哺乳動物の進化の歴史で残ってきたはずがない。とはいえ犬と赤ん坊の夢はごく単純なものにちがいなく、その役割も小さいはずだ。ダニエル・マーゴリアシュが言うように鳴鳥がさえずる夢を見て、マット・ウィルソンが示唆するようにラットが迷路を駆けまわる夢を見るのであれば、可能性理解のためのネットワーク探索、すなわちＮＥＸＴＵＰの概念でどう説明できるのだろう？

　認知能力が低く経験が乏しいラットにも、ＮＥＸＴＵＰの恩恵はある。ラットは夢を見るのか、見るとしたらどんな夢を見るのかは知る由もないが、ここは夢を見ると仮定して、眠っているラットの脳から、迷路の夢に対応する活動も確認できるとしよう。カーネギー・メロン大学のアヌパム・グプタらは、マット・ウィルソンの迷路実験を応用し、二つの「Ｔ」を選択する迷路の実験を行なっている（図8・6）[*15]。グプタが迷路の出発地点にラットを置くと、ラットはそこから破線矢印の道を通って最初のＴ選択地点に向かい（Ｔ１）、右折して第二のＴ選択地点（Ｔ２）に進む。Ｔ２で右（黒矢印）に進むように学習したラットは、迷路の右側で餌（Ｆ）にありつける。もし左（白矢印）に進んだら皿はからっぽだ。別グループのラットは、反対にＴ２で左折すれば餌がもらえることを学習させた。

実験の半ばで迷路の左右が逆転する。それまで左折して餌に到達していたラットは、今度は右折しなければならない。右折していたラットは左折しないと餌が食べられない。さらに第三グループのラットでは左右を毎回入れかえたので、ラットはその規則も学習しなくてはならない。そのあいだグプタたちはラットの行動だけでなく脳も観察して、海馬のどの脳細胞がいつ活発になるか記録していった。

迷路課題が終わり、ラットが眠ってからも脳細胞の活動を記録していったところ、実際に迷路を進んでいたときと同じ順序で脳細胞が発火していることがわかった。左折したときの順序、右折したときの順序がそれぞれ出現する。ところが、ときおりまったく予想外の発火があった。それはまるで、迷路の左上端からＴ２を通過して右上端に行くような順序だ。実際には一度も通っていない経路で、脳の「場所細胞」が活発になっていたのだ。ラットが夢を見ていると仮定するなら、まさに可能性を理解するためのネットワーク探索が行なわれていることになる。もちろん限定的な認知能力しか持たないラットの夢は、人間とは大きく異なるはずだ。それでも彼らなりに展開する夢は予想を裏ぎる刺激的なものだった。覚醒時には一度も試したことのない可能性を、ラットは検討していたのである。鳴鳥でも、新生児でも同じことが言えるのではないだろうか。

✧　✧　✧

ＮＥＸＴＵＰモデルの多くの要素はすでに提唱されていて、なかには数百年前までさかのぼるものもある。これまでの章では、そんな先人の貢献についても論じてきた。だがＮＥＸＴＵＰでは、神経科学の最先端の着想や研究成果をひとつに束ね、睡眠と夢の幅ひろい知見を明快に説明することができる。神経認知学や神経生物学にも目を配っており、ほかの哺乳動物（および新生児）にも対象を広げ、夢とその働きを理解するための多面的で発展性のある概念になっている。さらにＮＥＸＴＵＰは、夢の内容を考察する次章をはじめ、その後の章の議論にも包括的な文脈を提供する。ＮＥＸＴＵＰモデルの概要は、巻末の「付記」をご覧いただきたい。

第9章
夢の中身はひと癖もふた癖もある

ここからの二つの章は夢の中身の話だ。すでにおわかりかもしれないが、論じることは山ほどある。第4章で、夢の報告を収集する多種多様なやりかたを紹介した。夢の形式的な特徴にしろ、個々の夢の特異性にしろ、あるいは集団どうしの比較にしろ、どの研究もまずは夢の報告を集めてからだ。おもしろいことはその先から始まる。適切な方法で集まった夢の報告を前にすると、数かぎりない疑問が浮かんでくる。

◆報告の長さはどのくらい？
◆出てくる人や場所、物の数は？
◆視覚、聴覚、触覚の要素はどれくらいある？

◆どれくらい奇妙で情動的か。

夢を見る本人に関する疑問もある。

◆男性と女性では、見る夢にちがいはあるのか。
◆成人、ティーンエイジャー、子どもで夢にちがいはあるのか。

対象を限定した疑問も出てくるだろう。

◆異なる文化、異なる時代で夢は変わってくるか。
◆睡眠障害や睡眠時無呼吸症候群の患者が見る夢はどうなのか。
◆統合失調症、うつ病、それに健忘やパーキンソン病といった神経障害では、夢はどうなのか。
◆妊娠中は夢が変化するのか。

同じ人でも見る夢に変化はあるはず。

◆就寝時刻、睡眠時間、同じベッドで寝る相手が夢に影響するか。
◆ひと晩のあいだに夢はどう変化するか。
◆前日の思考や行動が夢に影響するか。ストレス要因や争いごと、あるいは食べたものが関係してくるか。

睡眠実験室でとった記録がある場合は、疑問の方向性が変わってくる。

◆レム睡眠とノンレム睡眠では夢の特徴にちがいがあるか。

◆レム睡眠の開始時と一五分後では、夢にちがいがあるか。

◆脳波を見て夢を見ていることがわかるか。夢の鮮明さや情動の強さは？

◆明晰夢、飛行夢、悪夢を見ているとき、脳内では何が起きているのか。

私たち夢の研究者はこんな疑問をいつも思いうかべている。いってみれば飯の種だ。でもそのおかげで、夢とはどんなものか、脳で起こることが夢にどう作用するかが、少しずつ具体的になってきた。これらの疑問に答えを見つけるには、夢の報告をたくさん集め、そこからほしい情報を抜きださなくてはならない——それには夢の評価体系が不可欠だ。報告で肝心なのは細部だが、きめ細かい分析が可能な評価体系もたくさん存在する。

キャロリン・ウィンゲットとミルトン・クレイマーが一九七九年に出版した『夢の広がり（*Dimensions of Dreams*）』には、夢の内容を評価する約一五〇種の尺度が紹介されており、自我統合から夢の鮮明度、去勢願望の強さまで、ありとあらゆる要素が網羅されている[*01]。その後も夢の理論は進化を続け、研究から新たな疑問が生じたことも手伝って、現在では夢の評価体系の数は二倍ぐらいに増えているだろう。それでもこの半世紀、他を圧する存在感で多くの研究で使われつづけ、次点以下を寄せ付けない評価体系がある。

ホールとヴァン・デ・キャッスルの夢評価尺度

カルヴァン・ホールとロバート・ヴァン・デ・キャッスルが一九六〇年代に開発した夢評価尺度は、あらゆる尺度のなかで最も総合的で、高い知名度と信頼性を誇る。ホールはもとは動物行動学の専攻だったが、ウェスタン・リザーヴ大学在職中に夢の研究へと徐々に心が傾いていく。とくに関心があったのは、長期観察で得られる夢のパターンが、性格や内在する葛藤、個人的関心の推測にどう活用できるかということだった。一九五三年（レム睡眠発見の年だ）、ホールは『夢の意味（*The Meaning of Dreams*）』と題した一般書を出版し、夢の映像は「思考の具体化」だとする斬新な認知理論を発表した[*02]。ただし思考なら何でもいいわけではなく、自分自身や他者、世界、内的葛藤の概念が夢に反映されているという。この著作をきっかけに、夢の「連続性仮説」が大きく前進した。強い印象を受けた最近の経験だけでなく、いまの思考や関心が夢に現われているというこの説は、幅ひろく支持を得ている。

いっぽうヴァン・デ・キャッスルが最初に興味を持ったのは超感覚的知覚（ＥＳＰ）で、一九四〇年代後半から五〇年代はじめはデューク大学超心理学研究所が活動の中心だった。ジョゼフとルイーザのライン夫妻が有名な科学的ＥＳＰ研究を行なったところだ。その後ヴァン・デ・キャッスルの関心は夢に移り、自宅で見る夢と実験室で見る夢のちがい、レム睡眠中の夢の内容の変化などをホールとともに探るようになった。そのかたわら、ホールが「送り手」、ヴァン・デ・キャッスルが「受け手」となってドリームテレパシー実験を行なっていたことはほとんど知られていない。これについては後述する。

ホールとヴァン・デ・キャッスルが、男子学生と女子学生各一〇〇名からひとり五件、計一〇〇〇件の夢の報告を集めて行なった綿密な分析は、二人の代表的な研究となった。分析結果をもとに作成した全三二〇ページの手引書『夢の内容分析（*The Content Analysis of Dreams*）』（一九六六）は、この分野に革命をまきおこした[*03]。現在はオンラインで閲覧可能だ[*04]。ホール・アンド・ヴァン・デ・キャッスル（ＨＶＣ）体系と呼ばれるこの方法を使えば、登場人物、場面設定、物、行動のほか、友好的か攻撃的か、性的接触、成功と失敗、幸運と不運、さらにいくつかの情動まで、広範囲にわたる要素を評価できる。さらに、それぞれの項目に含まれる情報を細部まで説明する規則も用意されている。たとえば攻撃的な社会的接触という項目では、ひそかな敵意から言葉の脅し、さらには殺人までと範囲が広く、攻撃を始めたのは誰か、その人物は報復を受けたか、受けたとすればどの程度かといったことまで評価の対象となる。「登場人物」という項目には人間だけでなく動物や架空の存在も含まれ、その数、性別、年齢、属性まで明らかにする。属性が「家族」であれば、父親、母親、姉妹、兄弟などが選択肢となる。夢の報告の詳細でほぼ客観的な評価を可能にしたＨＶＣ体系は、その後半世紀にわたって、夢の内容を科学的に研究する際の土台となっている。

もちろん研究によっては、ＨＶＣ体系の全カテゴリーで評価する必要がないこともある。登場人物の総数とか、既知の人物かそうでないかがわかればいいとか、友好的な社会的接触の頻度、否定的な感情が含まれる夢の割合だけ知りたいような場合だ。そこは研究の目的しだいだろう。またＨＶＣ

評価体系があれば、自分で夢の報告を収集しなくても、重要な疑問を考察し、答えを見つけることができる。ほかの研究者が別の目的で収集し、ＨＶＣ体系で評価を行なった報告を利用するのだ。「ドリームバンク」というオンラインデータベースには、夢の報告が二万件収録されており、その多くはＨＶＣで評価ずみだ[*05]。収録された報告は思いついた単語やフレーズだけでなく、ＨＶＣ体系の項目でも検索をかけることが可能だ。ホールとヴァン・デ・キャッスルが直接扱った一〇〇〇件の夢の報告に限定したり、個人が繰りかえし見る夢を経歴別に抽出したり、男女、ティーンエイジャー、ベトナム戦争従軍者、視覚喪失者といった集団に注目することもできるのである。

ホールなど数名の研究者は、ＨＶＣ評価体系を使って、夢から本人も気づかない心理的な意味をあぶりだすことに成功している。またカフカやユング、フロイトといった著名人の夢も、ＨＶＣ体系で分析されている。ＨＶＣ体系は「創作された夢」の研究にも使われたことがある。オタワ大学教授でフランス文学が専門のクリスティアン・ヴァンダンドープの研究チームは、四〇〇名超の著者による一五〇〇件近い夢の描写を集めたフランス語版ウェブサイトを開設している[*06]。データベース作成にはトニーも協力しており、夢が出てくる文脈のほか、作品中に占める夢の重要性、夢の解釈（作品中に書かれていれば）が網羅されている。とくに注目したいのは、これまで紹介してきたようなＨＶＣ体系の項目が多く含まれている点だ。

研究者が関心を持った特定集団の夢の報告をＨＶＣ体系で評価しておけば、『夢の内容分析』で示された標準値や、ほかの集団や文化、個人の夢の内容とあとで比較することができる。設定、登場人物、社会的接触などのパターンと、他集団との比較結果を突きあわせれば、夢を見た人が覚醒しているあいだの内的・外的生活が浮かびあがってくる。この手法を用いた研究はすでに数多く行なわれ、夢の報告から性格や関心事、活動に関する質の高い情報を驚くほど多く引きだすことに成功している。

　ホールとヴァン・デ・キャッスルの評価体系は今日でも広く活用されているが、夢の内容の研究はこれさえあればいいというわけではない。夢に含まれる主観的な要素——奇妙さや情動がその代表格だ——の評価は、想像以上にやっかいだ。夢の特徴を定義し、評価する方法しだいでは、正反対の結果になることもある。

ＮＥＸＴＵＰと夢の形式的な特徴

　夢とはいったいどんなもの？　夢をあらゆる角度から考察した過去何千件もの研究を、ひとことでまとめるのは不可能だ。それでも、夢の内容について多くの人が抱く疑問に答えを示し、夢とはどんなものかをある程度正確な形で描いてみよう。まずは第7章で触れた夢の形式的な特徴を含めて、夢の全般的な特徴を見ていく。ただし具体的な中身は次章までお預けだ。そこでは夢に頻発する主題、繰りかえし見る夢の内容、性的な夢、悪夢を取りあげる。ここではさまざまな研究結果やデータを噛みくだいて、夢の内容に関する問いが、いかに複雑な難問であるか説明していきたい。

　第8章のＮＥＸＴＵＰモデルに従うならば、夢の形式的な特徴や内容はある程度予想することができる。あなたが生まれてから一度も夢を覚えていなくても、感覚の知覚があり、物語構造を持ち、感情がともなっていて、自分が登場人物になっている夢を見ているはず——ＮＥＸＴＵＰはそう予想する。あなたの夢は、つながりが弱く、ふつうならいっしょに考えることのない概念やできごとを並べてみせ、おまけに奇妙な雰囲気を漂わせているだろう。内容は当面の懸案事項に関係することで、昼間に浮かんだ考えや感情、経験したことはもちろんだが、懸案事項との兼ねあいで掘りさげる価値のある古い記憶ともつながっている……。ではそんな予想を検証していこう。

睡眠段階ごとの夢の形式的特徴

ＮＥＸＴＵＰがほのめかす夢の特徴は、ほかの特徴も含めて実際に夢に現われている。すべてとは言わないまでも、とくにレム睡眠中にはたいていの夢に出てくる特徴だ。そのいっぽうで、あとの章で述べるようにノンレム睡眠や入眠時の夢では、特徴がまったくないか、あってもわずかだ。とはいえ、睡眠段階ごとに出現する特徴を仕分けすることは難しい。というのも、研究で使われる夢の報告は、実験室でＮ２とレム睡眠のときに見た夢――あとで思いだせる夢のほとんどはこの段階だ――が中心になる。自宅で見た夢では、睡眠段階をたどることはできない。そのことを断ったうえで、ＮＥＸＴＵＰの予想を見ていく。

○感覚表象

これはまぎれもなく夢の最も顕著な特徴だ。視覚、聴覚、触覚、嗅覚、平衡感覚といった感覚様相が含まれていると、夢はくっきりと現実味を帯びてくる。ごくまれに現われる明晰夢は別として、夢を見ているあいだはそれが現実だと信じて疑わず、目が覚めてから幻影だったことを理解する。覚醒中も友人の顔や笛の音、火の熱さを思いうかべることはできるが、それはおぼろげな模倣にすぎない。また、夢にはかならず感覚表象があるわけでもない。ごく短いものも含め、睡眠中のすべての精神作用も加えて分析すると、レム睡眠の夢の約一〇パーセント、ノンレム睡眠では多くて三〇パーセントの夢では、感覚表象が不在であることがわかった[*07]。あるのは思考だけだ。この種の夢は「本物」ではないと見なされ、研究者に無視されてきたため、まだ何もわかっていない。それでも入眠時には、こうした夢が懸案事項を特定して、その後の処理にまわしていると考えられる。ただし、もっとあとに出現する思考的な夢も同じかどうかは不明だ。

夢にはすべての感覚様相が出現しうるが、明らかに凹凸がある。感覚知覚をともなう夢の多くは視覚映像が含まれている。音が聞こえるものは全体の約半分。匂い、味、痛みとなると一パーセントに満たない。ただし割合が低いからといって、匂いや味が出てくる頻度が低いとは断言できない。ボブはある研究で被験者から九〇〇件の夢の報告を集めたが、聞きとったのはもっぱら食事中だった。朝食、昼食、あるいは夕食をとっていた夢は二五〇件あり、そのうち味に言及した報告は二四件、匂いは一三件だった――食事の夢の一五パーセントに満たない。いま感じている味や匂いをいちいち口にする人はそういないが、夢も同じなのかもしれない。それでも夢で匂いや味を感じたかとわざわざ問われて、そうだったと答えた被験者は男性で約三分の一、女性で約四〇パーセントだけだった。

もちろんすべての人の夢が視覚優位というわけではない。私たち筆者が講演などで夢の視覚について話をすると、決まってこうたずねられる。「目が見えない人はどうなんですか？ 夢に視覚的な映像が出てくるんでしょうか？」――鋭い質問だが、これは答えがはっきりしている。

生まれたときから視覚を持たない人の夢に、視覚映像は出てこない（もしあったとしても、本人がどう認識するのか）。四、五歳までに視力を失った場合も同じだ。そんな人たちの夢の報告は、いきおい感触や味、匂いの描写が増えるし、衣服の手ざわりや、歩いている道のわずかな傾斜、素肌に当たる日光の暖かさが語られることもある。いっぽう五～七歳以降に視力を失った人はその後も視覚的な夢を見るが、年月とともに回数は減り、鮮明でなくなっていく。聴覚でも同様の現象が見られ、視覚的に際だって鮮明な夢がよく報告される。どちらの場合も、覚醒しているときの知覚や想像と同じく、残っている感覚の強度が夢でも増しているのだ[＊08]。

視覚表象を含む夢は圧倒的多数を占めるが、そこでよく聞かれる微妙な質問がある――白黒かカラーかということだ。その答えは少々込みいっている。最近行なわれたオンライン調査での回答をまとめると、夢の五〇パーセントがカラーだった[＊09]。白黒は一〇パーセントで、残り四〇パーセントは覚えていないという。カラーテレビの発売後に生まれた人で、白黒の夢しか見ない人は二〇〇人中たったひとりだった。カラーテレビの登場以前に生まれた人だと、その割合は八倍になる。一九四二年に行なわれた調査では、回答者の四〇パーセントが夢はいつも白黒だと答えた（男女別で見ると男性は五一パーセントだが、女性は三一パーセント）。映画やテレビが白黒だった時代は、夢を白黒で見る人が明らかに多かった。しかし現在では、その時代を経験している人でさえカラーの夢は白黒の二倍もある。ところで、カラーの夢は昔からあったのだろうか？

これも興味ぶかい疑問だ。映画やテレビがカラー化して、たしかに人びとの視覚は「テクニカラー」寄りになった。それは毎夜頭のなかで上映される夢も同じだろう。しかし色つきの夢は、古くはアリストテレスの時代から報告されている。フロイトの『夢判断』初版に収録されている夢の報告の約半分は、色彩にはっきり言及している。写真も映画も、そしてのちのテレビでも、一九四〇年代から五〇年代までは白黒全盛だったため、人びとは夢も白黒だと信じて疑わなかったのかもしれない。だいたい二〇世紀半ばまでは、科学者を含めてほとんどの人がそんなことに関心を持たなかったのだ。

日常風景をカラーで見ている人は、夢もカラーで見ると考えるのが妥当だろう。だが見た夢の大部分は覚えておらず、思いだせる夢もどんどん記憶が薄れていく。そんなはかない記憶に残るのは、設定や登場人物、できごとの流れなど核心に触れることであって、色彩や暑さ寒さといった細かい要素ではなさそうだ。色を思いだすかどうかは、夢の表象にほんとうに色が存在していたかどうかではなく、夢を見ているときどこに注目していたか、つまり脳がどの情報を熱心に符号化していたかで決まるのではないだろうか。

しかもこれは、白黒かカラーかで単純に割りきれる問題でもない。夢全体はカラーなのに、一部の物や場面は白黒だとか、あるいはその逆もありうるのだ。そこを掘りさげていけば、夢見る脳にとってどの可能性がより真実なのかが、文字どおり見えてくるはずだ。夢がカラーか白黒かという問題は、実はそこに魅力がある。

○物語の発展と筋書きの連続性

目下の懸案事項に関連する物語を創造して、対応をうながすための記憶処理をてこ入れするのが夢だ。NEXTUPモデルではそう考える。一連の物語があることは夢では当たり前すぎて、それについてあらためて考えることはない[*10]。もともと夢はそういうものなのだ。紙芝居のように静止画像を次々と表示する形でもよかったはずだが、覚醒中と同じく時間とともに進行する形へと進化した。ボブが一〇年以上共同研究を続けてきたエド・ペース＝ショットは、この形式はデフォルトモードネットワーク（DMN）を通じて、「話を語る」本能として夢に深く植えつけられたと考える——DMNは覚醒中に過去のできごとを想起し、未来を想像する領域だ[*11]。カリフォルニア大学で演劇芸術の教授を務めたバート・ステイツになると、文学と演劇のあらゆる形式は、夢で見たことに由来すると主張する[*12]。では物語、文学、演劇は夢の派生物なのだろうか。その可能性を考えるのは楽しいし、NEXTUPモデルの夢の働きとも重なる。たしかに物語、文学、演劇に接すると、人は自らの記憶を探りたくなるし、強い感銘を受けて、人生の新たな可能性が開けることもある。

　これほどわかりやすくはないが、夢では筋書きの連続性にも注目すべきだろう。話の流れが最初から最後まで一貫しているかどうかだ。夢はそのときどきではつじつまが合っていても、全体で連続性が保たれることはめったにない。三〇年ほど前に、ペンシルベニア大学のマーティン・セリグマンとエイミー・イエレンが提唱した「隣接原理」だ[*13]。パーティーでの会話のように、それぞれの発言は直前の発言とつながっているのに、話題があっというまに移っていき、「えっと、最初は何の話でしたっけ?」と何度も確かめなくてはならない。

　ボブは一九九四年に行なった研究で、その原理が当てはまることを実証した[*14]。まず二二件の夢の報告を二グループに分ける。第一のグループはそのまま使うが、第二グループは報告のなかほどに近い文章で二つに分割し、別の夢の半分と「接合」した。できあがった一一件の接合夢と、手を加えていない第一グループの一一件を混ぜあわせて、接合夢とそうでない夢を五人に判定してもらう。結果は一一〇回中九〇回で正解だった。当てずっぽうでこの結果になる確率は、一〇〇〇億分の一にも満たない。つまり切り貼りすればすぐに見やぶれるほど、夢の報告には一貫性があったということだ。

ではひとつの夢の最初と終わりはどうだろう？　ボブは少なくとも二〇行以上の分量がある一八件の夢の報告を選び、二つのグループに分けた。第一グループでは、最初の五行と最後の五行だけ抜きだす。つまり真ん中部分のない報告になるわけだ。第二グループでは、抜きだした冒頭五行と末尾五行の組みあわせを変えて接合夢をこしらえた。

今度の結果はまるでちがうものになった。最初の実験では八〇パーセント強の確率で正解した判定者だが、今度は五八パーセントしか正解できなかった。コインを投げて表裏を当てるのと大差ない確率だ。それでも報告の三分の一――接合夢とそうでない夢が三件ずつ――では、七名中六名が正しく判定できた。どうしてわかったのか。接合夢のほうは、冒頭と末尾で主な登場人物がちがうことが決め手になった。反対に中抜きしただけの報告は、出てくる人物、場所、物が共通していたので、連続性を確信できた。最初から最後まではっきりと同じ要素を維持できていた夢は全体の三分の一しかなかったのだ。ただし判定の正解率が高かった六件でも、手がかりは筋書きの連続性（もしくは不連続性）ではなく、人物、場所、事物の連続性だった。

このことはＮＥＸＴＵＰとどう関係するのか。夢はクラシック音楽とちがって、終結する前に主題が再現されたりしないし、小説とちがって、話の決着が冒頭とつながることもない。なるほどたしかにそうだ。夢がきっちり幕切れになることなどめったになく、報告もたいてい「そこで目が覚めました」で終わる。夢を見る脳は、筋書きを綿密に組みたてたりしないのだ。前章でノルアドレナリンの減少について述べたが、そのせいでひとつの物語に長く集中できないのかもしれない。かわりにあちこちの記憶やネットワークを集めては縫いあわせるのだが、隣接原理には従っている。物語はとりとめもなく変化して主題も次々と入れかわるが、これはと思う新しい連想がないかつねに目を光らせている。まさにカクテルパーティーだ。

◯自己表象と具象化

夢は絵画や映画とちがって、ただ眺めるものではない。ボブの息子たちがやっているオンラインのロールプレイングゲームのように、プレイヤーのひとりとして参加している。夢というイベントに参加する実在のキャラクターなのだ。この事実はありふれていて、見すごされることも多いが、ＮＥＸＴＵＰと夢の過程にとっては重要だ。イタリアの研究者ピエル・カルラ・チコーニャとマリーノ・ボシネッリは、夢の自己表象を八つのカテゴリーに分類している[*15]。カテゴリー1は、映画を見ているのと同じで、その場に存在していない。カテゴリー4は、その場に存在しているが傍観しているだけ。カテゴリー5は夢の積極的な参加者として人物や事物に関わりを持つ。カテゴリー6〜8では、自己表象が自分以外の形をとる。カテゴリー6はほかの人間、場合によっては物が自分になる——コピー機になった例もある。カテゴリー7は二人の人物に同時に自分が投影される。カテゴリー

8は夢の参加者でありつつ、観察者であることも意識している。カテゴリー6と7はとてもめずらしいうえ、覚醒時に神経疾患の症状も見られる点が興味ぶかい。

これらのカテゴリーは夢の報告でも確認されているが、最も多いのはカテゴリー4と5、つまり観察者もしくは参加者という場合だ。研究者が「自己表象」というときは、一般的にこの二つを指している。ご想像のとおり、レム睡眠の夢は九〇～一〇〇パーセントがカテゴリー4か5に分類される。ノンレム睡眠だと自己表象が見られるのは三分の二だけだ。入眠時の夢では、眠りに落ちてから夢の報告をするまでの時間によって、自己表象の出現は四分の一から三分の二と割合が変化する。

夢では自己表象に加えて、「具象化」が起きていると考える認知科学者もいる。周囲の世界を理解し、そのなかで意思決定を行なう方法を研究するのであれば、脳と身体を環境から切りはなして調べるだけでは不足がある。むしろ環境も含めた形で、自己の認知モデルを構築しなくてはならない。古典的な認知科学は、感覚が脳に投影する神経表象だけ考えていればいいという態度だが、それだけに限定するのは適当ではない。物理的な環境も認知機構の一部と見なすべきだ[*16]。

夢を見ることは、具象化の最たる例だ。夢を生みだすのは脳だが、身体も明らかに影響を与えており、身体的な感覚が夢に組みこまれることも多い。夢に関してもっと重要なのは、自己生成した内的世界が、外部環境に置きかわっていることだ。夢を見ているあいだの意識は、その仮想世界をも包みこんでいる。すなわち世界も意識の一部になっているのだ。

夢を見ている脳は、自己感覚と世界概念の両方に関わる神経ネットワークが活発になることで、私たち（夢を見ている者）を夢に登場させ、同時にそれを取りまく夢の世界をつくりだしている。その

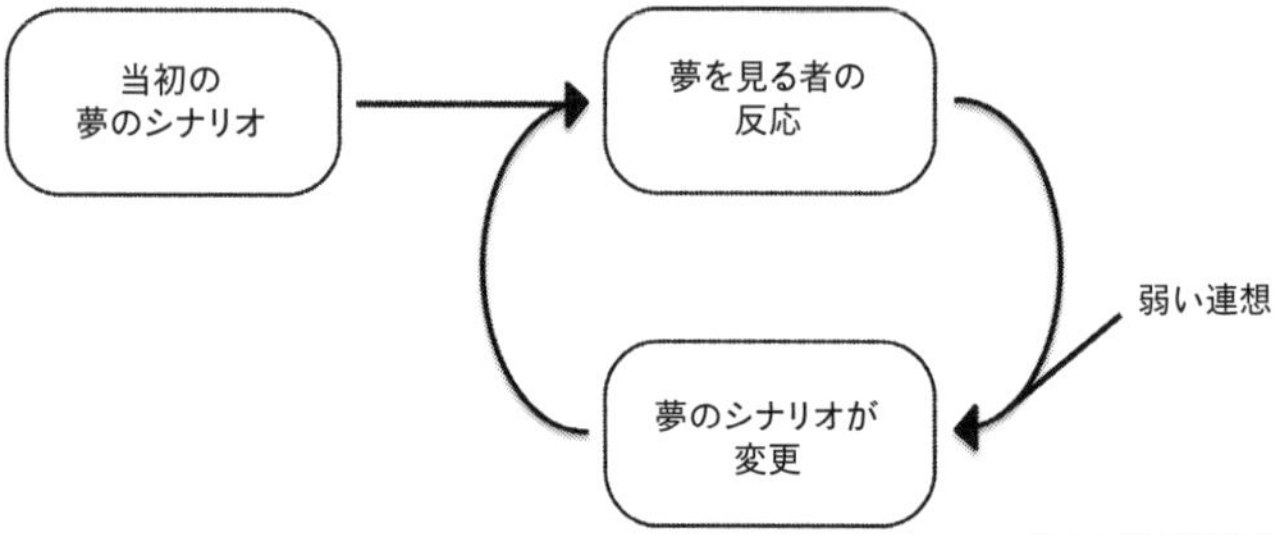

図9.1 物語発展のループ

なかで私たちはたえず変化していく旅に浸りきり、すべてを一人称視点で経験するのだ。そこには見おとされがちだが重要な過程が存在している。脳は、夢のなかのさまざまな状況に対する私たちの反応だけでなく、夢の世界それ自体が、私たちの思考や感情、行動にどう反応するかも追跡しているのだ。

　夢に現われる自己表象と具象化は、ＮＥＸＴＵＰで重要な役割を果たし、脳が夢の働きを遂行できる完璧に近い環境を提供する。この二つがなくても、記憶ネットワークを探索し、役に立つシミュレーションを展開することはできなくはないだろう。ただしそれは映画を見ているような受け身の経験にすぎず、迫真性に欠ける。自己表象と具象化のおかげで、仮想世界を意識的にとらえることができるし、自己と世界のやりとりがどれほど活発で変化が激しくても、反応できるのだ。夢の世界が刻々と変化し、夢を見る者がそれに反応するサイクルは、夢の物語を構築する原動力となる（図９・１）。夢のなかの自己と、シミュレーションされた夢の世界との相互作用のなかで、ＮＥＸＴＵＰはその力を存分に発揮するのだ。

○奇妙さ

ボブの娘ジェシーはベッドにアヒルがいる夢を見たし、ボブ自身もドッグ・ラボの怖い夢を見た。このように、夢には実に奇妙な場面が出てくる。見たばかりの夢について話すとき、「夕べ変な夢を見たの」と切りだすことが多いのもうなずける。だが実際のところ、どのぐらいおかしくて変なのか。あなた自身の夢を振りかえると、ほんとうに奇妙な夢はどれぐらいあっただろう。最近あなたが見た夢の報告五〇件をトニーが読んだとき、奇妙な夢の判定は一致するだろうか。ご近所さんや、母親が評価したら？　奇妙さの尺度や、本人との親しさによって結果は変わってくるはず。研究でも同じことだ。

現実ではありえないこと（壁を通りぬける、死者と言葉をかわす、猫がオオカミに変身する）、あるいは現実には起こりにくいこと（羊の群れに突っこむ、津波にのまれる、別れた相手と復縁する）が含まれるのが奇妙な夢だ。科学者も含めてほとんどの人はそう考える。だがもっと微妙なものもある――親友の声が聞こえない、季節の感じが妙だ、手に持っているペンがスプーンの形をしているなどなど。さらに、確信が持てないこと（テーブルの向かいに座っているのはマリーおばさんか、それとも近所のジュリーか）、矛盾（デンヴァーの友人を訪ねたら、居間の窓から太平洋に浮かぶ船が見えた）、場面の急転換（バーで兄貴とビリヤードをしていると思ったら、高校で数学の試験を受けていた）も奇妙さの要因になる。

このように、奇妙な夢といってもさまざまなできごとや経験が対象になる。夢に出てきたふつうでない要素を独自に定義し、評価する尺度が一〇数種類考案されているのも、それが理由だろう。夢の細部に注目する尺度もあれば、夢の経験全体で評価する尺度もある。ただ研究者のあいだでは、どの尺度が適切か、そこから夢の性質をどう読みとるかといった合意はまだできていない。そのためすべての夢はとんでもなく奇妙だと主張する論文もあれば、ほとんどの夢はありきたりだと結論づける論文もある。真実はそのあいだのどこかにあるのだろうが、ここでは現時点でわかっていることを述べていこう。

レム睡眠の夢の報告は、約七五パーセントに少なくとも一個の奇妙な要素（場面転換、矛盾、不確定）がある。ところが奇妙な要素が三個以上、もしくは明らかにありえないできごとがひとつ出てくる夢となると、一〇パーセント弱から二〇パーセントでぐっと少なくなる[*17]。ノンレム睡眠では奇妙な夢の割合は六〇パーセントほど、入眠時の夢では約三分の一だ。つまり、何らかの奇妙さがある夢が多数を占めているとはいえ、とりたてて奇妙でも異常でもない夢も確実に存在しているのだ（レム睡眠時の夢でも四分の一がそうだ）。両極端な主張もあるが、実際はすべての夢が奇妙なわけではないし、平凡なわけでもないのである。だが話はここで終わりではない。夢の奇妙さを語るうえで、見すごされがちだが注目に値する四つの側面がある。

長くて鮮明で強烈な夢は、週末の朝、いつもより寝坊したときに見ることが多くないだろうか？実はそのとおりで、理由は二つある。ひとつは前の晩夜ふかしした（ときには朝方まで起きていた）こと。もうひとつは、覚醒直前がいつもより強いレム睡眠だったことだ。エリン・ワムズリーが大学院生だったときに行なったおもしろい実験がある。被験者をひと晩に四回起こして夢の報告を集めるのだが、そのうち二回は夜の早い時間と、遅い時間のレム睡眠で、もう二回はノンレム睡眠（N2）で、やはり早い時間と遅い時間に起こした[*18]。長さ、幻想度、奇妙さ、情動の強さという四つの特徴で報告を分析したところ、同じパターンが浮かびあがってきた。レム睡眠のほうが、ノンレム睡眠よりも四つの特徴はすべて顕著になる。またレム睡眠でもノンレム睡眠でも、夜早い時間より、遅い時間のほうが特徴がはっきり出た。つまり夜遅い時間のレム睡眠の夢が最も長く、奇妙で、幻想度も情動も強かったのだ。反対に早い時間のノンレム睡眠はさほど奇妙ではなかった。自宅で見た夢の報告は、睡眠実験室で集めた報告より奇妙な内容になりやすいが、これが理由のひとつだろう。

　夢の奇妙さに関しては、思いだす夢の種類と、他人に話したくなる夢の種類に偏りがあることも注目点だ。奇妙な要素のある夢は符号化されやすく、特徴のない退屈な夢より想起しやすいことが研究でわかっている。とんでもなく奇妙な夢がほとんどだと信じる人がいるのは、誰かに伝えたいのがそういう夢だからだ。車を運転していて渋滞にはまったという夢を思いだしたところで、わざわざ人に話すことはない。渋滞にはまっていたとき、上から大ワシが降りてきて車の屋根をつかみ、空高く舞いあがった。眼下に広がる町の景色に息をのむうちに、ワシは力づよいはばたきで目的地に連れていってくれて、大きな黄金の目でウィンクをひとつしたあと、飛びさっていった——そんな夢なら誰かれかまわず伝えたくなるだろう。心理療法でも同様で、患者は見た夢を話すとき、短くて退屈な夢は選ばない。精神分析医の注意を惹き、掘りさげてもらえそうな、長くて複雑な夢について話したがる。そうした夢は、当然のことながら臨床系の論文にも取りあげられる。

　夢が奇妙かどうかは、日常生活との比較で判断する。夢の奇妙さを評価するすべての尺度に共通するのは、唯一この部分だ。だが比較は適切だろうか。多くの夢にはおかしな場面転換が起きるが、たしかに通常の現実とくらべれば、場所や視点や行動がいきなり切りかわるのは奇妙だ。しかし映画や、さらにはマインドワンダリングとくらべたらどうだろう。思考は自然に移りかわり、自由にさまよっている。第８章で示唆したように、夢を制御するのがデフォルトモードネットワークだとしたら（マインドワンダリングの根底にあるのもやはりＤＭＮと思われる）、夢でそうした場面転換が起きるのも当然ではないだろうか。

夢の奇妙さは何でもありの無秩序状態ではない。どんなに奇天烈な変容が起こったとしても、そこには一定の制約があり、「夢の論理」が存在する。ボブはアラン・ホブソン、シンディ・リッテンハウスと行なった研究で、物や人物が奇妙に変容しても、本来の属性が保たれることを確かめている――物は物、人物は人物のままなのである[*19]。自動車はオートバイになり、ある人物が別の誰か（ときには複数の人間の合成）になることはあっても、物が人間になったり、人間がランプや道具や植物になったりはしない。

物の変容においては、さらに厳しい規則が発動しているようだ。夢に出てきた一一種類の物（１～11）と、それが何に変容したかを並べた（Ａ～Ｋ）のが表９・１だ。ただしＡ～Ｋは順序を変えてあるので、１のバッグがＡのオートバイに変容したわけではない。この表を見て、正しい組みあわせを結んでみよう（答えはこの表の下にある）。ボブの実験で六名に挑戦してもらったところ、不正解は四個しかなかった。もし適当に結んだとして、不正解が四個だけになる確率はかぎりなく低い。ＮＥＸＴＵＰが予想するとおり、夢を見ている脳のなかでは、奇妙なりに連想の制約が働いていることがこれでわかる。

ある物がとつぜん姿形を変えるときは、かならず元に似た何かになる。これは重要だ。ＮＥＸＴＵＰ

が連想のネットワークを探って選ぶのは、元の対象に似ているものでも、関連するものでもいいはずだ。だがボブの実験でわかるように、NEXTUPが選ぶのは関連性ではなく、物質的な類似性がある何かだ。だから市バスがバス運転手になったりはしない。夢を見ている脳は、どんなにかけ離れた変容もお手のものだろう。だが見ている側は、実際にはありえないと直観的にわかる。そんな変容は可能性の理解に有用ではないので、夢を構築する際にNEXTUPにはじかれるのだ。

左列の物が右列のどれに変容したか線で結ぶ。
正解はこの表の最下部にある*。

1. バッグ	**A.** オートバイ
2. ベッド	**B.** スクールバス
3. ボストンの家	**C.** 激しい戦闘のテレビゲーム
4. ビル（建物）	**D.** ジョージアの家
5. 自動車	**E.** 人形
6. 現金自動支払機（ATM）	**F.** ハーフサイズのベッド
7. プール	**G.** ビル（建物）
8. 自動車	**H.** 布製のリュックサック
9. 市バス	**I.** 砂浜
10. 花	**J.** ライオン（ほんとうはベッド）
11. 子羊の銅像	**K.** 自動車のホイールと車枠

*答え
1-H, 2-F, 3-D, 4-G, 5-AまたはK, 6-C, 7-I, 8-AまたはK, 9-B, 10-E, 11-J

表9.1 物の奇妙な変容

外部の判定者には無関係に見えても、実はひそかにつながっていて、夢を見る当人にはきわめて合理的な変容があるかもしれない。あるときトニーはこんな夢を見た。

> 生まれそだった家に戻ってきた。寝室に入ると、大好きだったクマのぬいぐるみがベッドに置いてある。手にとろうとしたとき、誰かが入ってきた。何年も会っていないロミオおじさんだ。おじさんと抱きあい、身体を離したら、なぜかぶどう畑に立っていた。

ボブの接合夢実験のところで紹介した例そのままの場面転換だ。現実にはそんなことが起こるはずがない。ではこの二つの場所はほんとうに無関係かというと、そうではない。トニーがお気にいりだったクマのぬいぐるみは、イタリアから訪ねてきたロミオおじさんのおみやげだった。おじさんは、イタリアの自宅近くで育ったブドウを使えば、どんな安ワインでも北米産ワインよりおいしくなるとトニーの母親相手に自慢していた。トニー自身は忘れていた小さな思い出だが、脳はしっかり覚えていたのだ。

夢の奇妙さをめぐるこれまでの議論から、いくつかの結論が導きだせる。第一に、実際の夢は映画やメディアに出てくるようなものではない。スケートボードで坂をのぼっていると、水上では母親が空中ブランコで弧を描き、はるか高いところで燃えあがる巣箱から、ほんとうは猫の兄貴が見おろしている――フェリーニの映画ばりの夢はけっして出現しないのだ。一般向け記事の冒頭でそんな夢の話を研究者が読んでも、世間一般の夢のイメージどおりにでっちあげた話と受けとめるだけだ。実験室や自宅で見た夢の報告を何千件も分析していくと、とくにレム睡眠時の夢の多くはたしかに不思議で魅力的だが、メディアが誘導するような奇想天外なものはないことがわかる。説得力のある設定と登場人物が用意されたなかで、会話や状況、物語の展開がおかしなことになるのだ。演劇、小説、映画と同じだ。

夢を見ているときの脳は、場面をごちゃまぜにすることもない。どんなに風変わりな夢でも、また連想過程や記憶の起源を当人がたどれないときでもそうだ。（このあとの数章でそのおもしろい例が出てくる。）

最も重要なのは、これらの事実すべてが、ＮＥＸＴＵＰモデルに無理なくおさまることだろう。異なる記憶から呼びだされた内容が、ふつうは考えられない変わった形で配列されることに意味がある。関係の遠い予想外の連想を探り、さまざまな反応を顕在化させるために、夢の世界は説得力のあるものに設計されているのだ。

○情動

ＮＥＸＴＵＰモデルが予想する夢の特徴として、最後に情動を見ていこう。関係の弱い記憶が同時に活性化されたとき、その潜在的な価値を解釈するためには情動（「何が起こっているかという実感」）が必要だというのがＮＥＸＴＵＰの考えだ。なるほどほとんどの夢には情動が入っている。夢の情動を扱った十数件の研究を調べたところ、自分の見た夢に情動がともなっていたと評価した人は七〇〜一〇〇パーセントに達していた。ただし第三者が判定すると、同じ夢でも三〇〜四五パーセントに下がる[*20]。夢で経験した匂いや味と同様、情動も報告でははっきり言及しない傾向があるのかもしれない。

　そもそも情動とはどんなものを指すのか。基本情動として五～七種類を設定する説もあれば、二〇種類に分けているモデルもある。覚醒時の情動で大きくばらつきがあるのだから、夢の情動を調べるのは容易ではない。ホールとヴァン・デ・キャッスルが夢の内容に着目した先駆的な研究では、評価時の検者間信頼性を高めるために、情動の種類は満足、悲しみ、怒り、懸念、混乱の五つだけにしている。そうかと思うと、夢の情動を一五種類に分けている研究者もいる。関心、快活、愉快、驚き、苦しみ、怒り、嫌悪、軽蔑、怖れ、恥、忌避、罪悪感、興奮、嫉妬、不安だ。ホールとヴァン・デ・キャッスルの分類にある懸念と混乱は含まれていないため、比較は難しい。さらに情動の種類別ではなく、「肯定的だった、否定的だった」といった全体の傾向しか評価していない研究もある。雑然としているのだ。

　夢の奇妙さと同じく、情動を調べるときも、どの尺度を採用するか、どんな人を対象にするか、どんな種類の夢の報告を使うのかが重要になってくる（自宅で自然に目ざめたときの記録か、実験室でノンレム睡眠から強制的に起こされたときの報告か）。筆者が一二件の研究を選んで評価の平均をとってみたところ、実験室で見た夢では肯定的な部分が約四分の三を占めていたのに対し、自宅での夢は二分の一だった。なかには被験者が昼間のできごとも記録していた研究もある。そこでの数字を見ると、被験者は覚醒していた時間の五一パーセントが肯定的だったと評価していて、夢の割合とほぼ一致していた。

夢の報告を第三者が読んで判断した結果は、本人の評価より否定的な割合が約二五パーセント多かった。実験室での報告では肯定的な割合がおよそ二分の一（被験者本人は四分の三を肯定的にとらえていた）、自宅での報告はわずか四分の一（被験者は二分の一）だったのである。

情動の強さについても同様の傾向が現われる。肯定的、否定的な情動を五段階で評価した平均は３・２で、中央値の３より少し高い。ちなみに覚醒中の情動の強さも平均３・３と同じ程度だった[*21]。もちろんここでも、眠るのが実験室か自宅か、評価するのは本人か第三者かで変わってくる。ある研究では、否定的な情動の強さは本人と第三者で同じだったが、肯定的な情動は本人のほうが二倍以上強かった[*22]。別の研究では、肯定的な情動は自宅と実験室で変わらなかったのに対し、否定的な情動は自宅で見た夢のほうが三倍近く強かった[*23]。

数字に開きがあるものの、ここから一般的な結論を引きだすことができる。第一に、人は夢のなかで情動を経験しており、基本的な物語構造がある夢はとくにその傾向がある。ただし、ふだん見る夢は情動が穏やか、あるいはほどほどぐらいで、昼間の重要なできごとで覚える情動ほど強くはない。第二に、夢全体では肯定的な情動と否定的な情動のバランスがとれており、これも日中に経験する情動と大きなちがいはない。第三に、文章による夢の報告では情動を表現するのが難しく、そのため第三者が読んだとき、とくに肯定的な情動ははっきり伝わらない。第四に、夢のなかの情動はそれほど強くないため、夢がなぜ重要なのか、なぜ夢の話を人にしたくなるかをそれだけで説明することはできない。

✧ ✧ ✧

この章の内容をまとめると、夢にはそのときどきの物語に納得できる感覚経験が埋めこまれているが、全体を通した連続性はない。夢には感情や情動がほぼとぎれなく存在しており、自己表象と具象化された自己感覚もあり、奇妙な内容がともなうこともある。これらはすべて、ＮＥＸＴＵＰで予想できる特徴だ。ただしここまで論じてきたのは形式的な特徴であって、実際の内容ではない。次章では具体的な夢の中身に目を向けて、それがＮＥＸＴＵＰとどうつながるのか考えていこう。

第10章 その夢はなぜ見たのか

夢について話すとき、形式的な特徴に触れることはまずない。かわりに語られるのはストーリーだ——場面設定、登場する人や物、全体の筋書きである。つまり夢の具体的な内容だ。この章では、日常で見る夢の内容に注目し、繰りかえし見る夢や、悪夢といった興味ぶかい夢も取りあげる。そこからNEXTUPとの関係も探っていこう。

ありふれた夢

目ざめているあいだの生活がそれぞれちがうように、日常のありふれた夢といっても、二つとして同じものはない。それでも何らかのパターンや傾向は存在する。前章で述べたように、物語構造を持つ夢はほぼ例外なく本人が積極的な参加者であり、具象化された一人称視点で経験していく。とはいえ夢に出てくるのは自分ひとりではなく、たいていの場合、少なくともあと二人は出てくる。夢の登場人物たちは――自分自身も含めて――何かを見たり、歩いたり、ほかの誰かとしゃべったりと、活動に従事することが多い。登場人物のおよそ半数は、親戚や友人、同僚、知人などで、残り半分は知らない人だ。まったくの他人もいれば、警官、医師、教師など職業で代表される人もいる[*01]。

登場人物の性別に着目すると、おもしろい特徴が現われる。女性が見る夢は、登場人物が男女ほぼ同数であるのに対して、男性が見る夢は男性が女性の二倍多く出てくる。その理由はいまも議論されているが、このちがいは文化の異なる数多くの研究で確認されているし、男児と女児でもその傾向がある。

子どもが見る夢の四〇パーセントは動物――フクロウ、トラ、犬など――が出てくるが、おとなの夢では五パーセントだけだ。これには文化の差異が大きいようだ。都市在住者の夢では五パーセントでも、産業化前の狩猟採集社会になると動物が出てくる夢はおよそ五倍になる[*02]。動物やその生息環境が身近で、実際に接することが多いためだと思われる。

夢を見ている本人も含めて、登場人物どうしのやりとりがあることも夢の特徴だ。ホールとヴァン・デ・キャッスルによると、友好的な接触の割合は四〇パーセントで、攻撃的な接触は四六パーセントと少々高い。男性の夢は、女性の夢より身体的な攻撃がやや多く、反対に女性は攻撃の犠牲になることが多くなる――ほとんどの文化に存在する性差がそのまま映しだされている。

そのほかの特徴としては、不運なこと――避けられない災難――が全体の約三分の一で起きており、悲しいかなその割合は幸運なできごとの七倍にもなる。だが困難を乗りきった夢は、対応できなかった夢とほぼ同じ割合だ。

夢にはかならず場所がある。よく知っている場所は三分の一しかないが、それでもまったく知らない場所の二倍だ。残り半分はなんとなく知っている場所である。女性の夢の舞台は半分強が屋内で、男性は屋外が多いが、理由はわかっていない。

一般的に、夢を見ている本人、もしくはほかの登場人物が問題にぶつかることが多い。思うように行動できない、状況が理解できない、なくした物が見つからないといった些細なことから、道に迷う、病気になる、誰かと対立する、脅威に直面する、身の危険が迫るといった深刻なものまでいろいろだ。

このように夢の登場人物とそのやりとり、直面する問題、場面設定は見る人それぞれだ。にもかかわらず、それらの要素がまとまって夢になると、その主題や内容は多くの人が経験するものになるし、さらには時代や地域、文化のちがいを飛びこえて理解することもできる。高いところから落ちる夢、場にそぐわない服装で恥をかいた夢、準備不足のまま試験が始まる夢を見たことがある人は、きっと次に紹介する夢も経験があるはずだ。

典型的な夢

多くの人が最低一度は見たことがある夢は典型夢と呼ばれる。何かに追いかけられる夢、落下する夢、歯が抜ける夢などは、何千年も前からさまざまな説明がされてきた。（紀元前一一世紀ごろの中国の君主、周公旦《しゅうこうたん》が編纂させたという夢占いの書『周公解夢《しゅうこうかいむ》』によると、歯が抜ける夢は両親が不幸に見まわれているしるしだという。）だから典型夢の本格的な研究が初めて世に出たのが一九五八年というのは少々意外だ[*03]。これは日本とアメリカの大学生を対象に三四種類の典型夢を調べたもので、アメリカ人学生は火の夢が少なく、裸の夢が多いという文化的な相違はあるものの、類似性は驚くほど高かった。報告の多い典型夢の上位六種のうち次の五種に関しては、日米双方の学生が見た経験があり、頻度の順位もほぼ同じだった。

◆攻撃される、もしくは追いかけられる夢
◆落下する夢
◆何度も試みるがうまくいかない夢
◆学校／教師／勉強の夢
◆性的経験の夢

　ちなみに下位四種の典型夢はこうだ。

◆半人半獣の生き物の夢
◆生き埋めにされる夢
◆鏡に映った自分を見る夢

◆首を吊られる夢

こちらも見る頻度、順位ともに二つのグループで一致していた。それ以外の主題（試験で失敗する夢、空を飛ぶ夢、死んだ自分を眺めている夢、歯が抜けおちる夢など）に関しても、共通点が多く見られる。

四〇年後、トニーとカナダ人の研究者トア・ニールセンが追跡研究を行なった。一九五八年の研究結果を出発点として、全五五項目から成る「典型夢調査票」を作成し、大学生と睡眠障害患者に調査を実施したのだ[*04]。対象となる学生はカナダのいくつかの地域から選び、調査も二年にまたがったが、典型夢の出現率にちがいはなかった。また四〇年前と比較しても、典型夢の順位はほとんど変動がなかった。一九五八年の日米学生調査で上位を占めた四種の典型夢は、カナダ人学生でも上位五種に入っていたのだ。ドイツと香港でその後行なわれた調査でも、同じ典型夢が上位に入っている。

一般的な典型夢が出現する割合を示すため、「典型夢調査票」を用いた複数の研究（香港とドイツの調査を含む）から上位一五種を抜きだしたのが表10・1だ。回答者は大学生二〇〇〇人で、内訳は女子一五〇〇人、男子五〇〇人である。

この表からは興味ぶかい事実が見えてくる。第一に、真に「普遍的」な典型夢は存在しない。表の一五種のうち、出現率が七〇パーセントを超えるものは四種しかないが、それさえも八五パーセントは超えない。第二に、追いかけられる夢、性的経験の夢、学校／教師／勉強の夢、落下する夢は男女ともに最も多く報告される典型夢だ。第三に、メディアでよく取りあげられる典型夢の多くは、まったく一般的ではない。たとえば場ちがいな服装をした夢の報告は三五パーセントだし、トイレが見つ

順位	いままで見たことのある典型夢	出現率（%）	女子の出現率	男子の出現率
1	追いかけられるが無事だった夢	85	86	82
2	性的経験の夢	78	75	85
3	学校／教師／勉強の夢	77	80	68
4	落下する夢	76	77	75
5	遅刻する夢（列車に乗りおくれたなど）	65	67	59
6	生きているはずの人が死んでいる夢	61	65	49
7	落ちる寸前の夢	59	61	55
8	空を飛ぶ、あるいは空高く上昇する夢	56	54	62
9	試験で失敗する夢	54	58	46
10	何度も試みるがうまくいかない夢	52	51	56
11	恐怖で身体が凍りつく夢	49	52	43
12	身体的な攻撃を受ける夢（殴られる、刺される、強姦されるなど）	47	48	46
13	死んだ人が生きている夢	44	46	39
14	部屋に何かの存在を強く感じるが、見えたり聞こえたりはしない夢	43	44	42
15	子どもに戻った夢	41	42	40

表10.1 典型夢トップ15

からない（あるいは恥ずかしくて使えない）夢や歯が抜けおちる夢、お金を見つける夢は三〇パーセントに満たない。第四に、どの研究でも性差がはっきり現われている。学校／教師／勉強の夢、生きているはずの人が死んでいる夢、試験に失敗する夢は女性のほうがよく見るが、性的経験やお金を見つける夢は逆に少ない。

最後に、典型夢の多くは否定的な内容だが、そうでない夢もある。空を飛ぶ（五六パーセント）、自宅に新しい部屋を発見する（三四パーセント）、飛行以外の特殊能力を持つ（三一パーセント）、優れた知識や知力を持つ（三一パーセント）などだ。飛行中に落下の恐怖を覚える、新しく見つかった部屋から怪物が飛びだしてくるなど、否定的な展開になることもあるが、概して肯定的な情動がともなっている。

これらの数字は生涯出現率、つまりいままでで最低一度は見たことがある人の割合であって、夢が出現する頻度はわからない。トニーは、四五〇人が自宅で見た夢の報告から無作為に三〇〇〇件を選び、夢の主題を分析した。すると典型夢五五種類のうち、三パーセント以上の割合で出現したものは五種類しかなかった。落下する夢、飛行する夢、死んだ人が生きている夢、場ちがいな服装の夢、トイレが見つからない、もしくは使えない夢だ。それ以外、たとえばお金を見つける夢、歯が抜ける夢、試験に失敗する夢は〇・五パーセントにも満たなかった。実験室でレム睡眠中の報告を集めた研究でも、同様の割合になっている[*05]。それでも典型夢は五五種類もあるので、頻度を考慮すれば、今夜あなたがどれかの夢を見る確率はおそらく五〇パーセントより高くなる。

反復夢

一九七〇年代はじめのこと。イギリスの神経科学者バーナード・カッツが、ボブの働いていたハーバード大学医学部で連続講義を行なった。一九七〇年のノーベル生理学・医学賞受賞者の話が聞けるとあって、講堂は満員だ。最終日、カッツが聴衆を見わたして「夕べまた試験の夢を見ました」と言うと、会場全体に共感の声が響いた。ノーベル賞をとっても試験の夢からは卒業できないものらしい。

試験の夢、パジャマ（あるいはもっと薄着）で学校に行ってしまう夢、歯が抜けおちる夢、飛行機のチケットやパスポートを忘れる夢……そんな夢を何度も見る必要がどこにある？　言葉のあやではない。もうカッツは、教科書を読んでいなかったり、教室に行くのを忘れたりしてあわてることはない――この二つが試験の夢でいちばん多い。パジャマのまま仕事に行く可能性もほぼない（はずだ）。それなのに、いつまでもこうした夢を見てしまうのはいったいなぜ？　この章で説明するが、ＮＥＸＴＵＰモデルで考えればそれも不思議ではないのである。

反復夢は主題だけでなく、内容も同じものが繰りかえされる。成人の約七〇パーセントが、子ども時代も含めて生涯に少なくとも一度は経験している。反復夢はさぞかし多くの人の心を奪い、当惑させてきたことだろう。

反復夢に関しては、トニーをはじめとする研究グループが一連の研究を行なっており、子どもや思春期の若者を対象にした調査もある［*06］（心的外傷に関連する悪夢も反復性があるが、それは第13章で取りあげるのでここでは触れない）。それによると、反復夢のおよそ七五パーセントは否定的な内容で、一〇パーセントは肯定的、否定的な情動が混在していた。HVC体系のような客観的尺度で評価しても、否定的なカテゴリー（不運、失敗、攻撃的な接触）は、肯定的なカテゴリー（幸運、成功、友好的な接触）の約一〇倍多く見られる。肯定的な情動しか含まれない反復夢は、全体のおよそ一〇パーセントしかない。

反復夢のくわしい内容は個人によって大きく異なる。そのため厳密なカテゴリーに当てはめることは不可能ではないが、かなり難しい。おとなか子どもかに関係なく、報告された反復夢の約三分の一はあまりにばらつきが大きく、また奇妙であるため、そもそも分類ができない。たとえば、トニーの研究に参加した若い女性は次のような反復夢を報告している。

> 私は砂浜を歩いています。すぐうしろを両親が歩いているのがわかります。海に目をやると、大きなピンク色をしたAの文字が海面から姿を現わし、「私はAです、ついてきなさい！」と深く力づよい声で言いました。まるで何かの映画の神の声のようです。私は海に入って泳ぎはじめますが、文字はどんどん遠ざかり、波は大きくなっていきます。そこで目が覚めました。

反復夢の約六〇パーセントでは、夢を見ている本人が心理的もしくは物理的な難題や脅威に直面し、対応を迫られる。何者かに追いかけられたり、出くわしたりする反復夢では、子どもの場合は物語や民話に出てくる怪物や魔法使い、ゾンビ、悪鬼が相手だ。対しておとなの場合は人間で、強盗だったり、見知らぬ者、暴徒、あるいは影だけだったりする。

脅威の要素がない反復夢は、物や状況の描写、ありふれた行動、危険を感じない人との接触などいろいろだ。肯定的な反復夢は、恵まれた環境に自分が置かれていたとか、空を飛んだり、高くのぼったりする、秘密の部屋を発見・探検する、ダンスやスポーツを軽々とこなすといったものが多い。

とくにおとなの場合、典型夢の主題が反復夢にも出てくることがある。だから追いかけられる夢に加えて、歯が抜けおちる夢、試験に失敗する夢、トイレが見つからない／使えない夢、制御のきかない車を運転している夢を何度も見たりする。子どもが見る反復夢にこうした主題のものがないのは不思議だが、そういうものかもしれない。

夢全般、とくに入眠後時間がたってからの夢は、印象が強烈な経験や情動的な懸念が強く結びついているが、その記憶が夢の物語に直接的な形で組みこまれているわけではない。そのことはすでに何度か述べたが、反復夢はそんな懸念を脳が（隠喩的に）表現しようとする独特の方法なのかもしれない。試験の準備ができていない、制御のできない車を運転しているといった主題は、過去に何らかの懸念を具体化し、強い反応を引きだしたことがあるので、脳はその映像や隠喩に立ちかえり、似たような経験や懸念に標識をつけて処理にまわそうとしているのだ。反復夢がいつ、なぜ出現するかについては、第12章で触れることにする。次は、否定的な情動があまりにも激しく、眠りから目ざめることもある強烈な夢に注目しよう。

悪夢

圧倒的な情動と、強烈な筋書きに翻弄される悪夢は、昔から人びとを魅了してきた。一八一九年、イギリス海軍の外科医ジョン・ウォラーは、すべての階級を等しく苦しめるものは悪夢ぐらいだと記している。おそらく彼は正しい。どの年代の子どももかなりの割合で悪夢を見るし、成人でも一〇〜三〇パーセントは最低月に一度は悪夢を見る。一年に一度だと約八五パーセント、生涯で一度となると一〇〇パーセントに近い。

広く認められている悪夢の定義は存在しないが、眠りから覚めるほど心がかき乱される夢と説明されることが多い。覚醒の有無を基準に、「悪夢（nightmares）」と「悪い夢（bad dreams）」を区別する研究者もいる。否定的な調子の夢だが、目が覚めるほどではないということだ。また研究者や臨床医は、心的外傷に関係し、きっかけとなったできごとがある程度正確に再現される悪夢も区別しており、とりたてて理由のない悪夢は特発性悪夢と呼ばれる。

悪夢と夜驚症《やきょうしょう》を混同する人は多い。後者は睡眠障害で、はっきり区別できる生物学的な特徴がある。悪夢は睡眠後半のレム睡眠段階で見ることが多く、目が覚めた直後から見当識がある（完全に覚醒していて、いまの経験が夢だったと認識できる）。また夢の表象やくわしい筋書きを、午前中いっぱいぐらいまではっきり思いだすことができる。対して夜驚症はおおむね入眠から数時間後、Ｎ３の深い睡眠で現われる。自律神経がとつぜん激しく興奮して、心拍数がわずか数秒で二倍、三倍に上昇し、血も凍るような悲鳴をあげることもある。目ざめてからもぼんやりして、夢についても断片的な映像以外は思いだせない。むしろ朝起きると同時に、夢を見たこと自体きれいに忘れていることが多いのだ。

心的外傷以外の悪夢については、最近見た悪夢について話してもらうか、質問票で選択してもらう以外に内容を知る方法はなかった。それによると、落下する、追いかけられる、身体が麻痺する、死んでしまうといった内容が多数を占めているのだが、覚えている悪夢について単純に報告させるだけなので、おそらく偏りがあるだろう。夢の長期記憶が消えやすいことを考えると、報告できるのは何年、何十年も前に見たとりわけ強烈で突出した悪夢になることが多い。追いかけられる夢、自分が死んだ夢などはまさにそうだ。また落下する、身体が麻痺するといった悪夢は、睡眠時随伴症に起因すると思われる。睡眠時随伴症は入眠前後にしばしば見られる不快な経験や行動のことで、眠りに落ちる瞬間に身体がびくっと痙攣したり、落下する感覚があったりする。あるいは第4章で触れた睡眠麻痺かもしれない。こちらは朝の目ざめで経験することが多い。

無用の混乱を避けるためには、まず悪夢と悪い夢を明確に区別し、夜驚症のようなまぎらわしい障害を排除しておく必要がある。そのうえで被験者には数日間、あるいは数週間のあいだに覚えているすべての夢を詳細に記録してもらうのだ。かなり面倒な作業だし、提出される夢の報告の大部分は悪夢ではないだろう。しかし数年前、トニーと当時博士課程に在籍していたジュヌヴィエーヴ・ロベールが大規模かつ詳細な悪夢／悪い夢探しを敢行した。五七二名の被験者から集めた報告一万件を分析したのである[*07]。

一万件のうち、悪夢と認定されたものは約三パーセント、悪い夢は一一パーセントだった。自然な睡眠環境で想起される夢の七つにひとつは、強い否定的な情動をともなっていた計算になる。そうした夢で経験する情動は恐怖だけではなかった。悪夢の約三五パーセント、悪い夢の半分強には、怒り、悲しみ、困惑、嫌悪といった否定的かつ強烈な一次情動が含まれていたのだ。悪夢のほうが悪い夢より情動が強く、奇妙な内容になるのは当然だろう。ほかの夢とくらべると、悪夢の奇妙さや情動の強さはさらに際だつ。

主題	分類
身体的攻撃	別の登場人物によって身体が脅かされたり、攻撃されたりする。性的攻撃、殺人、誘拐など。
個人間の衝突	悪意、対立、侮辱、不面目、拒絶、背信、嘘などが関係して相手と衝突する。
失敗または無力	遅刻する、道に迷う、うまく話せない、何かをなくすまたは忘れる、過ちをおかすなど、目的を達成することが困難になる。
健康関連の懸念と死	身体の不健康、病気、健康関連の懸念、登場人物や夢を見ている本人の死。
危惧または不安	夢を見ている本人が、客観的な脅威はないにもかかわらず、誰かもしくは何かを怖れたり、不安に思っている。
追いかけられる	別の登場人物に追いかけられるが、攻撃はされない。
邪悪な存在	怪物、異星人、吸血鬼、霊魂、異様な生き物、亡霊など邪悪な力の存在を見たり感じたりする。
事故	自動車がぶつかる、溺れる、すべって転ぶ、落下するなど、夢を見ている本人あるいは登場人物が事故にあう。
災厄と災難	自宅や近隣の火災や浸水など比較的規模の小さい異常事態から、地震、戦乱、世界の終わりといった大規模なものまで、実際に起こりうる災厄。
昆虫と害獣	昆虫やヘビなどが出没し、噛まれたり刺されたりする。
環境の異常	夢の環境のなかで奇妙な、もしくはありえないことが起きる。
その他	裸になっている、不健全な環境に置かれている、トイレが見つからない、もしくは使いづらいなど、めったに起こらない特異な主題。

表10.2 悪夢と悪い夢の主題別分類

主題	悪夢（％）	悪い夢（％）	結合データの割合（％）
身体的攻撃	49	21	32
個人間の衝突	21	35	30
失敗または無力	16	18	17
健康関連の懸念と死	9	14	12
危惧または不安	9	13	11
追いかけられる	11	6	8
邪悪な存在	11	5	7
事故	9	5	6
災厄と災難	5	6	5
昆虫と害獣	7	4	5
環境の異常	5	4	4
その他	7	10	9

表10.3 悪夢と悪い夢の主題別内訳割合

トニーとジュヌヴィエーヴは、悪夢と悪い夢の主題別カテゴリーを一二種類設定して厳密な定義を行ない、信頼性の高い夢の評価を可能にした。表10・2はそのカテゴリー一覧で、報告された割合を表10・3に示している。（結合データの割合を合計すると一〇〇パーセントではなく一四六パーセントであることに気づいた読者もいるだろう。これは複数の主題が含まれる夢が多いためだ。）

表10・3にあるように、身体的攻撃と個人間の衝突が最も多く報告される主題であり、続いて失敗

または無力、健康関連の懸念と死、危惧または不安となる。悪夢は身体的攻撃、追いかけられる、邪悪な存在、事故が多いが、個人間の衝突は悪い夢のほうが多い。悪夢の調査でしばしば報告される麻痺や窒息の感覚は、この一万件のサンプルにはまったく出てこない。落下は悪夢と悪い夢を合わせたなかで一・五パーセントと少ないため、事故のカテゴリーに入っている。麻痺、窒息、落下は悪夢というより、入眠時痙攣、覚醒時の睡眠麻痺、睡眠時無呼吸症候群といった睡眠時随伴症に属するのではないかという私たちの疑いを裏づける結果だ。

この分析からは、昆虫が出てくる悪夢、洪水や地震、戦乱といった災厄の悪夢は女性より男性が見ることが多いこともわかる。反対に個人間の衝突は、女性が男性の二倍だ。覚醒の最大のきっかけは、差しせまった脅威（四二パーセント）、強烈な情動（二五パーセント）、悪夢を逃れるための意図的な努力（一四パーセント）だった。

以上をまとめると、見る者の心をかき乱す悪夢のほとんどは、生存、安全、自尊心への脅威が関係していることがわかる。悪夢と悪い夢には共通する特徴も多いが、情動も奇妙さも段ちがいで、暴力的な主題が目だつ悪夢は、同じ現象がいっそう強く表現された稀有な例と言っていいだろう。

性的な夢

性的な夢は、昔から臨床現場や世間が関心を向けているし、よく見る夢のトップ3にかならず入る。しかし研究の世界においては、性的な夢を探る研究者は評価されることがほとんどなかった。キンゼイ研究所が、女性の三分の二、男性はほぼ全員が、明らかに性的とわかる夢を見たことがあると報告したのは一九五三年のことだ。さらに女性のおよそ四〇パーセントは、オーガズムをともなう性的な夢を見ていたし、男性の約八〇パーセントは、夢を見る見ないにかかわらず夢精を経験していた。それから一〇年以上たって、ホールとヴァン・デ・キャッスルも、大学生の男女から集めた夢の報告一〇〇〇件を分析しているが、そこでは性的な行動を含む夢が全体の八パーセントを占めており、男性が女性より多く見ていることがわかった（一二パーセントと四パーセント）。知らない相手との性的な夢は、男性のほうが二倍多い。反対に現在のパートナーを中心に、知っている相手が出てくる性的な夢は女性が男性の二・五倍だった。しかし、トニーの研究室が行なったものも含めてほかの研究がいくつも報告され、この分野が発展するにはさらに四〇年かかった。

男性のほうが性的な夢をよく見るという結果が出た質問票調査は枚挙にいとまがない。しかし一回かぎりの質問票調査ではなく、継続的な夢日記調査になると様相が変わってくる。学生・非学生合わせて二八七名が参加したある調査では、日々の夢を記録した五五〇〇件の報告が集まった[*08]。トニーを中心とする研究グループが分析したところ、性的な夢の割合は男性が七パーセント、女性が六パーセントと大きなちがいは見られなかった。六〇〇名近い男女から夢の報告を一万件以上収集するという、いまも継続中の大規模な調査でもこの傾向は変わらない。つまり、これまでに最低一度は性的な夢を見たという報告は、男性のほうが圧倒的に多いが、夢に性的な内容が登場する頻度は男女差がないということだ。性的な夢の頻度は、実際の性的活動の頻度とも、性的なことを考えている時間ともあまり関連していない点は興味ぶかい[*09]。

ホールとヴァン・デ・キャッスルが収集したデータと、最近の調査で性的な夢の頻度が異なるのはサンプル構成のちがいもあるだろう（前者は大学生のみで、後者は社会人を含んでいる）。ただし五〇年前から社会的な役割や通念が変化して、女性が性的な夢を見る回数が実際に増え、それを躊躇なく報告できるようになった可能性もある。

性的な夢の内容で最も多いのは性交だ。さらに前戯、キス、妄想、性器の接触、口腔《こうくう》性交、自慰が続く。ただしオーガズムの報告は、男女ともに四パーセントに満たない。性的行動の少なくとも一部について、自分は望んでいなかったと説明する割合は、予想どおり女性のほうが多い[*10]。

現在または過去の性的パートナーが夢に登場するのは、女性で最高三〇パーセント、男性で一〇〜一五パーセントだ。これはホールとヴァン・デ・キャッスルの調査結果と、最近の研究で一致する。特定のパートナーがいる成人の場合でも、性的な夢に現在の相手が登場する割合は三分の一に満たなかった[*11]。夢では誰とセックスしているのかというと、女性では友人、知人、有名人などが出てくる割合が男性の二倍だ。対して男性は、まったくの他人（複数の場合もある）の割合が女性の約二倍だ。最近のある研究では、いまのパートナーとロマンティックな関係が長く継続しており、関係への満足度が高く、性的活動の頻度も高い人は、パートナーとのエロティックな夢を多く見る傾向にあることがわかった[*12]。いっぽう隠れて「浮気している」人は、知人や前のパートナーとの性的な夢を見ることが多い。不貞の夢は、過去にやましい相手と経験がある人、恋愛における嫉妬心が強い人ほど多いという別の研究報告もある[*13]。

夢と嫉妬に関しては、友人や被験者からこんな話を聞かされた研究者はトニーひとりではあるまい。

「ぐっすり眠っていたら、いきなり妻に頭をはたかれたんです。びっくりして目を覚まし、いったいどうしたのかとたずねたら、私が浮気していたというんです。彼女の夢のなかで！」

夢の内容とNEXTUP

入眠時に浮かぶ断片的な思考や映像は、レム睡眠中により複雑になり、見る者を没頭させる経験に変わっていく。その際、程度はさまざまでも形式的な特徴が共通していることは第9章で説明した。また夢の内容についても、普遍的な主題も含めて類似性が見られることもわかった。だが、列車に乗りおくれた夢とひと口に言っても、駅までどうやって行くつもりだったとか、周囲の状況、季節や時間、遅れた理由、遅刻の影響、ほかの登場人物の役割などなど、見た人が二人いれば細部はまるでちがっている。二つの夢を同じとするか、異なると判断するかは、見かたしだいだ。

　ここから二つの重要な問題が浮上してくる。まず、なぜ多くの夢に同じ主題が現われるのか。次に、夢に織りこまれる細部はどこから来るのか？

　まず二番目の疑問から始めよう。自宅や実験室を舞台にした数多くの研究から、夢にはその日——たまに数日前——のことが組みこまれていることがわかっている。フロイトのいう昼間の残滓だ。ただし脳は、その日起きたことのエピソード記憶丸ごとではなく、部分を切りとって取りこむ。対象、設定、人物、印象、よぎった考え、会話の断片などだ。そんな昼間の残滓のかけらが、関連の弱いもっと以前の記憶——数週間、数か月前のこともあれば、長く持ちつづけてきた自伝的記憶のこともある——の細部と結合して、自分だけの夢の物語が紡がれていくのだ。NEXTUPモデルの予測そのものである。

では昼間の平凡な経験が、どうして試験に失敗したり、歯が抜けたり、追いかけられたり、超人的な力を持ったりする夢になるのだろう？　そもそも私たちは、毎日試験に失敗したり、ゾンビに追いかけられたり、前の恋人とセックスしたり、豊かな恵みに満ちた場所を飛んでいたりするわけではない。実はそこに、第二の夢の情報源があるのだ。

第8章で説明したように、休止時間や入眠期の脳のデフォルトモードネットワーク（DMN、具体的な課題に集中していないときに活発になる脳の領域）は、突出した経験や懸念を見つけだし、睡眠の後半に処理できるよう標識をつけている。なるほどとくに自宅で睡眠後半に見る夢、実験室でレム睡眠中に見る夢には、覚醒中の強い情動をともなう経験や懸念ほど組みこまれやすいことが多くの研究で立証されている。たとえばウェールズのスウォンジー大学で、マーク・ブラグローヴの研究室が最近行なった研究では、被験者に毎夜数分間その日の大きなできごとを挙げ、情動の強さを評価してもらった。すると情動が強かったできごとは、登場人物がここ、物があそこといったぐあいに、夢に出てくる要素を提供していた［*14］。

NEXTUPモデルもそれ以前の夢理論と同様、最も印象的な経験や懸念が夢と密接に結びついているが、その記憶が夢の物語に直接入りこむわけではないと考える。しかも夢は具体的な解決策を提示してくれるわけでもない。夢の組みたてを探るとき、困惑するのはこの点だ。

自動車事故になりかけた経験がきっかけなのに、なぜ夢では遊園地で車をぶつけあう遊具に乗っているのか。なぜ間一髪だったできごとの記憶が、夢に出てこないのだろう。すでに述べたとおり、レム睡眠中は、海馬の活動に左右されるエピソード記憶はしまいこまれたままなので、夢に組みこむことはできない。では遊園地の映像はどこから持ってきたのだろう。それが昼間の経験と関連していることがどうやってわかったのか。

前にも紹介したボブの二つの研究が、ひとつの解答を教えてくれる。一酸化炭素中毒で左右の海馬を破壊された人でも、テトリスをする夢を見る。つまり海馬以外のどこかに記憶の痕跡が存在していて、自覚はなくとも活発化しうるということだ。

第5章に出てきた、ボブとジェシカ・ペインの研究も手がかりになる。被験者はテープレコーダーから流れる単語リストを記憶するよう指示される。リストに入っているのは、核となる単語（たとえば「医者」）と関係の強いものばかり。ただしそのことは被験者に伝えないし、核となる単語はリストには入っていない。にもかかわらず、被験者の多くはリストの単語を思いだすとき、なかったはずの「医者」を答えた。最初に聞いていなかった単語なのに、ほかの単語との連想で「思いだした」のだ。つまり聞いたと信じこんでいたのである。

ここで重要なのは、実験のある部分だ。ジェシカは心理学入門を受講する学生に、「医者」と聞いて思いうかぶ言葉を挙げてもらい、回答の多かったものを選んでリストを作成した。ＮＥＸＴＵＰが提唱する夢の構築過程に驚くほど似ている。ただし相違点もあって、脳が夢を見るときは、教授が学生に連想させるのとちがって、記憶や概念のネットワークを自分で探って関係する項目を拾いだす。もうひとつは、脳が検索するのは弱い連想ということだ。それでも、リストの出発点となる単語を排除しているのだから、実験の手順と夢の過程は本質部分が重なる。核となる単語は、強い情動のできごとや懸念に相当し、実験に使う単語リストが、夢の物語に組みこむ要素一覧というわけだ。被験者が核となる単語を聞かされないのと同じで、夢の項目リストのもとになるできごとや懸念も、それ自体は夢には出てこない。

聞いていない単語を被験者が（誤って）思いだしたように、覚醒中のできごとも夢では不在だが、夢の要素はそこに関連づけられている。ＮＥＸＴＵＰはそう提唱しているのだ。

もちろん夢のなかでは、関連づけられた要素は表やリストになっているわけではなく、かわりに夢の物語に体現されている。ここで物語を使うことは意外ではない。私たちは起きているあいだも同じことをしている。映画や小説でも、あるいはたんなる物語でも、人間は直喩や隠喩、象徴的な筋書きを駆使して、情動をともなうできごとや懸念を説明し、提示して「ドラマ化」しているはずだ。夢を見ているときに脳がやっていることは、観劇に行くのと変わりない――物語に埋めこまれたさまざまな可能性を想像し、掘りおこして、自分自身やこの世界を理解する新しい視点を得ようとしているのだから。

映画や演劇がよく扱うテーマは、人間の存在意義という普遍的なものだ。夢の主題も共通するものが多い――追いかけられる夢、遅刻しそうになる夢、試験の準備ができていない夢、空たかく舞いあがる夢、病気になる夢、死ぬ夢、不思議なものを発見する夢……。夢を見る脳はこうした主題を掲げることで、意識的に知覚できて反応も可能な仮想世界に私たちをどっぷりつからせながら、「もし～だったら」という重要な問いの答えを探らせているのだろう。この仮想世界は、夢のなかでの思考、感情、行動に応じてどんどん変化していく。

映画のジャンルに好みがあるように、夢を見る脳が選ぶストーリーも、個人との関係が強い主題になりがちだ。おとなは強盗や暴徒、黒い影だけの人物に遭遇する夢を見るのに対し、子どもは怪物や魔法使いに追いかけられる夢が多いのもそのためだろう。女性の悪夢や悪い夢には個人間の衝突が多く、男性は災厄と災難、戦乱の夢が多い理由も納得できる。私たちの夢は普遍的であると同時に、個性的でもある。それが、夢に現われるいくつもの世界の探索に役だっているのだ。

第11章

夢と内なる創造性

夢に関する本ではかならずと言っていいほど創造性が論じられるし、夢の内容にあきらかに創造的な要素を見てとることもできる――人、場所、できごと、概念の予想外の組みあわせ。際だった視覚表象。覚醒時の思考、情動、経験が姿を変えて、夢の風景や物語に入りこむ。大げさかもしれないが、私たちは夢のこうした特徴に魅了されている。

夢の創造性を説明するとき、夢の働きや、夢を生成する脳の仕組みに触れることはない。夢という現象が持つ驚くべき性質、夢体験、とびきりおもしろい夢を見たあと、その内容を思いだして感じる驚きと喜びについて語るだけだ。それが、仕組みや働きの解説ぐらいではびくともしない夢の魔術だろう。それゆえ人びとは何千年も前から、驚嘆の気持ちを夢に抱きつづけてきた。私たちがこの本を書いたのも、あなたがこの本を読もうと思ったのも、ある意味それが理由と言えるだろう。科学者にとっては、夢の仕組みや働きがわかれば、そんな「魔術」もいっそう輝いて見えるはずだ。創造力を伸ばしてくれるという点で、夢という巧妙な過程の可能性にも期待が高まる。

夢を見ることは、二つの形で創造性を後押しする。ひとつは直接的な問題解決だ。問題解決における睡眠の役割については第5章で、夢の働きについては第7章で説明した。夢のなかで問題が解決したとされる有名な話はたくさんあるが、明らかにそれとわかる実例はそう多くない。

問題解決での創造性

夢が画期的な科学的発見につながった有名な例は三つある。そのうち二つは、科学的な疑問への答えが完全な形で夢に出てきた。まずは一八六九年、ロシアの化学者ドミトリ・メンデレーエフの発見である。彼はこんな夢を見たとのちに述懐している。「すべての元素が整然と並んだ表が夢に出てきた。目ざめた私はただちにそれを紙に書きとった[*01]」。これをもとにした元素の周期表は、一五〇年たったいまも化学を学ぶときの必需品だ。

もうひとつの例は一九二一年、ドイツ生まれの薬理学者・精神生物学者オットー・レーヴィの発見だ。彼が夢に見たのは、神経細胞どうしが化学物質を放出して、情報を伝達していることを確かめる実験の方法だった。この実験でレーヴィは一九三六年にノーベル生理学・医学賞を受賞している。ユダヤ人のレーヴィは一九三八年にナチスに逮捕されるが、自らの研究成果を「自主的に」引きわたすことで自由の身になった。夢とノーベル賞がレーヴィを死の運命から救ったのだ。

三番目の例は、解決策が夢ではっきり示されたものではない。一八六五年、ドイツの化学者アウグスト・ケクレは、炭素原子六個から成るベンゼンの構造を模索していた。図11・1にあるように、炭素原子六個のつながりはいろんな形が考えられる。しかし炭素原子は六個ともまったく同じふるまいをすることがわかっていて、図11・1はどれも当てはまらない。一個だけ突きだしていたり、つながりの末端にある炭素原子は、ほかとちがったふるまいをするはずだからだ。

そんなときにケクレは決定的な夢を見た。ベンゼン環発見二五周年の記念講演で、彼はこう回想している。

> 私は教科書の執筆がなかなかはかどらず……椅子を暖炉のほうに向けてうたたねを始めた……目の前で原子が踊っている……この種の光景を繰りかえし見ていたおかげで、私の心の目は多様な形をした大きな構造を見わけることができた。いくつもの長い列がぴったり寄りそい、ヘビのようにねじれたり、よじれたりしている。おい、あれは何だ？　一匹のヘビが自分の尾をくわえ、私をあざけるようにぐるぐる回りはじめた。閃光に打たれたように私は目ざめ……この仮説がどういう結果になるか検証しながら朝を迎えた［＊02］。

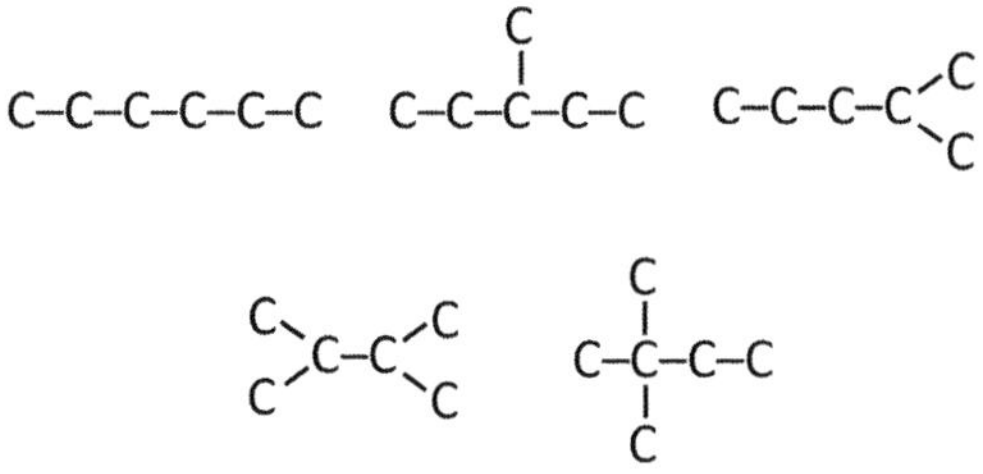

図11.1 炭素原子6個の配置例
炭素原子1個は最大4個の炭素原子とつながる。

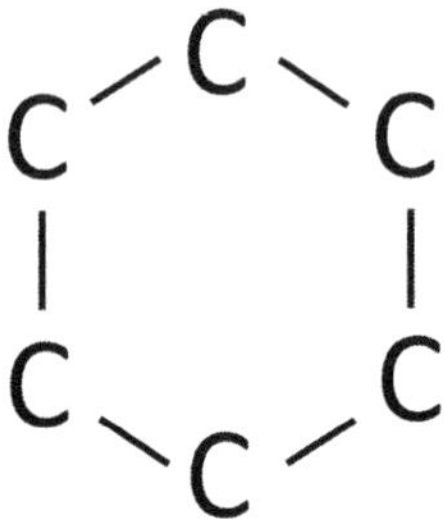

図11.2 ベンゼンの環状構造

ケクレが夢で見たのはベンゼンの構造そのものではなく、自分の尾をくわえた奇妙な姿のヘビだった――これまで探索されてこなかった可能性だ。この映像をきっかけに、ケクレはもうひとつの可能性にたどりついた。ベンゼン分子の六個の炭素原子が、手をつなぎあった環になっている可能性だ（図11・2）。こうしてケクレが構造を解明したベンゼンは、環状構造を持つことが判明した最初の有機分子となった。

夢が創造的な洞察を与えてくれた例はたくさんある。発明であればエリアス・ハウのミシンがそうだし、小説ならメアリー・シェリーの『フランケンシュタイン』、歌ならポール・マッカートニーの「イエスタデイ」がある。夢に着想を得た話は、あらゆる分野の創造活動にあるはずだ。創造的な問題解決こそ、夢の働きだと断定したくなる。

だが結論を出すのはまだ早い。こうした夢の逸話の多くは入眠時に見ており、本人は眠る直前まで考えをめぐらせていた。だが入眠時はかなり特異な状態だ。生理学的には覚醒時と直接結びついているし、起きているときに気がかりだったことが、その後の睡眠段階よりも夢の内容に色濃く反映されている。懸案事項を創造的な形で映しだす働きを目あてに、入眠期を活用する者もいた。

その手法を開発したのが、一〇〇〇件を超える特許を取得した発明王トーマス・エジソンだ。ボブがそのことを知ったのは、フロリダ州フォート・マイヤーズにあるエジソンの研究所を見学したときだった。そこにはエジソンが使っていたひじかけ椅子があった。椅子の前と左右の床にはブリキ板が敷かれている。発明が暗礁に乗りあげると、彼はここで問題を解決したという。椅子に腰をおろし、両腕をひじかけにのせ、スプーンを親指と人差し指で持ったまま難問を考えていると、しだいに眠気が襲ってくる。うとうととして手の筋肉の緊張がゆるむと、スプーンが落ちてブリキ板に当たり、大きな音がして目がさめる――そのとき頭には解決策が浮かんでいるのだ！

アルバート・アインシュタインにも同様の逸話があるが、ここでは美術家サルバドール・ダリが実践した「鍵とうたたね」法を紹介しよう。ダリは一九四八年の著書『ダリ・私の50の秘伝』のなかでくわしく説明している。

> 硬いひじかけ椅子に腰をおろす。スペイン風が望ましい。革ばりの背もたれに身体を預け、両手はひじかけの先に出して力を抜く……この姿勢のまま、左手に親指と人差し指の先で重たい鍵をそっと持つ。真下の床には皿を伏せて置いておく。準備ができたら、あとは静かな午睡の時が訪れるのを待つだけだ……鍵が指からすべり落ちて皿に当たると、その音で目が覚めるだろう……午後の仕事に励むためには、これだけあればいい。ほかは何もいらない［*03］。

このような問題解決を夢の働きに含めることができない第二の理由は、古典的な逸話の数々がいかに印象的であるとはいえ、数が少なすぎることだ。難題であれささやかな問題であれ、あざやかな解決策を夢で見たことがある人がどれほどいるか。この一週間で経験した人となると、ひとりもいないだろう。それに打開のきっかけが夢に出てきたとしても、それをきちんとした解決策にまで整えていくのは、夢のなかではなく覚醒後の思考だ。

発見の夢はいつでも、誰でも見るたぐいのものではない。夢が導いた科学的発見にしても、何か月ものあいだ科学者がひたすら頭を悩ませ、昼夜の別なく取りくんできたあとに得られたものだ。メンデレーエフに至っては、何年も前から元素の周期表をあれこれつくってみた結果、夢に出てきた最終形にようやく落ちついた。したがって、「問題解決」の夢はまちがいなく存在するが、あまりに特殊で、夢の通常の手法とは呼べないのである。

けれども、エジソンやダリが実践したような方法で入眠時の夢を「乗っとれ」ば、創造活動に活用できるかもしれない。マサチューセッツ工科大学（ＭＩＴ）の大学院生アダム・ホロウィッツがボブの助言を受けながら開発しているのが、その電子版ともいえるDormio™だ。Dormioは被験者が眠る前にメッセージ（「フォークについて考えろ」）を聞かせる。入眠したことを検知したら、被験者を起こし、そのとき見ていた夢を報告させ、ふたたびメッセージを聞かせる。これを繰りかえすのである。以下に実際の記録を紹介しよう。ゴシック体の部分はDormioの指示音声だ。

問1　あなたは眠ろうとしていますね。フォーク、フォークについて考えてください。
[被験者が入眠したところでDormioが起こす]**いま何を考えていたか話してください。**

答1　スーパーマーケットにフォークが一本あった。それを使って、海辺でハンバーガーをつくろうとしている。友人たちもいて、とてもくつろいだ雰囲気だ。金属のフォークだった。一本だけ。

問1b ほかにはありますか?

答1b 家……住んでいた家。流しがあって、引きだしにフォークがたくさん入っているけど、いま使うのは一本だけ。炭焼きグリルで牛肉のハンバーガーを焼いていて、スーパーマーケットでフォークを買った。煙がすごい。

問2 けっこう。では眠りに戻ってください。［しばらく静寂。やがてふたたび入眠を検知］いま何を考えていたか話してください。

答2 フォークに関する話。サルがフォークを持っている。ワシがフォークをつかんで林のなかを飛んでいく。木のフォーク。家族がフォークを見て喜び、それをかぼちゃのなかに置いた。諜報員がフォークを使って本部に潜入する。サングラスをした人たちが諜報員をつまみだす。諜報員はフォークを木に向かって投げた。

問2b ほかにはありますか?

答2b フォークが地面に落ちている。子どもがそれを拾って、鳥に向かって投げた。鳥がフォークに……フォークのなかに卵を産んだ。イモムシがいる。

問3 けっこう。では眠りに戻ってください。フォークのことを考えるのを忘れないで。［しばらく静寂。やがてふたたび入眠を検知］いま何を考えていましたか?

答3 電球の大きさのフォーク。電球のなかに町があった。フォークは流しの下で見つかった。フォークのなかに迷路がある。流しの水が迷路を流れていき、迷路がいっぱいになった。

問3b　ほかにはありますか？

答3b　滝のなかで、プラスチックのチューブに入ったフォークが出てくる。それは宇宙に流れていき、月面に着いて、旗のように立てられた。太陽がどんどん大きくなる。草でできた迷路は脳のような形をしている。迷路には猫やクモがいて、クモの脚は金属で、赤と茶色だ。クモには耳があり、誰かがフォークで耳をかいていた。フォークは発泡スチロールのカップにアイスクリームを盛りつけるのにも使われる。

夢の内容の変遷は、第8章で紹介したエリン・ワムズリーの「アルペンレーサー2」を使った実験を思わせる。答1と答1bはごくふつうのできごとで、本人の行動が反映されていると思われる。答2は、なくはないがかなり奇妙な内容だ。答2bになると、ぜったいありえない。さらに答3と3bは奇妙でありえないことに加えて、光景を想像するのも難儀だ。それでもすべてフォークに関することなのである。

Dormioで得られた夢の報告が問題を創造的に解決するかというと、そうではなさそうだ。フォーク関係で解決が必要な問題があるとも思えないが。では、結びつきの弱い連想が独創的に並んでいる？　これも明白ではないが、ボブが驚いたのは答2でフォークがかぼちゃのなかに入ったり、諜報員がフォークを使ったりする内容だった。一九四八年、下院非米活動委員会の公聴会で、作家ウィテカー・チェンバーズが共産党諜報員アルジャー・ヒスに関する極秘のマイクロフィルムを、くりぬいたかぼちゃに隠したと証言したことを思いだしたからだ。ホロウィッツが確認したところ、被験者はアルジャー・ヒスも、かぼちゃの一件もまったく知らないといい、おそらく「かぼちゃ→オレンジ→エージェント・オレンジ（「枯葉剤」のコード名）→諜報員（シークレット・エージェント）」の連想だろうと答えた。だが正解は誰にもわからない。

ホロウィッツはDormioを、入眠時の夢が持つ創造力を活かす一般向けの製品に仕上げたいと考えている。いっぽうボブが目ざすのは、この技術がはたして人間の創造性を引きだせるのか、科学的に信頼できる証拠を得ることだ。

睡眠後半の夢が問題を解決する頻度はどれくらいなのか、はっきりしていない。オットー・レーヴィの例をはじめ、大発見をもたらした夢には、明らかに入眠時でないものもあった。残念なことに、この種の夢が実験室で観察されることはないため、睡眠の段階を特定することはできない。では頻度はどうだろう？　この疑問を扱った研究は多くないが、ハーバード大学で夢を研究するディードリ・バレットが分析したところ、被験者の三分の一は個人的な問題をその後一週間に解決できたが、解決策を夢で見ようと試みた被験者のうち、成功したのは一パーセントだけだった[*04]。

ここまで扱ってきた例は、あくまで「あとで思いだすことができた」夢だけだ。ほとんどの夢は覚醒前に意識から姿を消し、それが問題の解決策を生みだしたかどうかわからない。第5章で触れたように、創造的な解決策はひと晩寝たあとに浮かぶことが多い。ただしそれが覚えていない夢のなかで出てきたのか、それとも完全に無意識の過程で生じたものなのか、わかっていないのである。

夢のなかでの創造性と拡散思考

この章の最初のほうで、夢は二つの形で創造性を後押しすると述べた。そしてここまでは、夢が問題解決を推進して、起きているときの創造活動を助けているという話だった。だがＮＥＸＴＵＰモデルにおいては、あからさまな問題解決の例など氷山の一角にすぎない。神経ネットワークを探索し、関係が弱いものの価値がありそうな連想を拾いだすところに、夢の創造性の真骨頂がある。それを創造性と呼ぶかどうかは定義の問題だ。ロバート・フランケンは著書『ヒューマン・モチベーション(*Human Motivation*)』のなかで、創造性とは「問題解決、他者との意思疎通、また自身や他者が楽しむのに役だちそうな発想、選択肢、可能性を生成もしくは認識すること」と定義している[*05]。

シカゴ大学の心理学者ミハイ・チクセントミハイはもう少し目標指向だ。「[数学など知識の]既存の領域に変化を引きおこしたり、既存の領域を新しい領域に変容させたりする行動、発想、所産」が創造性だと定義する[*06]。そして重要なのは「新しいことが……その領域に受けいれられるかどうか」だと断言している[*07]。そうすると創造行為の産物は、普遍的価値もしくは重要性が必須ということになる——かなりハードルが高い。

ケクレ、レーヴィ、メンデレーエフの夢であればこの厳しい定義に当てはまるが、私たちが毎日(毎夜)見る夢はあいにくそうではない。それでもフランケンのゆるやかな定義になら該当するだろう。それに「問題解決に役だちそうな発想、選択肢、可能性を生成もしくは認識すること」という表現は、そのままＮＥＸＴＵＰの「可能性理解のためのネットワーク探索」と重なる。さらに言うなら、これはレム睡眠の夢の特徴でもある。第8章で述べたように、レム睡眠は創造的な連想を検索しようという、ほとんど意図的とも呼べる試みだからだ。

夢の創造性を活用する

記憶処理における睡眠の役割が明らかになるにつれて、睡眠を操作し、活用することへの関心も高まっている。睡眠依存性《せい》の記憶進化を促進する目的で、脳に針を刺しこんだりせず、電気や磁気、音声で刺激する（ときには脳の特定の領域をねらう）試みはすでに行なわれている。そのほかにも、夢の効用を高める手法がいくつか開発されている。明晰夢を誘発する物質も見つかっているし、まぶたへの視覚刺激で明晰夢を見る訓練といったものもある（第14章）。エジソンやダリが実践し、アダム・ホロウィッツが開発にいそしんでいるような、入眠時の夢を思いだして記録する方法も、創造性や問題解決能力を高める手段として利用されている。

こうした工夫は新しいものばかりではないが――エジソンは一〇〇年前だ――、ここ一〇年の研究の進歩と技術開発は目ざましいものがある。二〇一九年、ボブはＭＩＴメディアラボ――脱専門性（antidisciplinary）を掲げる研究所だ――で開かれた夢工学シンポジウムに出席した[*08]。十数名の研究者が夢の研究と操作を支援する新しいテクノロジーを紹介したが、ホロウィッツのDormioもそのひとつだった。こうした新しいものだけでなく、以前から行なわれているもっと単純な手法も存在す

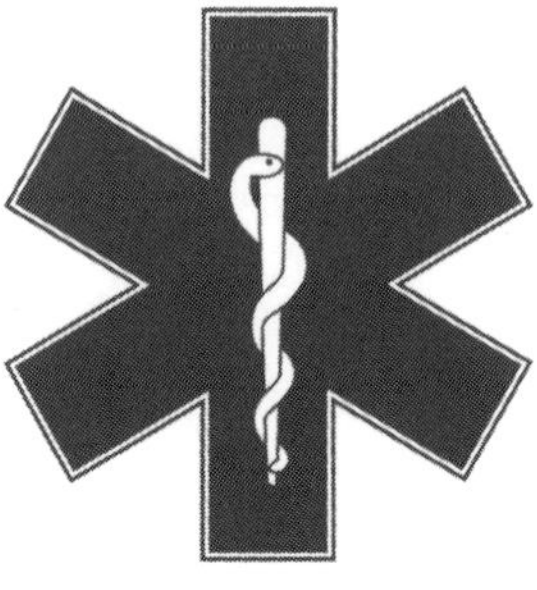

図11.3 スター・オブ・ライフ
救急車など緊急医療サービスを表わす世界共通のマーク。

る。それが「ドリーム・インキュベーション」と呼ばれるもので、夢を通じて創造性の発現をうながし、日常生活の課題を解決に導くことをめざしている。

ドリーム・インキュベーションには、ねらった主題を夢に出現させ、解決策を得るために、覚醒中に行なうさまざまなテクニックがある。起源は四〇〇〇年前のメソポタミアまでさかのぼるが、広まったのはその一五〇〇年後の古代ギリシャだった。病に苦しむ人びとは、その原因を明らかにして、さらには癒す方法を示してくれる夢を求めて、アポロンの息子である医神アスクレピオスの神殿に詣でていた。神殿には毒を持たないヘビが何匹もいて、参拝者のあいだを動きまわっていたという――当時はもちろん、いま想像してもぞっとする光景だ。だが、それは不眠症や悪夢ではなく、人びとが望む夢を誘発することがねらいだった。ヘビはアスクレピオスを象徴するものであり、現在でもヘビが巻きついたアスクレピオスの杖をシンボルマークに採用している医学団体がたくさんある（図11・3）。

今日でも、実際的な問題、対人関係や情動の悩みに答えを見いだすために、さまざまなドリーム・インキュベーションが行なわれている。厳密な条件下での科学実験の裏づけはないものの、実際に洞察を得た報告は多数ある。睡眠と夢が学習や記憶の進化、関連する記憶の探索にどんな影響をおよぼすか、研究で判明している知識と考えあわせれば、夢の創造性を活用する方法としてお勧めだ。なにしろ費用も時間もかからないし、害もない。ドリーム・インキュベーションは、いまあなたが生活で直面している問題にも解決策を見いだしてくれるかもしれない。

ドリーム・インキュベーションの手法については多くの書籍が出版されているし、インターネットにもたくさん情報がある。その中身も、ありきたりな手順から複雑な睡眠前の儀式まで程度はさまざまだ。ここでは、問題解決の夢を引きだすためにトニーが長年推奨してきた段階別の方法を紹介しよう。（ヘビをはわせるかどうかはおまかせする。）

ドリーム・インキュベーションのやりかた

1. 実行するのは、疲労が激しくなく、アルコールや睡眠導入剤、薬物などの影響を受けていない夜にする。
2. ねらいをつけた問題について、数分間考えをめぐらせる。次のようなことを自問するのも有効だ。
   - いま抱えている問題を打開するために行動する覚悟はあるか。
   - いまの状況をどう感じているか。
   - 問題が解決すれば何がどう変わるか。
3. 問題を短いフレーズや疑問、あるいは文にする。納得できるまで表現を工夫しよう。それを紙に書きとめて、ベッドのそばに置く。
4. 眠りにつくとき、この問題に関する夢を見ると自分に言いきかせる。ペンと紙、またはレコーダー（スマートフォンが便利だ）を枕元に置いておく。

5. さきほどつくったフレーズを頭のなかで繰りかえしながら眠りにつく。マインドワンダリングの状態に入ったら、考えが浮かぶにまかせ、フレーズに注意を戻す。
6. 入眠！
7. 目が覚めたら、目を閉じたまましばらくそのままでいる。目ざまし時計が鳴ったら、止めてふたたび目を閉じる。夢をできるかぎり思いだすよう努める。それから目を開き、思いだしたことを書きとめるか、録音する。夢の断片でも、見えた映像だけでもかまわない。この段階では夢について判断せず、忘れる前に記録に残しておくことだけに集中する。
8. 思いだした夢が、眠る前につくったフレーズと関係があるかどうか検討する。（次章で紹介する考えかたや手法がここで役に立つかもしれない。）

夢を思いだせなかったり、解決したい問題との関係が見つからなくてもがっかりしないように。人生のほとんどのことは、練習すれば上達する。答えにたどりつくまで、数日かかるかもしれない。もし問題解決に役だったなら、次回もぜひ試してみよう。

ドリーム・インキュベーションがどんな理由で、どの程度まで効果を発揮するのかはまだ結論が出ていない。第8章でＮＥＸＴＵＰを最初に紹介したとき、脳は入眠期を利用して当面の懸案事項や、完了していない過程に標識をつけ、睡眠中の処理に備えているのではないかと述べた。ここで説明したドリーム・インキュベーション――および同種の手法――は、この標識づけを助けているだけだと私たちは考える。独創的な洞察や解決策が見つかるかどうかは、そのあとNEXTUPがひと晩かけて探索するネットワークや、覚醒後に思いだせる夢に左右されるのだ。そこにヘビがどう関係するかは、読者のみなさんに掘りさげていただくとしよう。

第12章

夢の活用法

その発想と手法、および注意点

夢の研究をしていると、学生や友人、あるいは知らない人から夢の話をされて、「どんな意味だと思いますか？」とたずねられることがままある。（ボブはかならず「そういうの、うんざりなんです」と答える。）ということで、最初にはっきりさせておこう。あなたの夢の意味は、私たちはもちろんほかの誰にもわからない。それは夢の中身がからっぽということではない――この本でいろんな角度から述べてきたように、夢は心理学的に意味のある脳の創造物だ。けれども、夢には「真の」意味が隠れているとか、特別な修業を積んだり、特殊な才能を持つ人間にしか正しい意味はわからないという意見には賛同しかねる。

第7章で触れたように、人が夢を見る理由として、夢は象徴的なメッセージを含んでいるという考えは昔からある。自分の夢を理解したい、意味を知りたい欲求は、私たちの祖先が夜ごとの夢想に関心を向けたときからあったはずだ。だが、夢は解釈されるためだけに進化してきたとは思えない。それにしては、ひと晩に見る夢のなかで記憶に残っている部分があまりに少なすぎるし、かろうじて覚えている夢でも、いわゆる専門家にかぎらず、誰かが実際に解釈できた例はほとんどない。犬が見る夢はなおさらだ。夢が持つ生物学的な適応のための働き――それは夢が現われている最中に「ライブ」で遂行されている――と、覚醒後に思いだせる夢をどう利用するかは、はっきり区別することが重要だ。夢を解釈したり、創造性に着目したり、あるいはただ楽しんだりするのは後者に属する。

では夢を自己探究に活用したい人は、どうすればいいだろう？　この章の後半でいくつか選択肢を紹介するが、まずは「どうすべきでないか」を押さえておきたい。

画家や彫刻家、詩人が自分の作品を見せて、「どういう意味かわかりますか？」とたずねることはない。質問しても返ってくる答えは人それぞれだし、多くは作者からすると的《まと》はずれだろう。でも夢に関しては、多くの人がそれをやっている。なかには知らない言葉や表現の意味を調べるように、「夢辞典」を開く人もいる。これの何が問題かというと、夢を見た本人が解釈から置きざりになっている点だ。そうではなく、夢を体験した本人が積極的に関わる必要がある。さらに「ＸはＹを意味する」という断定は、夢に普遍的な意味があることが前提になっているが、それを裏づける科学的証拠はないし、臨床での報告もきわめてまれだ。

夢も芸術作品と同じで、何通りもの解釈ができる。芸術を理解する正しい方法がひとつにかぎらないのと同じで、夢の扱いも正解がひとつというわけではない。それでも、誰もが試すことができて、研究の裏づけもあり、日々の自己探究や治療の現場で個人的な洞察を得られた方法もある。この章ではそんな方法や発想に着目する。

夢の臨床利用

夢の解釈は、自己理解を深めるうえで大きな可能性を秘めているが、心理療法ではごくたまにしか用いられない。（なお、療法士と患者が共同で夢を探究し、解釈する作業はドリームワークと呼ばれることが多い。第3章で触れたフロイトの「夢の仕事」と混同しやすいが、こちらは容認しがたいゆがんだ願望を無難な夢の映像に変える無意識の過程である。）だが現実には、治療でもそれ以外の場面でも、多くの人が自分の夢を解釈されたいと思っている。（この感情については、第8章一三六ページから始まる「ＮＥＸＴＵＰと夢の意味を「感じる」こと」の節で論じている。）

心理療法でも、それまで夢の話題が一度も出たことがなかったのに、患者が自分の見た夢を語りだしてドリームワークが始まることもある。夢の意味を知り、そこから日常の行動や満足感に関わる手がかりを得たいと思ってのことだ。しかし多くの臨床医は夢を扱うすべを心得ていないか（睡眠やドリームワークを学ぶ場がほとんどない）、夢は非科学的で意味がないものと見なしている。その結果患者は落胆して足が遠のき、臨床医もまたとない治療機会を逃がすことになる。

ドリームワークを治療に取りいれる療法士は、なぜそうしたいかをはっきりさせておかねばならない。夢解釈というとついフロイトの夢理論と結びつけて、無意識の葛藤や欲望をたどろうとしてしまう。ユング理論を支持する療法士は、神話や元型、個人の無意識や集合無意識がいかに夢を構成するかを学んでから治療にかかるだろう。ゲシュタルト心理学にもとづくならば、夢の要素は、容認できる面とできない面をすべて含めた人格の投影されたものとなる。ほかにも、夢を見ているあいだの感情や対人関係、夢を語るときに経験する身体感覚に注目する切り口もある。このように、夢で自己理解を深めるための技法や学派は何十種類もあり、それぞれ臨床と理論の裏づけがある。

そして数十年前から、いくつかの学派を統合するいわば現代版ドリームワークが登場してきた。メリーランド大学カレッジパーク校の心理学教授であり、心理療法を研究するクララ・ヒルが開発した認知‐経験モデルもそのひとつだ[*01]。このモデルを取りあげるのには理由がある。まず長年の実践、指導、研究の積みかさねがあること。次に、ゲシュタルト心理学、ユング心理学、現象学的心理学、精神分析的心理学などの学派から生まれ、時の試練を経た興味ぶかい概念を束ねていること。それゆえ理論に厚みがあるばかりか、心理療法の異なる流派の療法士も入りやすいモデルになっている。最後に、このモデルはすでに多くの研究対象になっており、さまざまな状況で効果を裏づける証拠がそろっている[*02]。ではモデルの概要を説明しよう。

○ヒルの認知‐経験モデルを使って、夢から洞察を得る方法

ヒルの認知‐経験モデルは、探究、洞察、行動の三段階で構成される。探究段階のステップは四つ、描写、再体験、連想、覚醒時のトリガーである（頭文字をつなげてＤＲＡＷと称する）。まず、あたかもいま経験しているかのように見た夢を一人称で語り、そこからとくに印象的な映像をいくつか選んだら、療法士とともにひとつずつ以下のことを行なう。

①映像をできるだけ細かく描写する。
②映像にともなう感情を再体験する。
③映像から連想されるものを挙げる。
④映像を呼びおこす覚醒時トリガーを見つける。

次の洞察段階では、探究段階でわかったことを統合し、療法士の協力を得ながら夢全体の意味を考えていく。この共同作業にはいくつかのレベルがある。第一は、ほかとの関係はいっさい考慮せず、夢の体験そのものを探る。第二は、最近の経験、いま抱いている懸念、感情などを含めた現在の生活状況とのつながりを検討する。第三は、自己の投影、子ども時代の葛藤、自らの精神や存在に根ざす問題などから、複雑な心理学的ダイナミクスとして夢を掘りさげる。

最後の行動段階では、夢の理解にもとづいて生活をどう変えるか検討する。この段階の入りかたとしては、まず夢をどう変えたいか自問する。この問いが、実際の生活で実現させたい変化を考える出発点となるのだ。療法士の助言を得ながら、変化の可能性を探る。

ドリームワークの最近のモデルはどれもそうだが、ヒルの認知‐経験モデルは夢の隠された意味を暴くことに重きを置かない。夢の個人的な意味を知り、自分自身について新たな何かを発見することで、洞察を得たり、自己意識を高めたり、治療に真摯に取りくんだりできることをめざしている。

心理療法におけるドリームワークの効果を数値化するのは容易ではないが、療法士や研究者がそのためのツールや手法をいろいろと開発している。その成果をここで紹介しよう。

ヒルの認知-経験モデルをはじめ、最新のドリームワークの効果が最も詳細に判明しているのが、個人的な洞察に関してだ[*03]。自分自身をどう見るか、いま直面する問題をどう考えるか、他者との関係や遠い昔のできごとの影響をどう理解するかといったことである。

ヒルの認知-経験モデルの効果を調べた研究は、どれも高い評価結果になった。具体的には、患者と療法士の協力関係が強くなる、患者が治療に積極的になる、患者が主体性を認識して治療の進捗を理解するようになるといった効果が指摘されている。患者の幸福感まで改善したという報告もあるが、これは不安や落ちこみの症状が軽減されたためだろう。治療手段として誤解され、見すごされることが多いモデルだが、これだけの効果が確認されている。

パーソナル・ドリームワーク

臨床で行なわれるドリームワークは、かならず療法士が同席して夢の探究や理解を助けてくれる。では独力でやってみたい人はどうする？　ヒルの認知-経験モデルをはじめ、治療で採用されるドリームワークモデルの理念と技術を、個人向けに応用するのがひとつ。もうひとつ、三人寄れば文殊の知恵ということわざどおり、自分や他者の夢を正しく理解したいと考える者どうしで、少人数のドリームワークを実践する方法もある。

○単独ドリームワーク

まずは夢を思いだして記録することから始めよう。前章では問題解決の夢を誘発する方法を提案したが、夢日記をつけるときも同じやりかたが使える。具体的には、枕元にペンと紙、もしくはレコーダーを置いておく。眠る準備が整ったところで、今夜見る夢は翌朝思いだせると言いきかせる。夢を覚える機会を自分に与えるのだ。（ボブは学生に、「夢は思いだせると三回唱えるよう指導する。少々恥ずかしいが、効果はあるそうだ。）翌朝は覚醒してもすぐに目を開けず、今日の予定もまだ考えない。目覚まし時計が鳴っていたら、音を止めてふたたび目を閉じる。静かに横たわったまま、夢と同じ状態にもう一度戻るような気持ちで、数分間夢を思いだしてみる。何も思いうかばないときは、寝返りを打つなどしてゆっくり姿勢を変える。

夢を思いだしたら、目は閉じたまま覚えていることを残らず頭に描きだしてから、紙やレコーダーに記録を開始する。大切なのは、あいまいな感覚や単独の映像も含めて、すべてを忘れる前に記録することだ。最後に短い題名をつける。こうしておけば、記録した夢が増えてもあとでたどりやすい。

夢を記録したら、注意ぶかく読みかえす。目を閉じて、夢に現われた映像、思考、感情を最初から最後まで再体験してみる。それから夢が持つであろう意味を探るために、自分に質問を投げかける。以下は質問の例だ。完全版というわけではないが、とりあえず試すには充分だ。

◆夢のなかではどんな気持ちだった？　主要な情動は何？　同じ気持ちを初めて経験した、あるいは最近経験したのはいつ？

◆夢の状況について。それはどんな感じだった？　そこから何か思いだすことはある？

◆夢に出てきた人について。彼らは何をしていた？　知っている人は、ふだんと同じだった？　彼らからほかの人や物を思いだすことはある？　夢に出てきた人に、自分自身の一部――好き嫌いどちらでも――が見てとれる？　その部分についてどう感じる？

◆夢に動物が出てきた場合。それは何をしていて、自分はどう感じた？　動物の性格や、際だった特徴をどう説明する？

◆夢の中心だったのはどんな映像？　それをいま思いうかべると、どんな種類の連想が出てくる？　その映像の由来はわかる？

◆前夜床に入ったとき、心に浮かんでいたことは？

◆これまでの問いの答えを読みかえしたとき、夢やその一部の要素から、特定の状況や経験、あるいはいま気がかりなことが思いうかんでくる？

◆以上の回答から、自分が何者で、これからどうなりたいのか、周囲の世界をどうとらえていて、どう関わっていきたいのかが見えてくる？

こうした質問に答えることで、自分の夢をより良く理解できるが、慣れるまで何回か試す必要があるかもしれない。心に留めておきたいのは、自分自身や自らの状況に関する新しい情報やつながり、洞察が浮かんでくるのは、夢全体ではなく、その要素からだということだ。言いかえれば、夢を丸ごとの形で「理解」できると期待してはいけない。長い夢、複雑な夢、奇妙な夢であればなおさらだ。

夢を構成する主な映像、主題、情動、やりとりからひとつずつ情報を拾いあつめるほうが現実的だし、価値ある結果につながる。ぜひ試してほしい。

○集団ドリームワーク

集団ドリームワークの手法として最も知られ、広く実践されているのが「夢評価（Dream Appreciation）」法である。開発したのは、ニューヨークで勉強した精神科医・精神分析医で、一九六〇年代にブルックリンにマイモニデス夢研究所を創設した故モンタギュー・ウルマンだ。ウルマンの夢評価法は発見と安全に重点を置くもので、いくつかの段階を踏んで行なわれる[*04]。ここではセッションの手順をかいつまんで紹介しよう。

まずあなたがドリーム・プレゼンターとなって自分の夢を説明し、ほかのメンバーが質問をして内容を明確にしていく。次にメンバーひとりひとりが、あなたの夢を自分の夢として、どんな感情が湧くか、どんな連想や映像が浮かぶか、自身の状況と照らしあわせてどんな意味を持つかを語っていく（名づけて「これが私の夢なら」法）。続いてあなたが、最近のできごとや気がかりなことを中心に、自身の生活と夢を関連づける。夢の記録を二人称で読みあげてもらい、全員で議論する。追加の洞察や思考が出てくれば、その後のセッションでこのときの夢に戻ってメンバーに話してもよい。

こうしたセッションを体験することで、自分の夢を話し、私生活の細部を安心して打ちあけられるようになる。望まないときは夢のことも、自分自身のくわしいことも話さなくていいし、議論はいつでも中断できる。認知‐経験モデルと同様、ほかの人の連想や解釈に縛られる必要もない。

ウルマンの夢評価法については、活用や応用も含めて多くの文献が出ているし、指示どおりに実行すれば、個人的な洞察が得られるのみならず、ほかのメンバーの夢にも好ましい影響が出ることが研究で裏づけられている[*05]。

複数の夢に意味を見いだす

ドリームワークに関心を持つ人のほとんどは単独の夢を想定しているが、複数の夢が対象でも効果が得られる。第9章で述べたように、一九五〇年代にカルヴァン・ホールは、長期的に収集した夢からパターンを読みとり、本人の性格や葛藤、懸念を推測する作業に熱中していた。ホールたちの研究は、複数の夢を分析すれば、心理的に有意義で、当人も知らない情報が得られることを示したのである。

これは自分の夢を掘りさげるときにも役だつ。自分自身について、単独の夢だけではわからないことを学べるはずだ。自分が見た夢を二五個とか五〇個集めて分析すれば、内容に一定のパターンがあることに気がつくだろう。場所、主題、登場人物および彼らとのやりとり、決まった設定での感情と行動、特定の人物や物の存在、行動や奇妙さや情動の変化といったことだ。すでに夢日記をつけている、あるいはこれからつけようと思っているなら、せっかく集まった記録を最大限に活用するためにも、複数の夢を合わせて分析してほしい。意外と見おとされがちな方法だ。

同様に反復夢の分析も、個人的な洞察や自己理解につながる。反復夢の出現と停止が、日常生活における情動的な懸念や課題の処理と結びついているらしいことは、複数の研究で示唆されている[*06]。反復夢を経験し、なぜその夢が出現するのか不思議に思っている人は、夢を見る直前に、情動が突出したできごとやストレス要因がなかったか考えてみよう。たとえば、身近な人に失望したとか、自信を喪失しているとき、恥をかいたときに反復夢を見る傾向があるのかもしれない。念のため、反復夢の内容がいつも同じなのは、夢の展開に対して生じる思考、行動、情動が毎回変わらないことが理由のひとつだ。

以前に探索した可能性にもう一度注目し、夢のなかでの自身の反応を追跡できるようになれば、脳は情動的なわだかまりを認識できた、あるいは解決できたと判断して、夢を変えてくれるかもしれない。

NEXTUPと洞察、夢の起源

夢の中身と日常生活はどう関係しているか。夢に現われる中心的要素は、覚醒中の何が引き金になっているのか。この章で紹介したものを含め、ほとんどのドリームワークではそれを考えさせる。かんたんな課題のように思われがちだが、夢の出どころを覚醒中のことに確実に結びつける作業はけっこう複雑だ。

第8章と第10章では夢を織りなす細部が覚醒中のどんなところから来るのか探ってみたが、それを突きとめるのは難しく、ときに不可能であることがわかった。ウルマンの夢評価法のように集団で探究しても、夢の題材のうち出どころを特定できるものは二〇パーセント程度しかないことが複数の研究でわかっている。主に後半のレム睡眠時に、新鮮でめずらしい連想が夢に組みこまれるというＮＥＸＴＵＰモデルにもとづくならば、この数字は当然だろう。だが現実には、夢の研究者でも意外に思うようだ。

数年前、トニーは講堂に集まった学生たちに話をしていた……しかし雰囲気がどこか妙で、これは夢だと気づいた。トニーは（夢のなかで）目を閉じ、波が押しよせては砕ける広大な砂浜に立っていると想像した。そして目を開けると、ほんとうにそこは砂浜だった。大きな波が迫ってくるのも想像どおりだ。だがそこには不思議な光景があった。ペンギン、それも数千羽のペンギンがあふれかえっているのだ。足元にも十数羽立っているが、トニーを気にする様子もない。うごめく黒と白の集団が砂浜をはるか遠くまで埋めつくしている。目を覚ましたトニーは混乱した。なぜ私の脳は、のどかな砂浜をペンギンの海に変えたのか。最後にペンギンのことを考えたのがいつだったか覚えてもいないのに。いくら考えても、いまの生活で意味を持ちそうな連想も隠喩も思いつかなかった。

何日かして、友人の車に同乗していたトニーは、道路ぞいの看板に自分の目を疑った。海へと続く砂浜の写真を二つ並べた看板だ。左のほうは、砂浜や波うちぎわで子どもたちが楽しむ光景だったが、右のほうは砂浜がペンギンでびっしりだったのだ！　ペンギンがいるのはメイン州最南部の砂浜で、そこより北にある砂浜のほうがうんと暖かいですよと言いたいカナダ観光の宣伝だった。トニーにはこの看板を見た覚えはなかったが、最近も車で通った道だ。本人も気づかないうちに、脳が看板の映像を記憶にとどめていたにちがいない。明晰夢のなかでのどかな砂浜を思いうかべようとしたとき、トニーの脳は記憶のネットワークから、関係は弱いが使えそうな連想がないか検索を開始した。そこで見つけたのが、ペンギンがひしめきあう砂浜というとんでもない映像だったのだ。あるいは……トニーが夢と気づく前に見ていた夢では、大勢の学生が講義に出席していた。「黒と白の集団が、トニーを気にする様子もなくうごめきながら、はるか遠くまで埋めつくす」というのは、着席している学生のことではないのか？　ＮＥＸＴＵＰは学生たちが何かの役に立ちそうだと判断したのだろうか。それはわからない。

　脳は夢を見るとき、関係の弱いめずらしい連想を探しだそうとするが、そのなかには本人がほとんど、あるいはまったく気づいていないものもある。だから最近にしろ昔にしろ、経験したできごとに夢の起源を求める作業は、思っているよりやっかいなのだ。

　第8章、ボブがドッグ・ラボの夢を見たくだりでは、娘のジェシーとドッグ・ラボの連想がボブの反応で強化され、それが夢の展開に影響していた。ところがトニーの場合、砂浜‐ペンギン‐海の連想は、覚醒してからも困惑するだけだった。おそらく彼の脳は、この連想は強化に値しない、つまり将来の可能性を理解するうえで役に立たないと判断したのだろう。天地がひっくりかえるような夢の啓示は、毎度降りてくるわけではないのだ。

　もちろん、夢の出どころが明らかに特定できる（と思える）こともある。トニーの友人エリック（仮名）がこんな夢を見た。恋人のリンダを乗せて車を走らせていたら、雪だまりにはまってしまった。わざとではないはずだが、そのあたりは夢でははっきりしていない。リンダは激怒して、何とかしろとせっつく。エリックはハンドルを左右に切ったり、アクセルを踏んで前進やバックをしてみたり、車から出て雪かきまでやってみたが、深くはまって抜けだせない。この夢の出どころは明らかだった。その前日、モントリオールが猛吹雪になり、溝にはまって四苦八苦する運転手の映像を見ていたのだ。トニーが意外だったのは、エリックの感情だった。夢のなかの彼は事故や自動車のこと、用事に遅れることを心配するのではなく、苦境をエリックのせいにする恋人にひたすら腹を立てていたのだ。

しばしのやりとりを経て、エリックは夢の新たな出どころを発見した――リンダとの関係だ。二人の関係は難しい局面にあって、双方ともに行きづまりを感じていた。しかもエリックは、事態を打開するには自分が行動するしかないと思ういっぽう、自分ばかりが悪者にされていると（内心）感じていた。要するに泥沼にはまっていたわけで、エリックの夢はリンダとの関係を示す完璧な隠喩だったのである。自動車も吹雪も関係なかったのだ。

これらの例は、夢の意味を確実にとらえることの難しさを示している。それでもこの章で説明したドリームワークを使えば、夢から個人的な洞察を得ることは可能だし、ＮＥＸＴＵＰの観点からも合理的だ。処理のために選定された記憶が夜のあいだに進化していくうえで、夢は重要な働きをしている。もうひとつ、脳が夢を見るときは、突出した経験と情動的な懸念が具体的な表象になる連想を特定し、強化している。さらにここで選んだ連想が、いまだけでなく将来にわたって同じような懸念を解決するはずだと脳は計算しているのだ。ＮＥＸＴＵＰは、夢を見ている本人が夢の世界に反応する様子と、反対に本人が夢のなかで考え、行動し、感じることが夢の世界に影響を与える様子を同時進行で監視している。この巧みな働きによって、夢の物語はたえず変容しているのである。

夢の設定、登場人物、主要な映像、そして主題をたどることは、夢の世界で具象化した経験や懸念を振りかえっていることにほかならない。夢で経験した思考と情動を掘りさげれば、覚醒していると きの感情や行動とのつながりが見えてくるだろう。それによって、夢のなかで進行する思考と行動と 情動が、連想と可能性の選択を左右し、両者の相互作用で夢が構築されていく仕組みにも触れている ことになる。この探索過程ほど、自分自身や世界について学べる機会はほかにない。

第13章

夜中に大きな音がする

ＰＴＳＤ、悪夢、その他夢に関連する障害

睡眠麻痺やレム睡眠行動障害、ナルコレプシー、悪夢、心的外傷後ストレス障害（ＰＴＳＤ）など、夢が関係する障害は折に触れて取りあげてきた。この章ではそれらすべてについて、これまでの説明をさらに掘りさげ、共通点と相違点を挙げていく。さらにこれらの障害が、ＮＥＸＴＵＰについて何を教えてくれるのか明らかにしていこう。

心的外傷後ストレス障害

見るより早くヘリコプターの音が聞こえた。だがもう手おくれだ。一〇メートルほど右にいたラリーと、左にいたカルロスはもう死んでいる。自分も死ぬだろう。爆音とともに頭上に

近づいたヘリコプターは、敵陣に爆発物を投下しはじめた。自分とラリーのあいだに腕が転がっている。「ラリーの腕だ。いや、自分のか？」誰かがその腕を揺さぶっている。自分の腕だ。目を開けると、妻がやさしく揺りおこしていた。「ただの夢よ」と慰めてくれるが、もう何回目だろう。

ＰＴＳＤ患者の夢は尋常でない恐怖に満ちており、しかも原因となった衝撃的な体験がそのままの形で何度となく再現される。第5章ではＰＴＳＤ特有の夢にかんたんに触れ、睡眠依存の記憶進化が阻害されていると説明した。そのため、トラウマになった記憶に対する情動的反応が弱まらず、それどころか古い記憶との統合まで促進されるのだ。覚醒時のＰＴＳＤ症状が記憶進化の仕組みと働きを知る手がかりになったように、ＰＴＳＤの夢はＮＥＸＴＵＰの作用を知る助けになる。

夢の大きな特徴は、連想が主体で隠喩的な内容であることだ。起きているときの記憶がそのまま再生されるのではない。夢はあくまで覚醒中のできごとについて語られる。

私たちが夢で見るのは記憶の正確な複製ではなく、実際に起きたことについてだ。ボブの研究室にいるノルウェー出身の大学院生、マグダレーナ・フォッセはこの仮説を検証することにした[*01]。実験の参加者は、目ざめてすぐに夢を記録する作業を二週間続ける。記録では出どころがわかる箇所に下線を引き、その説明も書きいれてもらった。

夢ではエピソード記憶が再現されているのでは？　マグダレーナが知りたいのはそこだった。エピソード記憶は第8章で触れたように、生活のなかで実際に起こったできごとの記憶だ。この種の記憶は細部まで思いだし、もう一度経験することができる。もし夢でエピソード記憶を思いだしているのなら、場所、登場する人物や物、行動、情動、主題まで、記憶を構成するすべての要素が同じでなければならない。マグダレーナは下線を引いた箇所に関して、出どころとの類似を参加者に確かめた。場所、登場する人物や物、行動、情動、主題がどれだけ一致しているかということだ。

答えはあっけなかった。一致点はほとんどなかったのだ。出どころが確かな三五〇か所の記述のうち、場所が同じだったのはわずか六〇か所――およそ六つにひとつの割合だ。総合的に見て、エピソード記憶の再現と呼べる条件を満たしていたのは二パーセントに満たなかった。これはまさに、ＮＥＸＴＵＰモデルから予測できることだ。睡眠依存性《せい》の記憶進化の過程は記憶の再活性化に負うところが大きいが、夢を見ている最中に行なわれる記憶ネットワーク探索では、オリジナル記憶の再生をあえて避けている。第8章で述べたように、ＮＥＸＴＵＰはなるべく関係の遠い、古い記憶を探しだしては活性化させ、オリジナル記憶の新しい使い道や解釈を提示するのが仕事だからだ。レム睡眠中はそれが顕著になる。海馬からのエピソード記憶再現が遮断され、神経伝達物質アセチルコリンの濃度が上昇すると（同時にノルアドレナリンの放出も停止する）、関係の遠い記憶のほうに連想が働きやすくなるのである。意味的プライミングの研究でも、レム睡眠では弱い連想ほど活発になることがわかっている。

つまり夢でエピソード記憶がありのままに再現され、しかも何度も繰りかえされるのは、少なくともその記憶に関しては、ＮＥＸＴＵＰが機能していないということだ。ＰＴＳＤ患者は衝撃を受けた記憶を毎夜のように夢で見るが、それはまさにそういうことだろう。

衝撃的な体験のあとに何度も悪夢を見るのは、ＰＴＳＤ発症の前兆である。悪夢のなかでその体験の記憶が反復されるようになると、日中にもＰＴＳＤの深刻かつ慢性的な症状が現われる。衝撃的な経験の記憶は、睡眠中に本人の気づかないところで脳が自然に、かつ自動的に処理してくれるのだが、ＮＥＸＴＵＰが機能不全に陥るとそれができなくなる。睡眠依存性の記憶進化も、とりわけレム睡眠に依存するものが阻害される。影響を受ける働きは、たとえば以下のようなものだ。

◆情動的記憶から細部を取りのぞく。
◆記憶の未来想起において、情動的な反応をやわらげる。
◆新しい記憶と、それに関係する古い記憶を統合する。
◆記憶の骨子を抽出し、意味を発見する。
◆記憶ネットワークを探索し、記憶の解釈の可能性や使い道を理解する。

第７章と第８章でも触れたように、どれも睡眠中に自然に行なわれていることだ。それがなぜＰＴＳＤでは止まってしまうのか。ひとつにはストレス反応が考えられる。心身がストレスを受けると、副腎からはコルチゾールやアドレナリン、脳からはノルアドレナリンというストレスホルモンが放出される。覚醒時であれば、ノルアドレナリンの働きで脳は起こりうる脅威に神経を集中させるので、よけいな思考や感覚には注意が向かない。ＮＥＸＴＵＰが関連の薄い記憶を検索できるのは、レム睡眠中にノルアドレナリンの放出が止まっているからだ。ところがＰＴＳＤで過覚醒状態になると、

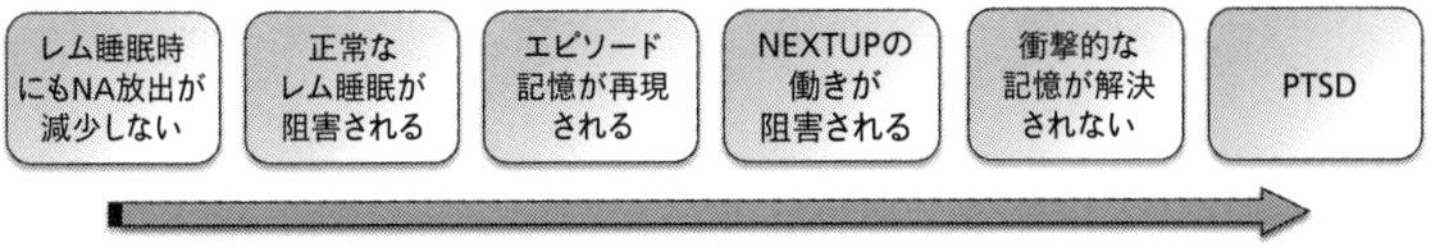

図13.1 衝撃的な体験後のPTSD発症のステップ

ノルアドレナリンの放出が止まらず、ＮＥＸＴＵＰは正常な検索ができなくなる。一九九五年、ハワード大学のトム・メルマンは、健康な人は睡眠中のノルアドレナリン放出が七五パーセント減少するのに対し、ＰＴＳＤ患者は反対に二五パーセント増加していると報告した[*02]。ノルアドレナリンの放出が続くと、図13・1のようなドミノ倒しが起こる。ノルアドレナリン（ＮＡ）の濃度が上昇して、レム睡眠が充分に機能せず、エピソード記憶の再現が抑制されない。正常なら関係の遠い連想を選んで探そうとする脳の働きも制限される。その結果、ＮＥＸＴＵＰは衝撃的な経験を大きな連想ネットワークに統合できず、「過ぎたこと」にできなくなる。このように、衝撃的な記憶が時間とともに風化していかないのは、ＮＥＸＴＵＰを含む睡眠依存性の記憶進化が停止しているためだ。ＰＴＳＤになる理由もそこにあると思われる。

だが夢を見ること、そしてＮＥＸＴＵＰの働きは、神経生物学的にとても複雑で、成功か失敗かで単純に語れるものではない。両極端のあいだには、睡眠依存性の記憶進化が断続的に行なわれ、大なり小なり効果をあげているはずだ。たとえばＰＴＳＤ発症者の九〇パーセントは、悪夢と実際のできごととの類似度にはばらつきがあると報告しており、悪夢のなかで記憶がきっちり再現される人はそのうちおよそ半数にとどまっている。むしろＰＴＳＤの悪夢では、トラウマとなったできごとが隠喩的に表現されたり、一部の要素がゆがんだ形で現われたりする。

また、原因となるできごとに直接は言及せず、同じときに経験したつらい情動（恐怖、悲しみ、無力感など）だけが再現されることもある。悪夢におけるトラウマ関連の再現度は、ＮＥＸＴＵＰが機能する程度に応じて変化するのだ。それでも患者の全般的な精神状態が改善され、日常生活の質が向上するにつれて、悪夢の内容は肯定的な方向に変化していくようだ（再現の頻度と、再現される要素の強度が落ち、隠喩的な表現が増え、日常生活との統合が進むなど）。

トラウマからの回復に、夢のこうした変化がどう関わっているのかは未知数だ。ＮＥＸＴＵＰが正常であれば、やっかいな情動的記憶も時間とともに進化していく。だが、とくにレム睡眠中のように、神経科学的、神経生理学的に特徴のある状態でＮＥＸＴＵＰの機能が低下することは、さまざまな困難をもたらすと考えていいだろう。

○プラゾシン

睡眠中に脳に放出されるノルアドレナリンが増えることが、ＰＴＳＤ発症の始まりだとすれば、ノルアドレナリンの活動を阻害されるとどうなる？　二〇〇〇年、シアトルにあるワシントン大学の精神医学教授マレー・ラスキンドは、そんな質問をされて答えに詰まった。退役軍人省が実施するストレス障害プログラムで、医療アドバイザーをしていたときのことだ。ベトナム戦争で戦闘を体験し、ＰＴＳＤになった二人の患者が、たまたま同時期に別の症状でプラゾシンを投与された。するとＰＴＳＤの悪夢が劇的にやわらいで、ふつうの夢が増えてきたというのだ。プラゾシンはアドレナリンα1受容体拮抗薬に分類され、脳内のα1受容体に作用してノルアドレナリンの働きを抑える。アルツハイマー型認知症のノルアドレナリン異常を研究していたラスキンドは、アドレナリンα1受容体を活性化させ、重度の睡眠障害を起こす薬があることは知っていた。またＰＴＳＤ患者は睡眠中にノルアドレナリン濃度が上昇するというトム・メルマンの研究や、ノルアドレナリンの増加と睡眠時間の減少が関係しているという報告も読んでいた。

プラゾシンがノルアドレナリンの脳内での活動を減らしたことで、エピソード記憶の再現が抑制されたのだろう。ラスキンドはそう推測した。脳内のノルアドレナリン濃度を高める薬物でレム睡眠が減少しても、プラゾシンの投与で改善することはすでに知られていた。そこでラスキンドたちは一連の研究から、プラゾシンがＰＴＳＤ特有の夢を減らし、場合によっては完全になくせることを実証した[*03]。プラゾシンがノルアドレナリン濃度を下げたことで、ＮＥＸＴＵＰが実力を発揮する神経化学的環境が復活したのである。トラウマがらみのしつこい悪夢が減ったことで、患者は眠りも昼間の生活も目に見えて改善した。ラスキンドの推理はみごと当たっていたのだ。いまやプラゾシンは、ＰＴＳＤ患者の悪夢を軽減する薬として推奨されている。

特発性の悪夢

第10章でも触れたように、明確な原因のない特発性の悪夢は、ほとんどの人が年に数回は経験している。そのいっぽうで、少なくとも週一回は悪夢を見る人もいる。その割合は成人の約四パーセントで、こうなると治療の対象になる。悪夢は男性より女性に多く、たいていは大きな心配ごとがあった夜に見る。不眠、うつ、心理社会的適応の低下、自殺念慮といった症状もともなう。とはいえ、とりたてて問題なく生活している人でも悪夢は見る。いやな気分になる悪夢はどこから生まれ、なぜこれほど多いのだろう？

夢の性質や機能にさまざまな説明がなされてきたように、悪夢の起源も諸説入りみだれている。古くから言われてきたのは、悪魔や亡霊など邪悪な存在がもたらすというものだが、現代ではストレス、未解決の葛藤、幼児期の不幸体験、遺伝、性格などに原因を求めることが多い。悪夢を見ることは生物学的に有意義であるという主張もあれば、反対に正常な機能が損なわれているとか、悪夢に生物学的な働きなどないと断言する研究者もいて、話をさらに複雑にしている。

これほど意見が分かれるのも、ばらつきがありすぎるからだろう。悪夢は断続的でとつぜん現われることもあれば、何度も繰りかえし見る悪夢もある。中身もいろいろだ。悪夢が出現するのも、幼児期や思春期だったり、成人後だったりするし、中心的な情動（無力感など）がいつも同じ悪夢もあれば、毎回異なる情動を経験する悪夢もある。悪夢は疲労感を招き、睡眠を回避するような行動をとって慢性的な不眠症につながることもあれば、日常生活にほとんど支障がないこともある。だから悪夢の説明としてよく語られる特徴も、あくまで一部の人が一時期に経験したものにすぎない。

第7章で登場した故アーネスト・ハルトマンは、悪夢に苦しむ人びとの研究に力を傾けた。長年ずっと悪夢を見ている人をはじめ、頻繁な悪夢に悩まされる人を調べても、多くは幼少期にトラウマを負った経験もなければ、精神病理的な症状を呈していたわけでもない。それでも長年悪夢を見ている人は、過度に開放的で人を信じやすく、情動が繊細で創造性が豊かな傾向があり、既視感や夢のなかで夢を見るといっためずらしい経験もしていた。そこでハルトマンは、悪夢を頻繁に見る人は「心理的境界が希薄」なのではないかと考えた。たしかにハルトマン自ら開発した「境界尺度」での評価結果は、彼の仮説の一部を裏づけるものだった[*04]。心理的境界が「厚い」、つまりしっかりしている、守りが固い、頑固、厚顔と評される人とくらべると、境界が薄い人は夢をよく覚えていて、悪夢の経験も多く、奇妙で強烈な夢を見ることも多いという結果が出た。

悪夢を引きおこすと思われるもうひとつの要素はストレスだが、両者の関係を調べた研究では一貫した結果が得られていない。これには、ストレッサー（ストレス刺激）の種類が以下のように多岐にわたることも関係しているだろう。

◆急性ストレッサー――戦乱や自然災害に巻きこまれる。
◆実験的ストレッサー――眠る前の被験者に不快な映像を見せたり、難しい「知的」課題をやらせたりする。
◆情動的ストレッサー――失業、離婚、愛する人の死。
◆社会的ストレッサー――対人関係の摩擦、孤独、友人や同僚へのわだかまり。
◆日常生活での面倒――働きすぎ、交通渋滞、鍵などの置き場所をしょっちゅうまちがえる。

これらのストレッサーが、数週間、数か月、ときには数年にわたって蓄積していくのだ。

もちろんストレッサーへの反応は人によって異なる。だから同じストレスを受けていても、悪夢を経験する人と、そうでない人がいる。

コルチゾール（代表的なストレスホルモン）濃度などでストレス反応を生物学的に調べると、自分が感じるストレスの強さと食いちがうことがある。悪夢を見るかどうかに大きく関わってくるのは、主観的な印象ではなく、ストレスへの神経生物学的な反応のようだ。

主観的な印象にしろ、生物学的反応にしろ、ストレッサーへの感受性は遺伝にも左右される。双生児三五〇〇組を対象に悪夢を調べた大規模な研究では、幼少期の悪夢と成人後の悪夢の両方に関係する遺伝子変異が複数見つかった[*05]。ただしこれらの遺伝子が環境要因とどう作用しあい、鮮明で感情的な悪夢へとつながるのかはまだわかっていない。

悪夢はけっしてめずらしい現象ではなく、しかも多面性がある。だが、その背景にある心理的、生物学的要因の複雑な相互作用は、まだ理解の入口に立ったところだ。

特発性の悪夢とNEXTUP

ＰＴＳＤの悪夢でトラウマとなったできごとが再現されるのは、ＮＥＸＴＵＰの機能不全のせいだ。ＮＥＸＴＵＰが一部でも回復して、トラウマ記憶を包括的な連想ネットワークに統合することができれば、悪夢の中身は少しずつ改善していく。ではトラウマと無関係な悪夢はどうなのだろう？　その答えは悪夢の展開のしかたにある。

トニーと当時博士課程にいたジュヌヴィエーヴ・ロベールが、悪い夢と悪夢を数百例分析した研究を第10章で紹介した。この研究では、日常の夢がいつ、どのようにして悪い夢や悪夢に変化していくかも調べている。すると、外部で起きた否定的なできごと（たとえば「空を見あげたらミサイルが向かってきた」）が原因として最も多く、全体の約四分の三を占めていた。「自分は湖の上を飛んでいた。そしてふと、空中に浮かんでいるのは死んでいるからじゃないかと気がついた」という思考や、「姉が部屋に入ってきて、私は急に彼女が怖くなった」という感情は、合わせても残り四分の一でしかない。

どの夢も最初は無難な始まりだった。設定も、ほかの登場人物も、歩くとか見まわすといった行動もありふれている。しかし悪夢への転換点はすぐそこに迫っている。夢の最初の三分の一で悪夢に変わった例が、約六〇パーセントもある。けれども、いやな内容になるまでもう少しかかる夢も三分の一以上あった。そうした夢の結末はというと、悪夢の約二〇パーセント、悪い夢のほぼ四〇パーセントでは形勢が変わり、部分的に救いがあるか（本人は危険を免《まぬが》れたがパートナーがけがをした）、完全に良い結果（事態を制御できた、ぎりぎりで助かった）で終わっていた。日常的な悪夢や、さらには夢全般において、NEXTUPがどう機能しているかがうかがえる研究結果だ。

夢の報告のほぼすべては、どちらかというと中庸な、あるいは平穏な場面から始まっていた。物語が明らかに否定的な調子を帯びるのは、NEXTUPが記憶探索に本腰を入れて、夢に勢いがつきはじめてからだ。

平凡だったはずの夢が悪い夢や悪夢に変わるのは、夢のなかのできごとがきっかけだが、ときには自身の思考や感情も引き金となる。両者を区別することは重要だ。なぜなら脳は仮想世界を創造して見る者を没頭させると同時に、その世界を一人称で認識して反応する「夢の自分」もつくりだしているからだ。第9章で見たように、ＮＥＸＴＵＰは覚醒しているときには想像もつかない連想を探り、その結果生まれる夢のシナリオに私たちの心がどう反応するか観察している。シナリオに反応して生じた思考、感情、行動は、夢の人物やできごとに影響を与え、こうして夢の世界はたえず変容していく。ＮＥＸＴＵＰがいちばん大事な仕事をするのは、「夢の自分」と仮想世界の相互作用のときだ。不運なことに、悪い夢や悪夢が始まってしまうのもこのときなのである。

　不快な夢は、夢が問題解決や情動制御に失敗したせいだとする見かたもあれば、反対に夢の働きがみごと成功した証拠だという意見もある。だがＮＥＸＴＵＰの観点に立てば、悪い夢と悪夢は成功でもあり、失敗でもあり、その中間でもある。すべては夢の頻度と内容しだいだ。

　例を挙げよう。悪夢では強烈な情動に圧倒されて目が覚めることもあり、覚醒後の疲労感も激しい。これはＮＥＸＴＵＰが新しい連想の探索に行きづまったために起こる。検索した記憶が個人の経験や理解からあまりに遠すぎて連想に失敗したか、ノルアドレナリン濃度が異常に高くなって弱い連想の呼びだしが遮断され、ＮＥＸＴＵＰの活動がつまずいた結果だ。いっぽうＮＥＸＴＵＰがほかの記憶と統合するために、悲惨でつらい連想を見つけてしまった場合は、たんなる悪い夢になることが多い。

　悪夢がＮＥＸＴＵＰの失敗だとしても、話はそこで終わりではない。私たちは強い情動に襲われたとき、あとでそのできごとに立ちかえり、考えをめぐらせることがある。眠っているときの脳も同じことをしていて、激しい情動を経験した状況や、夢をとつぜん終了させたできごとに注目する。ＮＥＸＴＵＰが失敗すると、脳はそうした記憶に標識をつけて後日の夢でふたたび呼びだし、解決に持ちこむこともあるのだ。私たちはすべての夢を思いだせるわけではないから、こうした夢の再訪は覚えていないだろう。それでもＮＥＸＴＵＰが、何日も、あるいは何週間、何か月もかけて、面倒な題材を繰りかえし取りあげることはわかっている。悪い夢や悪夢が慢性化し、頻発するようになって、睡眠や生活の質の低下が顕著になったとき、ＮＥＸＴＵＰの失敗が初めて表面化するのだ。

悪夢とイメージリハーサル療法

慢性的な悪夢に苦しむ人は、眠ることをやめる以外に対処法はないとあきらめがちだ。そのためか、治療が必要なほど深刻なのに、専門家に相談する人は少ないし、悪夢が治療できると考える人は三分の一もいない。だが治療はできる。ＰＴＳＤ患者の悪夢を軽減する薬物療法として、プラゾシンが推奨されていることはすでに述べたが、薬を使わず、安全で費用も少ない治療法がある。それがイメージリハーサル療法（ＩＲＴ）だ[*06]。

ＩＲＴは悪夢を書きかえ、改訂版を試す認知行動療法だ。トラウマ体験に由来する悪夢にかぎらず、頻発する悪夢や、長期にわたる特発性悪夢でも効果が期待できる[*07]。

ＩＲＴの方法はいろいろだが、悪夢の脚本を「書きかえ」、視覚イメージを使って新しい改訂版を毎日数分間「稽古《リハーサル》」するのが基本原理だ（幼児にはお絵かきさせることもある）。療法士は患者に、「あなたの悪夢を、これならいいと思う形に書きかえてください」とうながす。悪夢を肯定的なもの、勝利感があるものへと大転換させるのではなく、自分になじむ筋書きを自由に模索するのだ。壁の色といった細部だけ変える人もいれば、新しい結末を選ぶ人、なかには一から新しい筋書きを組みたてる人もいる。

ＩＲＴがトラウマの有無に関係なく、また子どもから退役軍人、精神疾患の患者まで、幅ひろく悪夢を軽減させることは、すでに多くの研究で立証ずみだ。効果が持続する点も重要であり、患者の睡眠や夢のみならず、覚醒中の生活の質にも著しい改善が見られる。

ＩＲＴが悪夢の治療に効果があることは明白だが、その理由となるとまだはっきりしない。患者は脚本改訂の作業を通じて、悪夢への働きかけが可能だと自覚するのかもしれない。

数年前、トニーは性的暴行にあった女性たちの慢性的な悪夢をＩＲＴで書きかえる共同研究を行なった[＊08]。被害女性が改訂した物語には、以下のような形で夢の主導権を握ろうとする共通点があった。

◆行動的――犯人やほかの脅威に反撃し、阻止する。
◆社会的――ほかの登場人物が助けてくれる。
◆環境的――危険な状況を、脅威のない設定に変更する。

こうすることでトラウマへの新しい連想をつくりだし、それを足がかりに別経路の連想探索を可能にしたのである。覚醒しているときに悪夢の脚本を書きかえたことも、悪夢の展開が始まったときの反応を変え、適応可能な形に方向転換するのに役だったようだ。ＩＲＴの治療効果の仕組みがどうであれ、苦しい夢が減ったことはまちがいない。

睡眠麻痺

第4章でも触れた睡眠麻痺（いわゆる金縛り）は、睡眠時随伴症のなかでも不思議な症状だ。レム睡眠時の筋肉弛緩が覚醒したときまで残り、目が開いているのに、寝室に誰か――もしくは何か――がいる、すぐそばに邪悪な存在を感じるといった幻覚に襲われる。成人の約四分の一が経験しているというから、特段めずらしいものでもないだろう。ナルコレプシーにともなうこともあれば、幾度となく経験する人もいる。

侵入者の幻覚を見ると、焦りと恐怖を覚える。覚醒したとわかっているのに、夢が続いている感覚だ。この現象をどう説明するのか、昔から人びとは頭を悩ませてきた。ヨハン・ハインリヒ・フュースリーが一七八一年に描いた「夢魔」のように、眠っている女性の胸に悪魔がのっているとも考えられていた。悪魔のかわりに天使とされる時代もあった。今日でも、睡眠麻痺を亡霊や魔女、悪霊、死体、さらには洗礼を受けずに死んだ赤ん坊のしわざと信じる文化がある[*09]。

西洋諸国でも、睡眠麻痺を知らない人は、どうにかしてこの現象と折りあいをつけようとする。ボブの研究室にアイルランド出身の女性助手がいた。彼女が睡眠研究に興味を持ったのは、大学生のとき睡眠麻痺の恐ろしい体験をして、睡眠不足になったことがきっかけだった。悩んだ彼女が聖職者に相談すると、聖書と聖水で悪魔ばらいをしたあげく、恋人といっしょに寝れば安全だとのたまった。そういう時代だったのだ。「当時のルームメイトや大家は、あのとき私は頭がおかしかったといまでも信じてるの」と彼女はボブに打ちあけた。

そんな歴史を考えれば、睡眠麻痺を経験する多くのアメリカ人が、宇宙人に誘拐されたと思いこむのも無理はない。ハーバード大学のリチャード・マクナリーとスーザン・クランシーは、宇宙人に誘拐された話は、睡眠麻痺の現代的な解釈のひとつではないかと指摘する[*10]。ある女性の経験はこうだった。

> 仰向けの姿勢でぐっすり眠っていて、ふと目が覚めた。身体が完全に麻痺して、ベッドから浮いている。動悸が激しく、呼吸は浅くなり、身体がこわばっている。とても恐ろしい。どうにか目を開けてみたら、ベッドの足元に三体の生き物が立っていて、光を放っていた[*11]。

典型的な睡眠麻痺だ。彼女は三体の生き物を天使か悪魔だと思っていた。最初に頭に浮かんだのは天使だったという。しかし友人に言われて、あれは宇宙人だったと確信した。

マクナリーとクランシーは一〇名の「誘拐経験者」とも面談しているが、最初から誘拐されたと思っていた人はひとりもいなかった。友人と話したり、映画やテレビ番組で宇宙人による誘拐の話題を知ってから、自分もそうだったと結論づけていた。研究グループは被験者を募る際、睡眠麻痺には言及していない。ハーバード大学が記憶の研究を実施するにあたり、「宇宙人と接触した、あるいは宇宙人に誘拐されたと思われる人の参加を求めている」と新聞広告を出したのだ。こうして集まった参加者に聞くと、全員が睡眠麻痺の症状を経験していた。そうだとすれば、宇宙人による誘拐話の大半は、睡眠麻痺の幻覚を説明するためのものだったのではないだろうか。アメリカでは成人の四分の一が睡眠麻痺を経験しているというから、五〇〇〇万人以上になる。そのうち宇宙人の誘拐と解釈する人はごく少数だろう。こうした出眠時幻覚（睡眠から覚醒への移行途中で起きる幻覚）は、記憶処理やＮＥＸＴＵＰには役に立たないと考えてさしつかえないだろう。つまり睡眠麻痺は、夢に関係するつまずきが具象化したものなのだ。

レム睡眠行動障害

レム睡眠行動障害（ＲＢＤ）については第6章でも短く述べている。レム睡眠の筋肉弛緩が覚醒後も残るのが睡眠麻痺だが、ＲＢＤはレム睡眠に入っても筋肉が弛緩しない。そのため夢のとおりに身体が動いてしまい、ときに激しすぎて自身や隣で寝ているパートナーを傷つけることもある。

おもしろいことに、ＲＢＤが確認されたのは一九八六年と新しい。この年、ミネソタ州ミネアポリスのカルロス・シェンクとマーク・マホーワルドが新しい種類の睡眠時随伴症を報告した。確認された患者は二年間に五人。そのうち四名は男性で、攻撃的な夢のとおりに動いた結果、自分もしくは配偶者が負傷していた。シェンクとマホーワルドは翌年発表した論文でさらに五例を報告し、レム睡眠行動障害と命名している。二つの研究で調べた計一〇人のうち九人は、「夢を実行しようとして殴る、蹴る、ベッドから飛びおりるなどした結果、負傷を繰りかえしていた」という[*12]。ＲＢＤは成人二〇〇人にひとりの割合で見られ、とくに五〇歳以上の男性に多い。何百年も前から知られてきた現象なのに、なぜ注目されなかったのだろう？

これには複数の理由が考えられる。攻撃したり、けがをした当人の主張に反して、実は覚醒していたと判断された。これが最大の理由だろう。夢を見ていた夫に妻が襲われ、救急車で病院にかつぎこまれると、暴力夫のしわざと思われる。妻がいくら説明しても、聞きいれてもらえない。臨床現場で睡眠の記録がとれるようになるまで、ほんとうに睡眠中のできごとかどうか確かめる手段がなかったことも大きい。ＲＢＤの最初の報告は、レム睡眠の発見からまだ三〇年ほどしかたっておらず、臨床で睡眠を調べる設備もまだほとんどなかった。ＲＢＤが睡眠障害と認識されなかった理由はほかにもある。比較的最近まで、臨床医が診断を下す際に睡眠は視野に入っていなかった。睡眠中は注目すべきこと、重要なことは起こらないと思われていたのである。

ＲＢＤの症状そのものは薬で制御できるのだが、この障害には深刻な一面がある。ＲＢＤ患者にはかなりの確率でほかの神経障害も見られるのだ。このことは当初から認識されていた。一九八〇年代に最初にＲＢＤと診断された一〇人も、五人が神経症状を呈していた。時代が下って二〇一二年になるとこの傾向は明白になる。ＲＢＤ患者の八〇パーセント以上が、平均して一四年後にパーキンソン病やそのほかの認知症を発症していた。この流れは無理からぬ面もある。ＲＢＤもパーキンソン病も運動障害であり、脳内の同じネットワークが劣化したために起こると考えられる。ＲＢＤのほうが前駆的に現れ［＊13］、症状も効果的に管理できるが、ＲＢＤ患者がパーキンソン病といった神経変性疾患になるのを遅らせたり、防いだりする神経保護的な治療法はまだ見つかっていない。

ナルコレプシー

ナルコレプシーも睡眠麻痺と同じく、レム睡眠時の筋肉弛緩が覚醒中に起こる睡眠障害だ。ナルコレプシーについては第1章で短く触れたときに、患者のほぼ全員が、少なくとも週に一回は夢と現実の区別がつかない経験をしていると述べた。第4章では、完全に覚醒しているにもかかわらず、筋肉の緊張がとつぜん失われて床にくずおれてしまうアトニアという症状も紹介した。そんなナルコレプシーという病気をもう少し掘りさげてみよう。

この章で登場したほかの睡眠障害とちがって、ナルコレプシーの原因ははっきりしている。脳内でオレキシンという神経伝達物質（ヒポクレチンとも呼ばれる）を産生する、一万〜二万個の神経細胞の大半が死滅してしまうのだ。ものすごい数だと思われそうだが、神経細胞は片方の目だけで一億個存在するし、脳全体では八〇〇億個にもなる。オレキシン神経細胞が死ぬのは、身体の免疫システムに攻撃されるためだ。アトニアをともなうナルコレプシー患者は、ほぼ全員に免疫調節遺伝子の特定変異が見られ、それがオレキシン産生神経細胞を攻撃し、破壊する抗体を産生させるのだ。オレキシンは睡眠と覚醒のサイクルを安定させる。起きているときに目を覚ましていられるのも、寝ているときに眠っていられるのもオレキシンのおかげだ。しかしナルコレプシー患者は、日中にしばしば眠りこんだり、夜中に頻繁に目を覚ましてしまう。この症状は薬と生活の見なおしで管理できるとはいえ、オレキシン産生神経細胞の死滅を止めたり、減った細胞を増やしたりする方法はまだ見つかっておらず、治療法も予防法もないのが実情だ。

オレキシン不足の影響は、分子や細胞、脳内ネットワークのレベルではかなりわかってきたものの、夢との関係はまだ理解が進んでいない。夢で見たことを現実と信じこむ錯覚が、覚醒してから何時間も続く理由は、オレキシン不足ではすんなり説明がつかない。ナルコレプシーの夢を解明するには、さらに研究が必要だろう。

睡眠時遊行症

右手が切りきざまれなかったのは幸いだった。トニーが大学院生のときだ。寝ていた彼はベッドをおりて、隅にあった木の椅子を部屋の真ん中まで引きずった。そしてひじかけの上に立つと、天井で勢いよく回転している扇風機に手を伸ばした。そのとき恋人が目を覚まして大声をあげた。「トニー、何してるの！」トニーの答えはこうだ。部屋にロブスターが出た。まずは扇風機にぶらさがってるやつをなんとかしなくちゃ……。もちろんロブスターなんていない。それは成人の二〜四パーセントはいるという睡眠時遊行症《ゆうこうしょう》だった。

トニーの逸話は、夢遊病とも呼ばれる睡眠時遊行症の三つの特徴をよく表わしている。

その一、患者は驚くほど複雑な行動をやってのける。椅子のひじかけに立つだけでなく、料理もすれば食事もする（ピーナッツバターとピクルスをいっしょに食べたというすごい例もある）。家具を動かす、服を着る、楽器を演奏する、戸外に出る、はしごを登る、車を運転する、ショットガンを撃つ。自殺未遂をしたり、夢遊病殺人におよんだ例もあるほどだ[*14]。

その二、子どもの場合はおおむね症状が軽く、本人はまったく覚えていない。ところが成人患者の八〇パーセントは、睡眠時の行動に関連する「ミニドリーム」を毎回ではなくとも記憶している。

その三、患者の行動は第三者から見ると奇妙だが、でたらめというわけではない。判断がゆがんでいるとはいえ、切迫感や、なんらかの論理に従って行動している。その特徴がよくわかるのが、シェイクスピアの戯曲『マクベス』だ。罪悪感にさいなまれるマクベス夫人が、手が血で染まっていると思いこみ、「消えろ、このいまいましい染みめ！」と叫びながら洗ったり、夫と共謀した犯罪のことを寝言で語ったりする有名な場面は、睡眠時遊行症そのものだ。

睡眠時遊行症では、こうした行動のあいだほんとうに眠っているのだろうか？ 発作が現われるのはN3の深い眠りのときだ。しかしレム睡眠行動障害とちがって、こちらはほんとうに目ざめているかのように周囲の状況を理解し、扉を通って階段をのぼったり、ときには冷蔵庫を開けたりする。ほかの人とやりとりもするし、明確な自己意識を示すこともある。ある男性患者はベッドで身を起こしたと思うと、「たまに発作が出るが、いまはちがうぞ！ 家に侵入者がいるから、追いださねば！」と妻に言った。そうかと思うと、周囲の状況を取りちがえたり、外部刺激に反応しなかったり、精神的に混乱していたり、発作時の記憶がまったくないこともある。

発作が起きているときの脳波には、睡眠と覚醒、両方の特徴が出ている[*15]。脳画像を調べると、正常な睡眠と同じく一部の領域は活動がおとなしくなっている。そのいっぽう、激しい情動に駆られたときと同じ強さで活発になっている領域もあった。患者は完全に覚醒しているわけでも、完全に眠っているわけでもなく、脳内に睡眠中の領域と覚醒中の領域が共存している状態なのだ。トニーが中心となって行なった研究では、この共存状態は発作が始まる二〇秒前から確認できることがわかった[*16]。

　発作のあいだは夢を見ているのだろうか？　これはやっかいな問題だ。睡眠時遊行症では、周辺の環境を認識できている。これは通常の夢や、レム睡眠行動障害にはない特徴だ。目もしっかり開いているので、うまく動きまわることができる。レム睡眠やノンレム睡眠の夢が展開するのは、どことも接続していない仮想世界であり、現実世界の認識はきわめて限定的だ。そのため睡眠時遊行症における知覚は、正真正銘の夢というより覚醒時幻覚に近いという意見もある。だが私たちはその考えに懐疑的だ。睡眠時遊行症も睡眠麻痺と同じように、現実と想像が混ざりあったものを見る。トニーの場合は、天井の扇風機は現実で、ロブスターが幻覚だった。ロブスターが出たという思いこみはあくまで夢のなかの話で、覚醒時幻覚をともなうとは考えにくい。

　睡眠時遊行症は、睡眠依存性の記憶処理を調べる手段としても活用されてきた。イザベル・アーヌルフと、パリおよびジュネーブの研究者グループはおもしろい研究を行なっている[*17]。睡眠時遊行症の患者に両腕を使う大きな一連の運動を訓練し、Ｎ３睡眠のなかでその一部が実行される様子を撮影したのだ。睡眠中の記憶の再活性化が、患者の実際の動きで確認できたことになる。ＮＥＸＴＵＰも機能していたのだろうか？　残念ながら夢の報告は得られていないので、夢が連想を探索したかどうかはわからない。

エピックドリーム

夢が関係してくる障害として、最後にもうひとつ見ておこう。朝、目が覚めると疲れきっている。よく眠れなかったわけではない。終わりのない家事を繰りかえす、雪や泥のなかをどこまでも進むなど、延々と身体を動かす単調な夢を見たせいだ。日中の疲労感もはんぱではない。これを読んで自分のことだと思った人は、「エピックドリーム」かもしれない。まだほとんど研究されていない夢の障害の一種だ。シェンクとマホーワルド（レム睡眠行動障害を見つけたコンビだ）が最初に報告したのも一九九五年と比較的新しかった[*18]。

過多な内容の夢を見るエピックドリームについては、男性より女性が多いこと以外にくわしいことはわかっていない。睡眠実験室で観察しても、とりたてて異常はない。救いのない夢で、目ざめたときの疲労感も激しいのに、夢を見ているあいだの情動は良くも悪くもなく、ときには無感情のこともある。悪夢をともなうことがあっても、本人がどうにかしたいと思うのは、長く続くエピックドリームのほうだ。しかし心理療法、行動療法、薬物療法はどれもさほど効果はない。なぜこんな夢を見るのか、ＮＥＸＴＵＰの働きと何か関係があるのか、夢の現われかたや内容のパターンが、激しい疲労感とどう関わっているのか。どれもまだ答えは見つかっていない。

✧ ✧ ✧

章の終わりにあたって、何点か指摘しておこう。第一に、睡眠は脳のさまざまなシステムが絶妙に調和しながら機能する、きわめて複雑な過程だ。それだけに、ときおり引っかかりが生じる。第二に、夢が関係してくる睡眠障害はいたずらに怖がられたり、困惑の目で見られることが多い。その点は精神障害と共通しているが、睡眠障害はあくまで、睡眠中の脳の活動が通常運転できなくなった結果起きたものだ。第三に、夢関連の睡眠障害は心理療法や薬の投与で治療できるものがほとんどだ。そして最後に、これらの障害は夢の性質や働きを知る強力な手がかりを与えてくれるので、臨床や研究に携わる者にとって目が離せない。

第14章

意識する心、眠りつづける脳

明晰夢の手法と科学

トニーは一八歳のとき、人生を大きく変える夢を見た。誤って罪を犯し、刑務所に入った彼は、ほかの受刑者に手と胸を刺された。トニーは脱走を図る。狙撃兵の銃撃をかわしながら刑務所の中庭を全力疾走し、高さ五メートルほどもある有刺鉄線の柵も飛びこえると、そこは雪景色だった。ここでトニーはおかしいと感じた。刑務所の中庭（いま思えば自分が通う大学に似ていた）は芝生で、雪は積もっていなかったぞ。そういえば五メートルの柵をひらりと飛びこえたのも怪しい。刺されたところを見ると、傷はきれいに治り、鋭い痛みもなくなっていた。もう狙撃兵もいない。考えられるのはただひとつ――これは夢だ。

　自分がベッドに横たわって眠っていると知りながら、夢のなかで雪をつかんでみると、驚いたことに手のひらに冷たさが伝わってくる。二〇メートルほど先に大柄な男性がいたので、反応を確かめようと雪玉を投げてみた。男はオートバイ乗りのようなレザースーツ姿で、大声をあげてこぶしを振りあげる。男がこちらに歩きだしたので、トニーは一瞬夢であることも忘れてあわてふためいた。その後二人の興味ぶかい人物が登場して、ひとりはこれは夢ではないとトニーを説得にかかった。ようやく目を覚ましたトニーは、汗びっしょりでしばし呆然としていた。夢と知りつつ見る夢は過去にも経験があるが、これほど詳細で込みいった夢は見たことがなかった。

　数週間後、古本屋をひやかしていたトニーは、パトリシア・ガーフィールド著『クリエイティブ・ドリーミング』〔邦訳は『夢クリニック――夢を実生活に活用する』白揚社〕という本を見つけた。一九七四年の出版だ。この本を読んだトニーは、自分が最近体験したこと――これは夢だと自覚する夢――は、「明晰夢」と呼ばれていることを知る。トニーはそれから一年間、レム睡眠や夢に関する本を読みあさり、慎重に考えたあげく、ひとつの決断を下した。それまでは兄と同じく医学部に進むつもりだったが、夢の研究者をめざそう。そして彼は明晰夢の名手にもなった。

　トニーのように、明晰夢のとりこになった人は多い。明晰夢に関する書籍やウェブサイト、オンラインフォーラム、アプリ、一般向けの記事の多さを考えると、人びとの関心は以前にもまして高くなっているようだ。そのいっぽうで迷信や誤解もはびこっているし、「夢をコントロールできる」とうたう商品も根拠がほとんど、いやまったくないものばかりだ。そこでこの章では、明晰夢という魅力的な夢の世界を明晰に理解していこう。

明晰夢とそうでない夢

明晰夢の概念は比較的とらえやすいが、誤解されていることも多い。たとえば、夢を見ていると完全に認識できるか、あるいはまったくそうでないかのどちらかと思われている。だが実際には、明晰度は夢によって変わってくる。

たとえば「前明晰夢」は、どうもおかしいと感じて「これは夢なのか？」と自問するものの、そうではないという結論になる（惜しい！）。また、悪夢の終わりのほうでは、ほんの少し明晰化することがある。「これは夢だ！」と了解して、直後に目が覚めるのだ。夢を見ているとぼんやり感じたり、断続的に明晰になったりすることもあれば、夢を見ていると一度認識しても忘れる時間があったり、夢だとわかったとたんに興奮して目が覚めることもある。反対に、夢のなかで覚醒時と同じような精神活動をやってのける明晰夢もある。日中のできごとを思いだし、論理的な推理を働かせ、試してみたかったことを思いだし、身体行動を意識的に操作できるのだ。ここまで来ると、今日が何曜日だとか、眠っている場所も夢のなかで思いだせる。空を飛ぶ、壁を通りぬけるといった超人的な離れわざも思いのまま。物体を出現／消失させたりして、夢の進行を書きかえることも可能なのだ。このように、これは夢だろうかと漠然と思うものから、夢の複数の要素を意識的に変えられるものまで、すべてが明晰夢に分類される。

明晰夢を夢のコントロールと混同する人も多いが、この二つは同時に起こることも多いものの、同じことではない。夢を見ていると認識できても、内容を変えられない、もしくは変える意思がないこともある。反対に夢を見ているとは知らないまま、覚醒時にはありえない形で意図的に夢に変更を加えることもできる[*01]。「夢のコントロール」は、そもそも言葉として正しくない。明晰夢のなかでは意識的な行動が可能だが、夢全体に対しては、せいぜい展開に影響を与えられる程度だ。いきなり誰かを夢に登場させたとしても、その人物が何を話し、何をするかは運しだい。設定も同様で、パリのおしゃれなカフェを舞台に選ぶことはできるが、その場面の細部、つまり天気は晴れか曇りか、往来はどうか、ほかの客は何をしているか、自分がどんな服装をしているかといったことは、いちいち選ばないし、考えもしない。

明晰夢にかぎらずすべての夢には、見る者が注意を払わず、ましてや意図的に創造も管理もしない細部がぎっしり詰まっている。それに明晰夢でかならず夢を操作できる人は三分の一程度だし、熟練者でも具体的な内容を実行するのは難しい。

しかも明晰夢は自己申告が基本であるため、明晰夢なるものが存在するのか疑う人もいる。主観的な報告以外に、客観的、科学的裏づけがあるのかということだ。当然の疑問だろう。睡眠中に自己認識があって、推理が働くという考えがそもそも矛盾していると主張する哲学者、科学者も多い。自分の周囲を意識的に認識できなくなるのが、睡眠の大きな特徴なのだから。睡眠研究者も含めて、明晰夢を頭から否定するわけではないが、疑いの目で見ている人は多い。けれども、ナルコレプシーや睡眠麻痺、睡眠時遊行症、レム睡眠行動障害といった睡眠時随伴症のところで述べたように、通常は睡眠時、あるいは覚醒時にのみ起きる脳の各種の作用が、特定の状況下で共存しうることはすでに確かめられている。明晰夢もそんな特定の状況のひとつと言えるだろう。

左、右、左、右

レム睡眠時の急速眼球運動が、夢を見ているときの視線の方向と関係しているというスキャニング仮説を第4章で紹介した。この仮説をめぐってはいまも論争が続いているが、レム睡眠中に記録した目の動きが、はしごを登っていた（目が上を向く）、テニスの試合を見ていた（目が左右に動く）など、夢のなかの行動と一致することはある。

一九七〇年代の半ばから後半にかけて、二人の学生がそこから同じことを別々に思いついた。ハル大学とリヴァプール大学に所属していたキース・ハーン［＊02］と、スタンフォード大学のスティーヴン・ラバージ［＊03］だ（どちらも当時は大学院生だった）。その考えとは、明晰夢が始まったタイミングを、目の動きで合図してもらえないかということだった。たとえば左右に大きく動かすことに決めておけば、眼電図の波形ですぐわかる。明晰夢の達人でハーンの最初の一連の研究に参加したアラン・ウォースリーは、一九七五年四月、世界で初めて明晰夢を合図で知らせることに成功した。ロンドンの科学博物館には、彼の眼球の合図を示す記録紙（左、右、左、右と動いているのがわかる）が、そのときの脳波図、筋電図とともに永久展示されている。

その後も何十という研究が行なわれ、レム睡眠中に明晰夢を見ている人が、左→右→左→右のような決められた目の動きで合図できることがわかった。この方法は、明晰夢を見ているという明白な証拠になると同時に、夢のなかで行なう課題の開始と終了を正確に知らせる「タイムスタンプ」にもなった。被験者は明晰夢が始まった瞬間と、課題の開始時と終了時にそれぞれ目を動かす。二番目の合図から三番目までのあいだが、作業に要した時間ということだ。さらに実験では心拍数や呼吸数、筋活動、脳波など精神生理学的な変化も並行して記録しているので、どの時点のデータに注目すればいいかもわかる。被験者がこなす課題は、歌う、数を数える、時間の経過を推測する、息を止める、握りこぶしをつくる、脚を曲げる、セックスをするなど多岐にわたった[*04]。

眠りに落ちた被験者はレム睡眠中に夢を見ながら、ここが研究室であり、実験をやっているところだと思いだす。被験者は事前に指示された目の動きで合図を送り、いま明晰夢を見ています、これから実験を始めますと伝えるのだ。これはＳＦでもいかさま治療でもない。れっきとした科学だ。

こうした研究から、夢についてどんなことがわかるのか。明晰夢のなかで何か活動をしたときの生理学的変化は、覚醒中とほぼ同じだった。たとえば明晰夢の最中に息を止めると、身体は中枢性無呼吸の状態になる。脳の命令で一時的に呼吸が止まったということだ。明晰夢のなかで運動を始めれば、心拍数は上がる。ある事例研究で女性被験者が明晰夢のなかで性的行動におよんだら、呼吸数、皮膚伝導、膣の筋活動など複数の測定値に変化が見られた。ｆＭＲＩを使った実験では、レム睡眠中の明晰夢でこぶしを握ると、覚醒中と同様に感覚運動皮質の同じ領域が活発になっていた[*05]。こうした報告は一例のみか、ごく少数のサンプルしかないとはいえ、なかなか興味ぶかい。

レム睡眠行動障害では本来あるはずの筋肉弛緩が起こらず、夢のとおりに行動する。この障害の臨床文献と、明晰夢の研究報告を考えあわせると、脳にとって「何かをする」ことは、それが夢だろうと覚醒中だろうと、筋肉の顕著な活動があろうとなかろうと、大差ないのではないかと思われる。

明晰夢を見ているときの脳には、それとわかる特徴が何か現われないものか。もしあれば、なぜ睡眠中に自己省察が可能になるのか説明がつくかもしれない。この問いの答えはおそらくイエスだが、いくつか注意書きも必要だ。

脳が明晰夢を見るとき

明晰夢の大半はレム睡眠中に出現する。脳の皮質の活動がさかんになる睡眠後半がとくに多い。このことは以前から知られてきたが、脳波はなぜか複雑で一貫性がない。それでも脳画像技術を使った最近の研究で、少しだけ様子がわかってきた。

明晰夢を見ているときの脳は、覚醒時に自己省察的な認識を担当する前部領域が活発になっている。通常のレム睡眠ではおとなしいはずの場所だ。領域間のやりとりも、覚醒時と変わらないほどさかんだ[*06]。明晰夢を見るからそうなるのか、そうなったから明晰夢を見るのか？ 後者であることを示す研究が少なくともひとつある。ウィスコンシン大学マディソン校でジュリオ・トノーニの研究室に所属するベンジャミン・ベアードが行なったものだ。最低でも週に三、四回は明晰夢を見る人と、明晰夢を見ない対照群を比較したところ、目を開けて休息しているときでも、脳の前部領域が活発であることがわかった[*07]。明晰夢を多く見る人は、覚醒時からすでにこの領域がさかんに活動しており、それがレム睡眠中に明晰夢に入りやすくしていると推測できる。

額のすぐ上に電極を貼りつけて、前部領域を直接刺激してみた研究もある。経《けい》頭蓋《とうがい》電気刺激と呼ばれる比較的新しい手法だが、夢が明晰化する周辺的な証拠しか得られなかった。別の研究では、0（明晰夢の徴候なし）、1（明晰夢の可能性あり）、2（明らかに明晰夢である）というスコアを設定した[*08]。だが電気刺激でスコアが上昇したのは、ふだんから明晰夢を見ている被験者だけで、しかも平均0・5と差はわずかだった。

別の研究は、インターネットやメディアで大成功と騒がれたが、見かけだおしだった[*09]。脳に一定頻度の刺激を与えて明晰夢を誘発したという話だったが、実際は解離（夢のなかで第三者視点を獲得した）と自認（自分が夢を見ていると認識する）のスコアが、自己申告でわずかに上がった程度だった。ことに自認に関しては、ほんとうに明晰夢を見た人の報告にくらべると、スコアの上昇はわずか五分の一である。また、眼球を動かす合図で明晰夢を確認できた例もなかった。

レム睡眠を強化して明晰夢を引きおこす試みもある。ある研究では、脳内のアセチルコリン濃度を上げるガランタミンという薬が用いられた。アセチルコリンはレム睡眠の調節に関わる物質で、ガランタミンはレム睡眠を増やすだけでなく、夢をより鮮明に、細部まで思いだしやすくする。一二一名の被験者は入眠から四時間半後に起こされ、ガランタミンもしくは偽薬を飲み、明晰夢を誘発するためのトレーニングを三〇分間行ない、ふたたび眠りに戻る。偽薬を飲んだ夜は、被験者の一四パーセントが明晰夢を見たと報告したのに対し、ガランタミンを飲んだ夜に明晰夢を見た割合は四二パーセント、ほぼ半数に達した[*10]。目を見はる結果だが、ほかの点も考慮したほうがいい。まず被験者は、八日間の明晰夢ワークショップに参加するほど意欲的な人たちで、実験はその五日目から始まっている。次に、ガランタミンを飲んだのは睡眠が少なくとも三〇分中断したときで、そのあいだ被験者は明晰夢トレーニングを行なった。最後に、ガランタミンには不眠症や胃腸系の副作用が報告されている。この研究ではたしかに明晰夢の誘発に成功しているが、実際に試すとなると躊躇する人も多そうだ。

独創性あふれる研究はこれだけではない。ノースウェスタン大学のケン・パラーを中心とする研究グループが、国際的な顔ぶれの研究者と共同で行なっているのは、実験室でぐっすり眠っている被験者と、明晰夢の最中にやりとりする研究だ。たとえば、レム睡眠時に明晰夢に入ったことが眼球運動の合図でわかったら、被験者の閉じた目のそばで光を点滅させる。点滅パターンはモールス信号のような役割を果たし、第2章で見たように、外部刺激として夢の進行に組みこまれる。被験者は光の点滅からメッセージを読みとり、これもあらかじめ決めておいた眼球の左右の動きで応答するのである。初期の実験結果はなかなか有望で、この画期的な実験方法が新しい可能性の地平を切りひらくかもしれない。

新機軸の研究が続々と登場しているのは、明晰夢の神経基盤と、明晰夢を引きおこす脳の働きに研究者の関心が高まっているからだろう。ただし世間の人びとがこうした研究を話題にするのは、自分も明晰夢を見られるか、明晰夢を見る回数を増やせるかを知りたいからだ。実際のところ、それができるとうたう手法や装置も数多く存在する。

明晰夢を見る

私たちが夢を見る時間と、覚えている夢の数からすると、明晰夢はとても少ない。これまで一度でも明晰夢を見たことがある人は半分を超えるかどうかだし、月に一度見る人は二〇〜二五パーセントほどだ。週に数度は明晰夢を見て、実験室で眼球の合図を出せる上級者ともなると、全体の一パーセントにも満たない。

こうした明晰夢上級者は、物ごころついたときから明晰夢を見ていたとか、若いころに独学で身につけた人がほとんどだ。いずれにしても、上級者は夢を思いだす能力も高い。明晰夢を見る人になりたいなら、夢を想起するわざを磨く必要がある。第11章で取りあげた、夢で問題解決を図るドリーム・インキュベーションがそうだったように、明晰夢でも目ざめたときに夢を思いだし、日記やボイスレコーダー、スマートフォンのアプリで記録する習慣をつけなくてはならない。もうひとつ、やる気も大切だ。明晰夢に習熟するには時間を要するが、学習を助けるテクニックや、装着可能な装置も増えてきている。

明晰夢のためのテクノロジーには熱い注目が集まっている。この一〇年、明晰夢誘発装置の開発資金をクラウドファンディングで集める企業がいくつも出てきたが、多くはわずか数週間で目標額の二倍、三倍を達成している。

明晰夢誘発装置の基本は、レム睡眠を示す脳の電気活動を検知すると、光や音、振動で夢を見ていることを知らせるというものだ。経頭蓋電気刺激のように、弱い電流を流すものもある。価格は数百ドルもするが、効果に関しては、公表されたデータがほとんどないことは知っておいたほうがいい[*11]。また開発企業のなかには事業をやめたり、商品化がのびのびになっているところもある。

こうした装置を使わないトレーニングで明晰夢を誘発する方法もあり、こちらの有効性に関してはすでに四〇件近い研究が発表されている[*12]。その手法は自己暗示や視覚化、入眠時の自己意識維持などさまざまで、解説書やウェブサイトもたくさんあるが、初心者でもとっつきやすい手順を以下に紹介しよう。

明晰夢を見るための七つのステップ

1. 一日に数度、「これは夢なのか？」と自分に問いかける。すぐに答えを出してはいけない。周囲の様子を観察し、どうやってここに来たのか、直前まで何が起きていたのか思いおこす。こんな風に考える癖をつけることで、夢の内容の矛盾点や、記憶の空白に気づけるようになる。

2. びっくりするようなこと、信じられないことに遭遇したとき、強烈な情動を経験したとき、「これは夢なのか？」とかならず自問する。自分が夢を見ていると（夢のなかで）気がつくのは、そういう状況のときが多い。

3. 本を読むとき、鏡をのぞくとき、暗い部屋で明かりのスイッチを入れるとき、あるいは手のひらに指を押しつけながら、いま自分は覚醒しているのか、夢を見ているのか確認する。夢のなかでは、書かれたものを読むのは難しく、鏡に映る自分の姿もあやふやだ。スイッチを入れても明かりはつかないし、指は手のひらを突きぬけて、そこからさらに奇妙な状況が生まれたりするので、こうした確認行動が夢か現実かを知る手がかりになる。

4. 反復夢を見る人、あるいは夢のなかで同じ主題や設定がたびたび登場する人は、夢だとわかっている前提で思いおこしてみる。

5. 自己暗示をかける。寝る前に、今夜は明晰夢を見ると数度自分に言いきかせる。

6. 真夜中や早朝に目が覚めて、また眠りに戻ろうとするとき、あるいはうたたねをするときに、いまから明晰夢を見ると自分に言いきかせたり、明晰夢を見ている自分を思いえがく。

7. 目が覚めているのか、夢を見ているのか判断がつかないときは、ほぼまちがいなく後者であることを覚えておこう！

以上のステップは、明晰夢を見たり、その回数を増やしたりするのを助けてくれる（人によってはこの章を読んだだけで明晰夢を見ることもある）。しかしここまではさほど難しくはない。大変なのは明晰夢の状態を保持することだ。それは綱わたりのような芸当で、一歩まちがえるとふつうの夢に逆もどりするか、あるいは覚醒してしまう。明晰夢のなかで次の展開に影響を与えるとなると、難易度がさらに高くなる。次では、そんな上級レベルの明晰夢について見ていこう。

期待して、回転する

夢の明晰さが連続的に変化することはすでに述べた。ひとつの夢のなかでも明晰度は変動し、ときには完全に消失したり、ふたたび出現することもある。その理由は明解だ。第9章で触れたように、とくにレム睡眠時の夢の筋書きが全体で一貫していることはほとんどない。夢が頻繁に場所や視点を変え、行動や思考が移りかわっていくことは、NEXTUPの仕組みからも容易に予測がつく。脳が記憶と連想を縫いあわせて、刻々と変化する夢を仕立てていくあいだ、いまの夢への集中を切らさず（非明晰夢に戻るのを防ぐ）、さらに情動を調節する（目が覚めるのを防ぐ）ことは、明晰夢の最も高度な作業と言える。

明晰夢と明晰な思考は同じではない。むしろ明晰夢のあいだは、自分が寝た場所をまちがって覚えていたり、水中にいるのに呼吸を忘れていたり、こちらに話しかけてくる賢いバッタは古代の神だと思いこんだりと、合理性が抜けおちていることが多い。

夢のなかでこれは夢だと了解できたら、影響力を行使したくなる。実際に物や人、ときには設定まで出したり消したりできる達人もいるが、多くの場合、何かを出そうと**意図**してもだめで、何かが出てくることを**期待**するほうがうまくいく。

第9章では、夢への反応が展開を左右すること、また第13章では、夢での思考や感情や行動しだいで、いつもの夢が悪い夢や悪夢に変わることを説明した。実は明晰夢にもこれを応用できる。

高級な住宅、極上のデザート、特定の人物など、明晰夢に出したいものがあったら、まず思いうかべる。そして自分の背後にそれがあることを期待しながら、ゆっくり振りかえる。うまくいけばそこに望みどおりの人物や情景（もしくはそれによく似たもの）があるだろう。オフィスビルにいるとしたら、会いたい人物が待っていると期待しながら扉を開けたり、廊下を曲がったりしてみよう。この「期待効果」は物にも使える。机の引きだしのなか、家具の裏、ズボンのポケットにほしい物があるはずだと自分に言いきかせるのだ。上級者になると、希望するものがその先にあると心に描きながら扉を開けるという。この期待効果は、できると信じてやらないとうまくいかない。疑いがあると、脳はその自信のなさにすかさず反応して、期待はずれで望ましくない方向に話を展開させるだろう。

トニーの友人サラ（仮名）の例で考えてみよう。サラは幼いとき、森のなかで大きくて怖いオオカミに追いかけられる夢をよく見ていた。その話を聞いた父親は、夢で痛い目にあうことはない、今度その夢を見たら、「やめなさい！　これは夢だから、私を痛い目にあわせたりできないわよ！」とオオカミに言ってやれと助言した。数週間後、サラはまたオオカミの夢を見たので、父親の助言どおりにした。するとオオカミはにじり寄ってサラの目をのぞきこみ、「そうかな？」と低い声ですごんだと思うと、一瞬でサラの腕を食いちぎった。サラは悲鳴をあげて目を覚まし、とんでもない助言をした父親に腹を立てた。

サラの夢は何がいけなかったのか。父親の助言がまちがっていたわけではない。実際、子ども時代の悪夢を克服する手段として、明晰夢を学ぶ人も多い。サラの場合も、言いかえしたのは正しかったが、心のどこかでオオカミを怖れていた（本人も当時を振りかえってそのことを認めている）。彼女の脳がそれを感知して、夢を忌まわしい結末にしたのではないだろうか。夢で空中遊泳を楽しんでいたのに、どうして空を飛べるんだろうと思った瞬間地面に墜落した――これもよく聞く話だ。

このように、否定的な思考や感情は夢を悪い方向に展開させる。反対に前むきな思考や感情を持てば、喜ばしいほうに転換することができる。明晰夢上級者は自らの意志の感覚を働かせることで、さまざまな形で夢の世界を探索したり、夢の展開に影響を与えたりしている。

夢は色や明るさ、明瞭さが急に落ちてくると、そろそろ終わりが近い。ところが、まだ目を覚ましたくなくて、あの手この手で引きのばし、明晰夢の冒険を楽しむ人もいる（そういう研究も行なわれている）。明晰夢延長の手段として知られているのが、夢のなかで身体を回転させることだ。両腕を高くあげて、こまのように回転してもいい。重要なのは回転している感覚であって、形は問わない。もうひとつ、夢のなかで両手をこすりあわせる方法も、明晰夢を安定させるのに効果的だと報告されている。

回転運動や手をこすることがなぜ効くのか、理由はわからない。幻覚に近い身体感覚を生じさせて（実際には手足はベッドのなかで静止している）、生身の身体感覚を追いかけたり、そちらに切りかわったりするのを防いでいるという意見もある。現実の身体にあえて波長を合わせないことで、夢の世界にとどまりやすくしているというわけだが、もちろんまだ憶測にすぎない。

あなたは何者？　知っておくべきことは何？

夢、なかでも明晰夢の魅力は、内面で生まれる夢の世界でいろんな人物に出会えることだ。影の薄い端役もいるが、なかには迫真の存在感があり、こちらの反応を引きだす人物も登場する。顔の表情、声の抑揚、言葉の選択、身ぶり手ぶりなど、あらゆる動きや態度を駆使して議論に引きこみ、妙な計画への協力を約束させる。こちらが怒って部屋を飛びだしたり、激しい恋に落ちたりすることもある。彼らは私たちを怒らせ、怖がらせ、混乱させ、欲情させると同時に、まるで独立した思考や感情を持っているかのように、幸せそうだったり、恐怖におびえていたり、悲しみに沈んでいたりする。こちらの知らないことさえ知っている様子なのだ！

明晰夢では、そんな登場人物にあえて質問を投げかけ、その反応をうかがうこともできる。脳が夢の登場人物をどうこしらえているかを探れる貴重な能力だ。ドイツのゲシュタルト心理学者で、夢を研究していた故パウル・トーライが登場人物の知的能力を調べたおもしろい研究がある。明晰夢をよく見る九名の被験者が、夢の登場人物に作文やスケッチ、押韻、計算問題などをさせるというものだ[*13]。登場人物たちは快く課題を引きうけ、なかには上手にこなす者もいた。ただし計算問題は別だったようだ。

３×４といった初歩的な計算で、夢を見ている本人がかんたんに解ける問題でも、夢の人物たちは答えを出すのに苦労した。二回目の研究では、登場人物の約三分の二は不正解だった[*14]。さらに興味ぶかいのは、常識はずれの答えや反応が返ってきたことだ。ある人物は計算問題を解くように言われて泣きだした。別の人物は走って逃げてしまった。計算問題は個人の領域に踏みこみすぎるとか、その答えがあまりに主観的もしくは重要だから、他人に教えられないと言わんばかりの反応も複数あった。

なるほど風変わりな研究なので、評価に値しないと切りすてる人もいるだろう。だが得られた結果は、登場人物とのやりとりという、夢について見すごされがちな側面に光を当てるものだ。夢のなかで登場人物に意図的に課題を出す。これが夢であり、登場人物が想像の産物であることを知っているのに、相手がどう反応するか見当もつかないのだ。この予測不可能性は、非明晰夢でさらに強くなる。つまり夢のなかでのすべてのやりとりは、登場人物が次に何を言うか、何をするか知らないまま展開するのである。明晰夢でいくら期待を投げかけても、登場人物は自らの考えや意志に従っているかのように、しばしば期待に反する行動をとる。彼らは脳がつくりだした存在なのに、そんな場面に出くわすたびに「われながらびっくり」するのだ。

明晰夢の初心者は、夢の登場人物の反応を見てみたくて、おまえは本物ではないと告げたりする。相手はそれを無視するか、鼻で笑うか、怒りだす。いっぽう上級者のやりかたはもっと手がこんでいる。あなたは何者？　私は何者？　あなたは私の助けになる人？　私が（あなたや私について、これから起きることについて）知っておくべき重要なことは何？　そんな質問を投げかけるのだ。意味不明な話をされることもあるが、たいていは質問を真剣に受けとめ、意外なほど機知や含蓄に富んだ答えを返してくれる。

明晰夢を見られるようになったら、登場人物がどんな反応をするかぜひ試してほしい。ただし忘れてはいけないのは、明晰夢といえども、運転手はあなたではなく、あくまであなたの脳だということだ。それでも夢の登場人物と示唆に富むやりとりを経験し、自分の思考と感情と行動が夢の展開にどう影響するかわかってくれれば、脳が夢の世界をどう成立させているかおぼろげにでも実感できるだろう——その過程で、自分自身についても新たな発見があるはずだ。

✧ ✧ ✧

最後にこの章の要点をまとめておこう。

その一、明晰夢は誰もがすぐ習得できると世間では言われているが、実際はそれほどやさしいものではない。ただし、それまでまったく無縁だった人でも、相当な時間と労力をかければ明晰夢を見られるようになる。

その二、明晰夢は指をパチンと鳴らせばすぐに切りかわるわけではない。また持続的に、あるいは安定した形で夢に影響を与えることは難しいし、まったく制御できない人も半数を占める。経験豊かな人でも、積極的に夢の進行に関与するのではなく、「流れにまかせて」自然に展開していく夢を探究することがしばしばある。

その三、明晰夢の利点はいろいろ挙げられているが（恐怖症が克服できる、身体の不調が治る、難しい悩みに答えが見つかるなど）、臨床もしくは研究による証拠がないものがほとんどだ。ただし、まだ適切な研究で立証されていないだけで、効果がないということではない。明晰夢を見るのは楽しいものだし、悪夢を解消し、創造性を伸ばしてくれる。運動技能の向上にも役だつだろう。これだけでも価値があるが、明晰夢の知られざる効用はまだまだあるはずだ。

その四――これがいちばん重要だが――、明晰夢は万人向きではない。明晰夢を見ることや、その練習をすることに害はないが、ときとして制御のきかない恐ろしい明晰夢が出現し、必死の思いで目を覚ますこともある[*15]。これは明晰悪夢とも呼ばれ、強烈な恐怖感と無力感に加えて、夢のなかで鬼や悪魔のような生き物に襲われたりする。異常なまでに恐ろしい明晰悪夢の記述は何世紀も前からあり、オランダの精神科医で一九一三年に「明晰な夢見」という言葉を考案したフレデリク・ファン・エーデンも詳細に書きのこしている。しかし明晰悪夢を経験しやすい人やその理由はわかっていない。また明晰夢のときに起こりやすい偽覚醒という状態は、人によっては激しく動揺することがある。

それでも明晰夢は、刺激と興奮を与えてくれる驚異の経験だ。実験室で行なわれた一連の研究からおもしろい結果が報告されているし、最先端の機器を活用してこの謎に取りくむ研究者も増えている。明晰夢を臨床や日常生活に応用する可能性も、少しずつではあるが開けてきた。明晰夢は極言すれば自己探究の窓だ。夢の登場人物はあなた自身について多くのことを教えてくれるだろう。でも数学の宿題では頼りにならない。

第15章

テレパシー夢と予知夢

あるいは、なぜあなたはこの章の夢をすでに見たのか

人の心を読む夢。はるか離れた場所で起きたことを告げる夢。未来を予言する夢。誰もが一度はそんな夢を見たことがあるか、見た人を知っている。これらの不思議な夢は、遠い昔から私たちの文化に深く根をおろし、関心が持たれてきただけでなく、夢の不可解な一面として疑問を呼び、熱心に議論されてきた。

私たちのもとに、超常的な夢現象に関する電子メールがたくさん届くのもそのためだろう。航空機事故から爆破テロ、自然災害まで、自分の見た夢がいかに未来を予言していたかみんなくわしく語りたがる。なかには、自分はそんな夢をしょっちゅう見るし、夢が現実になることもわかると主張して、実例を挙げる人もいる。そして、たいてい「これはどう説明すればいいのでしょう？」という質問で締めくくられる。

だがこれから述べるように、この種の夢を科学的に調べるのは困難だし、そもそも不可能だったりする。予知夢（未来のことが見える）や、テレパシー夢（相手の心と直接交信する）、透視夢（見えるはずのないものが見える）を一度でも見たなら、科学の領域を超えた奇妙な現象という印象を誰もが受けるだろう。

一八八〇年代にこうした超常体験を研究していたのが、イギリスにいまもある心霊研究協会（SPR）だ。一八八二年にテレパシーという言葉を考案したフレデリック・W・H・マイヤーズをはじめ、三名の創設者はテレパシーおよび幻像の報告数百例を詳細に調べて、一八八六年に『生者の幻影（*Phantasms of the Living*）』を共著で出版した[*01]。夢のなかで自然発生的に起きたテレパシー体験が一四九例収録されているが、その大半は親族や友人どうしのものだった。また半数以上は死に関係しており、誰かが危険や災難に見まわれているという内容が二番目に多かった。報告の正確さ、補強証拠、偶然の可能性、潜在意識下《サブリミナル》の記憶、作話などの要因を吟味した結果、夢でも覚醒時でも、テレパシーの存在が裏づけられたと結論を下した。

アメリカの心理学者ウィリアム・ジェイムズをはじめ、当時の名だたる科学者はこの本と著者を称えたが、なかには理論的、科学的な結論に批判の目を向ける者もいた。超常体験は研究する価値があるか、それともたわごとと切りすてるか。二つの立場を隔てる溝は、当時よりさらに深まっているようだ。

フロイト、ユングに続いて精神分析の第三の潮流をつくったアルフレッド・アドラーは後者だった。いっぽうフロイトとユングは神秘現象に興味を持ち、膨大な記述を残している。フロイトは一九二二年の論文「夢とテレパシー」の冒頭で、テレパシーに対してどこか媚びるような、矛盾した姿勢を率直に表明している[*02]。

> このような標題［「夢とテレパシー」］の論文が、期待をかきたてることはまちがいない。ゆえに、その期待がかなうことはないと先に申しあげておこう。ここ［論文］からテレパシーの謎について学べることは皆無であり、筆者がテレパシーの存在を信じているか否かを推測することもできないだろう[*03]。

ユングのほうは態度が明快で、一九三三年の書簡のなかで「時空にテレパシーが存在することを否定するのは、おめでたい無学者だけだ」と断言している[*04]。彼はテレパシーを、夢の内容を決定するひとつの要因と位置づけていた。

> この現象はまぎれもなく真実であり、今日ではもはや異論の余地はない。証拠を確かめもせず否定することはかんたんだが、それは非科学的な手順であり、考慮する価値はない。
>
> 古くからいわれてきたように、テレパシーが夢に影響を与えることは私も経験している。この種のことに敏感な人間は、しばしばテレパシーを使って夢に影響を与えているはずだ[*05]。

ユングの書簡から約一〇年、「夢とテレパシー」の論文から二〇年以上たった一九四四年、フロイトはテレパシー夢を現実のものとして受けいれる方向に傾いていた（ただし予知夢は別）。「夢の神秘的意義[*06]」と題する論文では、入手できる情報から判断するに、「暫定的ながら、テレパシーがほんとうに存在してもおかしくないという意見に到達する」と述べて[*07]、次のように締めくくっている。「内輪で行なった一連の実験を通じて、情動で強く色づけされた想起が［テレパシーによって］さして困難もなく伝達され、それを睡眠中の相手が夢のなかで受けとることも不可能ではないという印象を得た[*08]」。しかしテレパシー現象に関するこうした記述は、いくら支持者の賛同を得られたとしても、科学的証拠の裏づけがなければ逸話に毛が生えた程度でしかない。ところが……

一九六二年、第12章で紹介した集団ドリームワークの開発者モンタギュー・ウルマンが、世界に先駆けてニューヨークに睡眠実験室を開設した。のちのマイモニデス精神医療センター付属夢研究所である。ここはテレパシー夢の実験を専門に行なう最初にして唯一の実験室だった。二年後の一九六四年、ウィスコンシン州生まれのスタンリー・クリップナーが所長に就任する。クリップナーは心理学研究の第一人者で、アメリカ心理学会の人間性心理学部門の代表も務めたことがあった。クリップナーとウルマンはテレパシー夢の実証をめざして、それから一〇年にわたって一連の論文を発表する。

ウルマンとクリップナーは最初の研究で、隣室で眠っている「受信者」に、「送信者」が一枚の絵の画像を念じて届ける実験を行なった[*09]。第一回の実験では、円や矢印といった単純な図形、雑誌の写真が使われた。送信者は、レム睡眠に入った受信者を起こし、見ていた夢を報告させ、さらにいくつか質問をして細部を引きだす。すると二二回の試行のうち一四回で、送信者が集中した画像と、受信者の夢の報告に有意義な類似性が見られた。勢いに乗ったウルマンたちは、より厳密な実験に乗りだした。

第二回の実験では、単純な図形と雑誌の写真ではなく、サルバドール・ダリ作「最後の晩餐」など絵画作品を使った。送信者は無作為に選ばれた絵を見つめて念じ、受信者はその画像を夢で受けとろうと努力する。

受信者による夢の報告をひとりないし複数の判定者が読んで、内容に最も合致すると思われる絵を候補のなかから選ぶ。送信者が念じた絵とみごと一致していたら、送信者の思考が隣室で眠っていた受信者になんらかの形で伝達され、夢に取りこまれたことになる。もちろん偶然ということもあるが、ウルマンとクリップナーはその確率を計算して、ただの偶然ではなく、送信者と受信者がほんとうにテレパシー夢を見たと判断した。ご想像どおり、この研究結果は異議と却下の総攻撃にあい、送信者が見ていた絵を受信者はどうにかして知っていたとか、実験に用いた統計的手法が不適切だといった反論が噴出した。

ウルマンとクリップナーは一九七三年に第二弾の研究成果として「夢テレパシーと『ザ・グレイトフル・デッド』の一実験」を発表したが、懐疑派を納得させることはできなかった[*10]。ロックバンドのザ・グレイトフル・デッドが、ニューヨーク州ポート・チェスターにあるキャピトル・シアターで開いた全六回のコンサートを舞台に、約一万二〇〇〇人のファンが送信者となって実験は行なわれた。受信者はマルコム・ベッセント、フェリシア・パリスの二名。ベッセントが眠るのは、コンサート会場から六四キロメートル離れたニューヨーク市ブルックリンにあるマイモニデス夢研究所で、さまざまなデータも同時に記録していく。パリスはブルックリンの自宅で眠りに入った。実に壮大な実験だ。送信者の大半は「開演前に幻覚剤を摂取し、ほかの聴衆とも接触したことで、演奏を聴いて……意識が劇的に変化した状態にあった」という[*11]。

コンサートでは、大型スクリーンに実験の説明が掲示され、続いて六枚の中から無作為に選んだ一枚の絵の画像が一五分間大きく映しだされた。説明はこんな内容だ。

> みなさんにはこれからＥＳＰ実験に参加してもらいます。このあと絵が映しだされるので、あなたのＥＳＰを使って、マルコム・ベッセントにその映像を「送信」してください。彼は夢で映像の受信を試みるので、どうぞ彼に「送信」してください。マルコム・ベッセントがいるのは、ブルックリンにあるマイモニデス夢研究所です。

全六夜の実験で、ベッセントとパリスは毎晩何度か起こされて夢を報告した。また翌朝には、夢の記録からの連想も行なっている。

判定者は二人一組で夢と連想の記録を読み、提示された六種類の絵との「対応度」を1から100までのスケールで評価する。そして平均対応度が最も高かった絵を、コンサート会場で映写された実際の絵と突きあわせるのだ。

パリスの夢の報告から判定者が選んだ絵のうち、正解はひとつだけだった。ところがベッセントでは、判定者は四つまで正解を出している。つまりパリスの夢は、コンサート会場に映写された絵に影響されていないということだ。いっぽうベッセントの夢では四種類まで合致した。偶然でこうなる確率はわずか一パーセントだ。クリップナーとウルマンは、会場に映しだされた絵の印象を、テレパシーでベッセントに伝達することに成功したと判断した。（最近になってクリップナーは、自分たちはもっと厳密で科学的な研究をたくさんやってきたのに――それは事実だ――、この研究ばかりが注目されたと嘆いている。）

マイモニデス夢研究所による一連のＥＳＰ（超感覚的知覚）夢研究は、この分野で最もよく知られたものであり、注目すべき結果も得られている。それ以外の超常夢研究は、ほとんどがクリッパーとウルマンのあとに行なわれたものだ。これらの研究を対象にしたメタ分析（過去の複数の研究を体系的に評価し、統計的な影響を判断する手法）でも、判定者が夢の報告から正解を導きだす確率は、偶然当たるよりも高いことが示唆されている[*12]。ＥＳＰ夢の影響力は小さいながらも根拠があり、したがって今後も探究する価値があるというのが研究者側の主張だ。

それでも超常夢の実験研究には、概念と手法の両面で難しい要素が満載だ。そのことを如実に示していたのが、二〇一三年にカーライル・スミスが行なった研究だ[*13]。スミスは睡眠依存性《せい》の記憶処理の研究で重要な役割を果たし、大いに尊敬を集めている科学者である。

スミスはトレント大学で、夢の心理学の講義を受けもっていた。受講生は課題として自分の夢を記録し、夢のレポートを二回提出していた。スミスはこのクラスである実験の参加者を募集する。それはある人物の病気に関する実験だった。募集に応じた六五名の学生は、中年女性の写真を見せられ、彼女の病気の「夢をインキュベート」するよう指示される（ドリーム・インキュベーションの詳細は第11章を参照）。この女性は乳ガンが片方の脚に転移していたのだが、この女性が誰で、どんな病気なのかは、実験が終了するまで学生はおろかスミスも最初は知らされていない。

実験で女性の夢を見たと思われる学生は一二名。彼らの夢の報告が内容分析の対象となるが、スミスと学生たちは、ここで初めて女性の病名を告げられた。報告をくわしく読みこむ前に、上半身、手足、乳房、ガン、臨床背景といった項目との関連度を客観的に評価したところ、女性の写真を見せ、彼女の病気について夢を見るよう指示したあとの夢の報告は、ガンとの関連が強いという評価結果が出た。偶然でそうなる確率はわずか三～四パーセントだ。スミスの予想どおりだった。

この実験は設計に問題があるのがわかるだろうか？　中年女性が最も恐れる病気といえば、たいていは乳ガンだ。女性の写真を見せられ、彼女は病気だと知った学生たちがガンの夢を見たのも不思議ではない。関連する夢が増えたことが透視によるものなのか、女性が病気だと知ったあと、意識するしないにかかわらず乳ガンについて考えた結果なのかわからないのである。

こうした批判を受けて、スミスは実験を改良して再挑戦した。今度は対照群を設定し、コンピューター合成した架空の女性の画像を見せた。実験群には、複数の悩みを抱えている実在の女性の写真を見せた。すると実験群が見た夢は、彼女の悩みに関連するものが増えた。対照群のほうは、画像を見たあとでも夢の内容に変化は見られなかった。実験群は女性の悩みを推測する余地があり、その点は最初の実験と同じだ。

対照群にも微妙な問題があった。実験群とのあいだに一年の開きが出てしまったのだ。前年の実験に参加した学生から話を聞いていたせいで、夢の内容に変化がなかったとも考えられる。実験群と対照群の試行を同時に行ない、さらに実在の女性の写真と合成画像を無作為に見せていたら、実験設計への異議は出なかっただろう。ほかの点で指摘があったかもしれないが。

以上のことをどう考えればいいだろう。この章の冒頭で、ありとあらゆる超常夢体験を事細かに語るメールの話をした。トニーは、予知夢をしょっちゅう見ると主張する人に、今度予知夢を見たらすぐにメールして（日付を確定するため）、夢が現実になったところでまた教えてほしいと依頼してきた。その数はこれまで十数人になるが、予知夢を報告してきた人はほとんどいないし、その後予知夢が現実になったという連絡は一件もなかった。この種のメールでは、超常夢についてくわしく描写したあと、かならず「これはどう説明すればいいのでしょう？」と問いかけてくる。そこでいくつか考えられる説明を紹介しておこう。

「夢に見たことが現実になった」という主張は、確率と記憶バイアスで説明するのが最も一般的だ。人はひと晩に複数の夢を見る。世界全体では一夜の夢の数は膨大なものになり、そのうち数百人が、航空機事故、火山の噴火、津波、有名人の死を夢に見てもおかしくない。けれども、「二か月前に工場が大爆発した夢を見ました。それがほんとうに起こるのを待ってるところです！」などと友人や研究者にいちいち報告しない。夢が現実になったと感じたところで思いだし、人に話すのだ。そうでなければ、夢を見たことも忘れている。

予知夢は例外なく偶然の一致と考えられるが、あまりにありえない一致で、ＥＳＰでなければ説明がつかないように思えることもある。二〇～二五人で集まったとき、誕生日が同じ人がいたときも同じように感じるはずだ。でも実際の確率は、たとえば二三人の集団なら五〇パーセントより高い。計算してみれば、誕生日が同じ人が二人いる確率は、全員の誕生日が異なる確率より高いことがわかる。

つまりあるはずがないと直感的に思っても、実はそうでもないということだ。ＥＳＰ夢の実例も多くはそれで説明がつくだろう。

　夢で見たことと、その後に起きたことが一致する可能性は、一般に思われているより高い。その理由のひとつは、覚えていない夢の存在だ。翌朝思いだせない夢でも、多くは記憶として保管されている。だから目が覚めた直後は夢を見なかったと思っても、ベッドを出てシャワーを浴びようと水栓をひねったとたん、そういえばシャワーの夢を見たと思いだす。猫が車の前を駆けぬけたのを見て、「あっ、そういえば夕べ猫の夢を見た」と気がつき、夢全体がよみがえってくる。（偶然かどうか、これはトニーとボブが実際に経験したことだ。）記憶にしまいこまれている夢は、自然に思いだす夢よりはるかに多いが、何かのきっかけがなければ想起されることはない。時間がたってから、自然災害や親の死など似たようなことが再度起こったときは、同じ夢ではなく別の似た夢を想起しているとも考えられる。となると、内容が偶然似かよった夢が存在する可能性は私たちが思っている以上に高くなる。

「猫がどうとかいう夢を見た……」といったぐあいに、夢の想起はおぼろげなことが多い。それに、夢はいってみれば連想のかたまりだ。そのため実際は大して共通点がないのに、あとから振りかえって、「大切なものをなくしたような、悲しい夢を見た」記憶から、親の死に関する夢だったと結論づけたのかもしれない。ボブが執筆したテトリスの研究論文（第７章参照）も、ある査読者からそんな指摘を受けている。夢で幾何学模様を見ただけなのに――入眠時の夢の報告にはよくある――、目が覚めたあと、あれはテトリスだったと判断したのではないか。（ただしこの可能性は低いことが判明した。テトリスをしていない被験者の入眠時の夢を調べたところ、幾何学模様は出現していなかったのだ。）なるほど、夢の想起内容を知らず知らずのうちに微妙に修正して、翌日起きたこととすりあわせたとしても不思議ではない。そうだとすれば、未来を予見するような意味ありげな夢が、ただの偶然の一致である可能性はますます高くなる。

「夢を見る者は無意識のうちに評価と推測を行なっている」とフロイトは唱えたが、これが超常夢のいちばん興味ぶかい説明だろう。これに従うなら、私たちはＥＳＰとは別の形で読心術や予知を行なっていることになる。

トニーが大学院生だったとき、近所のアパートの二階に住む女性に話しかけられた。聞くとその日の朝早く、外階段をのぼろうとしたら踏み板のひとつが割れて、転落しそうになったのだという。ただし、彼女が若き夢研究者に言いたかった本題はそれではない。数日前、彼女は同じ階段から転落した夢を見たというのだ！　トニーが現場を見にいくと、木の踏み板が何枚か腐っていた。手すりとのつなぎ目にある鋲《びょう》の周辺がとりわけひどい。しかし女性は、板が腐っていたことには気づかなかったという。もしわかっていたら修繕を頼んでいたはずで、大けがをする危険を放置するわけがないと。けれども、おそらく彼女の脳は板の状態に気づいていた。その「無意識の」記憶から、ひとつの可能性を探索して夢に仕立てたことは想像に難くない。

無意識の評価と推測はかすかでとらえにくい。次の例で考えてみよう。現役を引退したばかりの叔父が、今日は友人たちとゴルフを楽しんだが、そのせいで肩が少し痛い、もう年だなと姪（仮にスーザンとする）に話した。その夜、スーザンは叔父が心臓発作で死ぬ夢を見た。そして翌朝、叔父がほんとうに心臓発作で死んでいたことを知らされた。彼女は透視夢を体験したのだろうか。

そうとはかぎらない。心臓が酸素不足になると、関連痛として肩が痛くなる。スーザンは何年も前にそのことをどこかで知っていたのかもしれない。叔父からゴルフの話を聞いたときも、心臓発作の知らせを受けたときも思いだすことはなかったが、知識として脳のどこかに保存されていた。スーザンが眠りに落ちたあと、彼女の脳はＮＥＸＴＵＰを始める。叔父の肩の痛みという気がかりな記憶から、可能性を理解するべく連想ネットワークを探索し、心臓発作の可能性を夢に織りこんだのだ。もちろん彼女の脳は、なぜ、どうやってその夢になったか説明してくれない。

叔父の死が夢から三日後だったなら、スーザンは予知夢と解釈していただろう。離れた場所のできごとを同時に察知する透視夢ではなく、未来のことを予見したので、超常夢の確信はいっそう強くなったにちがいない。これが父親が死ぬ夢だったとしても、叔父の発作を知らせる未来からの「メッセージ」であり、父親と叔父がごっちゃになっただけと信じたはずだ。第8章で夢に「意味を感じる」話をした。神経化学的な作用で、私たちは夢に意味を見いだそうとする。スーザンの場合、叔父の死によって夢に重みが加わったせいで、透視夢の解釈にかんたんに飛びついた。

だがどう考えても説明がつかない場合がある。ボブが見たドッグ・ラボの夢は前に紹介した。念のためもう一度記しておこう。それは一九八〇年のことだった。

> 自分はふたたびドッグ・ラボにいて、ちょうど犬の胸部切開をしたところだった。ふと見ると、それは犬ではなく［五歳になる娘の］ジェシーだった。どうすればそんなまちがいが起きるのか。唖然として見ていると、切り口がつながって跡形もなくなった。

話は二五年後に飛ぶ。ボブに二番目の息子アダムが生まれた。アダムはファロー四徴症《しちょうしょう》という先天性の心疾患があり、チアノーゼで全身が青ざめる「ブルー・ベビー」だった。このままでは死ぬこともあるため、アダムは生後四か月で手術を受けた。胸を切開して心臓にメスを入れる手術だ。幸い手術は成功し、いま一六歳のアダムはふつうの人とまったく変わらない毎日を送っている。手術跡はもうほとんどわからない。

アダムの手術から一年以上たって、ボブははるか昔のドッグ・ラボの夢とのつながりに気がついた。なんということだ！　あの夢は二五年前にアダムの手術を完璧に予言していた。しかもファロー四徴症はとてもめずらしい病気だ。偶然でこんなことがありえるのか？　だがボブは確信している。あれは——偶然だと。ただしそれは、予知夢という摩訶不思議な選択肢は受けいれがたいからだ（トニーも同意見だ）。

もしテレパシー夢やそのたぐいが存在するとしても、あくまで象徴としてであり、信頼できる具体的な現象とは呼べない。長年にわたってそういう夢を見てきた人はいないし、宝くじの番号といった決まった対象で実験することもできない。偶然では片づけられない明確な結果を繰りかえし再現できる、隙のない実験設計も不可能なのだ。

もっとも最大の問題は、科学界全体が頭から拒否してかかっていることかもしれない。睡眠研究の分野でも、テレパシー夢の論文を読んだことがある人はほとんどおらず、「実験に不備があったんだろう」「私は信じないけどね」と肩をすくめるのが落ちだ。

そんな反応は睡眠研究だけにとどまらない。二〇一八年夏、アメリカ心理学会が刊行する論文審査制の専門誌『アメリカン・サイコロジスト』に、超心理学現象（サイ現象とも呼ばれる）のデータを検討した論文が掲載された。その結論はこうだ。「サイ現象の実在を累積的に支持する証拠は、研究の質、捏造、選択的報告、実験もしくは分析の不備など、よく聞かれる批判的な指摘ではただちに排除できるものではない[*14]」。その後、これに反論する論文が同じ専門誌に発表されている。著者らはサイ現象の「データに存在価値はない[*15]」から検討する意味もないと切って捨てた。サイ現象はありえないのだから、それに関するいかなる主張も誤りでしかない。以上。

科学者はテレパシー夢のような題材に対して、ときにこんな態度や信念を露呈してしまう。変則的な現象を前にして、科学的な手法で調べようとする研究者はひと握りしかいない。残りは脇から疑い半分の興味で眺めたり、そしてこの例のように、経験的証拠があっても、現象が存在する可能性さえ拒否する者ばかりだ。

超常現象は内容が内容だけに、研究には通常と異なる科学的基準を当てはめるべきだという意見もある。これも不合理と断じることはできない。天文学者カール・セーガンは、「型やぶりの主張には型やぶりの証拠が必要だ」と名言を吐いた。フランスの数学者ピエール＝シモン・ラプラスやイギリスの哲学者デイヴィッド・ヒュームも同じような見解を持っていた。

型やぶりとするか、ありえないと決めつけるかは、その人の知識と観念しだいだ。それまで型やぶりだった発想や主張が真実であると判明したり、少なくとも科学界で広く認められるようになった例は歴史にいくらでもある。惑星の運動、メンデルの法則、電気、量子力学、そして記憶処理における夢の役割。反対に、よく知られている概念でありながら科学的な説明を寄せつけないものもある（読者は驚くかもしれないが）。意識がそうだし、重力もその正体は誰も知らない[*16]。自分たちが何を知ってるのか、あるいは何を知っていると思っているのかは、突きつめれば独断による確信にすぎず、それが永久保証でないことは科学の歴史が雄弁に物語っている。

この章の最後に、先に述べたことをもう一度強調しておこう。夢を見るときの脳が、未来を予言したり、遠くで起きていることを見せたりすることはたしかにある。それは意識上かどうかにかかわらず、脳がその可能性を計算し、映像化できる情報を持っているということで、そうでなければ純粋な偶然だ。夢のあいまいさと、夢に意味を見つけたがる脳の傾向が重なると、見た夢とその後のできごとを結びつけたくなる。ただし夢を構築した時点では、脳はこの結びつきを利用していない。したがって、テレパシーや予知が夢になるとは残念ながら言いがたいのである——そう感じることは多いのだが。

超常夢に関する章をこの本に入れたのは、自分たちが経験したからとか（ボブはドッグ・ラボの夢を見ているが）、あるいは超常夢の存在を信じているからではない。こうした現象を実験で確かめようと努力する研究者もいて、ただし結果にはまだ異論が多い状況を伝えたかったからだ。ちなみに超常夢に対するボブの立場はアドラー寄り（でたらめに決まってる）、トニーはフロイト寄り（ありえないが、ほんとうのところはどうだろう）で、二人ともそれでいいと思っている。

エピローグ

わかっていること、いないこと

知りえないことも含めて、それが重要だ

この本を終えるにあたって、これまでの章の要点を振りかえりながら、最終的な疑問を問いかけよう。夢の研究では新しい発想や発見が続々と登場しており、多くはこの本でも紹介している。まず、それをもっと長い時間尺度のなかで眺めてみよう。次に、この本の執筆を契機に生まれたNEXTUPモデルについても、重要な特徴をおさらいする。最後に、答えを出しきれていない問題、今後の課題や期待など、まだ未決着の部分にも触れておく。

夢研究の山頂と谷底

フロイトは一八九九年に出版した『夢判断』で、冒頭章を丸々費やして二〇世紀以前の夢の科学研

究を俯瞰した。言いかえれば、一〇〇年分の夢研究をたった一章に押しこめた。現代の最先端の夢研究であれば、ごく一部を切りとって概説するだけでゆうに書籍一冊になるだろう。夢の内容、夢の神経生物学的な性質、夢の想起、夢が関係する障害といったテーマだけでも論文は何百本と発表されているし、夢全体となれば数千本になるはずだ。

フロイトの書いた一章と、その後に登場した膨大な研究を考えれば、夢研究は爆発的に進展したといえる。ただし論文数や新発見の増加には波もあった[*01]。最初の波は臨床現場から起こり、『夢判断』出版の約一〇年後から一九三〇年代後半まで続いた。第二の波は一九五三年のレム睡眠の発見から始まった大波だった。アセリンスキーとクライトマンが『サイエンス』誌に発表した論文は、眠りの特殊な段階と夢との密接な関係について詳細に記し、多くの興味ぶかい疑問を引きだして、夢研究の新しい扉を開いた。実験室での夢の研究に関心が集まるようになったのも、この発見がきっかけである。

このとき「レム睡眠＝夢を見る」という等式が浮上してきたが、それはあまりに単純すぎた。レム睡眠時の夢の研究が増えて精神生理学的な知見は積みあがったものの、多くは期待はずれに終わった。レム睡眠の夢とその奇妙な内容を調べれば、統合失調症などの精神疾患を理解する助けになると思われたのだが、その希望は打ちくだかれた。レム睡眠発見から二〇年間の夢研究では、夢の本質や機能を根本から理解することはできず、その点では一九世紀の先駆者たち（第2章参照）と大差なかったのである。

行きづまりを感じて、この分野を離れる研究者も出てきた。とりわけアメリカでは、実験室での夢研究の資金もすっかり干上がってしまった。一九七七年にホブソンとマッカーリーが活性化-合成モデルを提唱したことも手伝って、一九八〇年代に入ると、夢は睡眠中の脳のでたらめな発火が反映したものという考えが――科学界においてさえ――一般的になる。こうして夢の科学研究は、ますます色あせていった。私たち筆者が、夢に関係する研究を専門にしようと決めたころ、この分野は苦境にあえいでいたのだ。

それでも進歩は続いた。夢の認知的、現象学的な側面に新たな光が当たりはじめると、夢研究にルネサンスが到来する。睡眠が――おそらく夢自体も――学習と記憶に重要な役割を果たしていることがわかるにつれて、意識の性質に関心を寄せる研究者の数が急増した。臨床や日常生活で夢を活用する新しい手段も開発される。ＰＴＳＤの悪夢の苦しみが社会的に認知されたり、明晰夢への関心が高まったりしたことも、夢研究の復活に大いに貢献した。

二一世紀が幕を開けると、これまで述べてきた要素の相乗効果で夢への関心と期待が盛りあがり、新しい潮流が生まれた。いまではありがたいことに、夢は科学研究に値するテーマとして広く受けいれられている。夢にまつわる疑問を掘りさげる臨床医、哲学者、実験心理学者、神経科学者もかつてないほど多い。夢研究者として、これほどうれしいことはない。

この本では睡眠中の脳と夢の性質について、ほかの分野の文献から得た優れた発想や所見を織りこみながら、新しい洞察や発見を紹介してきた。なぜ人間の脳は夢を見る必要があるのか。私たちはその理由を解きあかしながら、その過程で四つの基本的な問いに新しい答えを示してきた――夢とは何なのか、夢はどこから来るのか、夢にはどんな意味があるのか、夢は何のためにあるのか。夢を見る脳がいかに驚くべき仕事をこなし、夜ごと生まれる夢の探究からどれほど多くのことが学べるか、納得してもらえただろうか。

NEXTUPと夢の働きに関するさらなる考察

脳が夢を構築すると、頭のなかにめくるめく仮想世界が広がる。そこでの感覚体験は非現実でありながら、覚醒中に感覚器官が生みだすものと区別がつかない。しかしトニーが幼い甥セバスチャンに指摘したように、脳が夢を見ているときに見聞きするものは、目や耳を経由していない。脳は筋肉の収縮も身体の動きもともなわずに、運動の幻覚をつくりだすことができる。幻覚の痛みもお手のものだ[*02]。四肢麻痺で感覚が奪われていても、夢でオーガズムを体験することもできるのである[*03]。

夢を見る脳は情動も生みだすが、それが身体に表現されることはない。夢のなかで恐怖を覚えて、筋肉がこわばり、腕の毛がさかだち、肌が汗ばんで、胃が締めつけられる感じがしても、実際には何も起きていないのだ。そんな仮想世界の存在は、根本的な疑問を呼びおこす。夢には外界からの知覚情報が欠如しており、夢のなかの経験も身体プロセスとは切りはなされている。それらは多くの哲学者や心理学者、認知神経科学者が、意識的な自覚に不可欠としているはずだ。なぜ脳は、夢のなかで現実感たっぷりの感覚体験をつくりだすのだろう？

ＮＥＸＴＵＰモデルに従えば、夢を見ているときの脳は「睡眠中の思考と映像と情動」をつくりだすだけでなく、はるかに複雑な離れわざをやってのけている。自己感覚と世界理解の基礎になる神経地図を活性化させて、豊かで多面性のある夢世界に没頭させるのだ。本人の視点から眺めるその夢世界は、刻一刻と様相を変えていく。夢に登場する人物や生き物、ペット、事物との接触も可能で、嫉妬、同情、友情、恥、傲慢、誇りといった社会的な感情も湧いてくる。さらに夢に出てくるほかの人たちも、同じ感情を経験しているはずと素直に思えるのだ。だから夢のなかでパートナーが焼きもちを焼いたり、自分の仕事ぶりに不満な上司が怒りだしたり、ひさびさに再会した友人たちが舞いあがったり、悪人が自分を殺すために侵入してきたりする。

ここで一度立ちどまって考えてみよう。私たちは夢を見ることに慣れてしまっているが、脳が緻密な夢世界を構築し、それを本人が自覚するというのは、ちょっとありえない芸当だ。独自の思考、感情、知覚、行動を持つ私たちひとりひとりが、無限の可能性が広がる世界に毎夜入りこんでいるのだ。

脳は幻想の自分と幻想の環境をこしらえて、夢の状況にどう反応するか観察するだけでなく、その反応を受けて夢のなかの人物やできごとも変化させる。夢のなかでの自己と世界の相互作用は、たえず活発に変化しながら続いていく。それは脳にとって、覚醒中は思いもよらない連想を見つけだすうってつけの状況だ。夢という不思議な世界を利用して過去を掘りおこし、不透明な未来に備えながら、自分と周囲の世界をより深く理解していく。それがＮＥＸＴＵＰなのである。

眠っている脳のこうした活動から、ＮＥＸＴＵＰの最大の強みが浮きぼりになってくる。ＮＥＸＴＵＰは神経生物学、睡眠、学習、記憶といった分野の新しい研究成果を総合するだけでなく、夢という経験を考慮し、その重要な側面を説明しようとするものだ。第8章から10章でくわしく述べたように、ＮＥＸＴＵＰから導きだされるいくつかの予測は、夢の形式的な特性のみならず、具体的な内容の記述ともぴったり一致する。さらにＮＥＸＴＵＰは、当面の懸念がなぜ、どのようにして夢のなかで具現化するのか、その懸念に関連する遠い連想や可能性を脳がどのように探索するのかを概念化している。この本の後半を通して見てきたように、予言的な夢から悪夢、明晰夢まで、いろいろな種類の夢の重要な特徴を理解する助けになるのがＮＥＸＴＵＰだ。夢が創造性の発揮を後押しし、個人的な洞察の源になりうる仕組みも、ＮＥＸＴＵＰで説明が可能だ。ＮＥＸＴＵＰは、夢を見ることが睡眠の段階ごとに異なる——だが相互に関係する——役割を果たすことを最初に示唆したモデルでもある。また、その神経認知学的、神経生物学的な基盤から出発すれば、なんらかの夢を経験していると思われるヒト以外の哺乳動物にも拡大して適用することができるのだ。そんなＮＥＸＴＵＰの主な特徴を、巻末の「付記」にまとめた。

次はどうなる？

ボブの娘ジェシー（アヒルの操り人形の夢を見た）は、大学進学を考える年齢になったとき、エンジニアになりたいと父親に告げた。「どうして科学者じゃないんだ？」というボブの問いかけに、ジェシーは皮肉っぽい笑顔で答えた。「一日仕事をしたあと、解決してない疑問が残ってるなんてごめんなの！」

科学者である私たちには、そのほうがかえって安心できる。というより、完璧に満足できる答えを出せたことは一度もない。ひとつ答えが見つかっても、さらにたくさんの疑問が出てくる。ＮＥＸＴ

ＵＰがまさにそうだ。このモデルをつくりあげる過程で、夢の性質と働きに関するいくつかの疑問に解決の糸口を見つけることができた。しかしいっぽうで、ＮＥＸＴＵＰが提起する新たな疑問を掘りさげるうちに、記述をいくつも追加する必要があった。科学ではそれが当たり前のことだし、そこがおもしろいところなのだ。

この先にはどんな挑戦が待っているのだろう。夢が形成される過程については、かなり理解が進んできた。だが具体的な夢を組みたてるうえで、脳がどんな風に記憶を集めているのかまだわかっていない。夢に登場する見知らぬ人の顔は、文脈を忘れた昔の記憶なのか、それともいろんな記憶からてっとりばやく特徴を拾いあつめたものなのか。夢の登場人物の行動、感情、性格を規定するものは何なのか。夢の物語構造がどうやってひとつのまとまりになるのか、どんなやりかたで物語に情動が持ちこまれるのか。これらの作用がどうやってひとつの夢となり、意識にのぼってくるのか。まだわからないことだらけだ。

登場人物の顔や、物語の構築、記憶の選択といった疑問は、いずれ科学が解きあかすだろう。最新の神経ネットワークや脳画像の技術が、大いに助けになってくれるはずだ。けれども夢の現象学、つまり意識的な経験に関することとなると、もっと時間がかかる。古代から多くの哲学者が頭を悩ませ、時代が下ってからは神経科学者も知恵をしぼってきた問題だけに、いつ、どんな形で答えが出てくるのか、そもそも答えなど見つかるのか見当もつかない。

もっとも、これらの難問は夢の研究に特有ではなく、むしろ認知や意識というもっと大きな分野に属するものだ。昨日起きたことをなんでもいいので思いだして、そのことについてちょっと考えをめぐらせてみよう。できただろうか。あなたの脳は昨日の記憶を検索してひとつを選び、それにまつわる連想も引っぱってきて、それがどんな意味なのか定義した。でも、いったいどうやって？　私たち科学者には皆目わからない。脳が選んだ記憶がどうやって意識されたかも謎だ。夢を意識の特殊例――意識が変化した状態――だと考えるなら、夢研究者が答えを探しているのは、特殊でないふつうの意識でもまだ答えが見つかっていない疑問なのだ。

　ボブは二〇年前にもそんなことをぼやいていた。睡眠依存性《せい》の記憶進化を説明してほしいと言われたが、当時は覚醒中に記憶の進化がどう起こるのかほとんどわかっていなかったのだ。現在では、睡眠研究が成果をあげたおかげもあって、記憶研究の分野でも覚醒時の記憶処理が注目されている。おそらく意識研究もこうした流れになるだろう。夢の研究は、意識という大がかりな研究の先鋒となるかもしれない。そうなれば、この本を読んでいるあなたも先駆者のひとりだ。

　将来は、現代社会ならではのやっかいな問題も生じるかもしれない。感覚を増幅したり、情動的な経験を調節したり、あるいは明晰夢のような特定の夢体験を誘発したりと、見る夢そのものに手を加える技術が実用化されたら？　そんな技術の需要はかりしれないが、それが個人や社会におよぼす影響となると完全に未知数だ。睡眠も変わってしまうのか。さらには、情動や記憶の処理をはじめとする眠りの根本的な働きも揺るがすことになるのか。夢依存症に危険はないのか。人工的に誘発した夢は、過酷な現実から逃避する避難所のような存在になるのか。夢の内容を操作することで、そのつもりはなくとも脳の重要な機能を妨げることになりはしないか。

　さらに遠い未来に、もし夜ごとの夢を記録できるようになったら？　起きているときの思考や空想を記録するのもおぼつかないのだから、夢でできる可能性はきわめて低い。それでも第7章で見たように、夢の概要をコンピューターで再構築する技術はそれなりに前進している。この技術が完成し、実用化された暁《あかつき》には、あなたは毎晩の夢を記録したいだろうか？　パートナーや子どもたちの夢を見てみたい？　その夢の記録を閲覧できる権限は、夢を見た本人が設定していいのか。睡眠計測装置などの装着型バイオセンサーは独自のアルゴリズムが勝負なので、厳重な保護がかかっている。開発するハイテク企業、データを蓄積するクラウドやコンピューターサーバーに、夢の中身を預ける気になるだろうか。インターネットのブラウザに、過去の検索履歴ではなく、夕べの夢にもとづいた「おすすめ」が出てきたら？

そんな未来はずっと先に思えるが、いま想像しておいて損はない。バイオメディカルやテクノロジーの急速な進展ぶりからすると、なぜあのとき立ちどまって考えなかったのかと後悔するかもしれない。

夢の謎と魔法

科学的な視点で夢の理解が進むと、夢という驚異の現象が持つ美しさと魔法が損なわれるのではないか。この本は、そんな不安を静めるのにも役に立つはずだ。ここで紹介してきた科学的な着想や知見は、夢が心理学的、神経学的に豊かな意味を持つ経験であり、夢に関心を持てば、医師や科学者のみならず、夢想家や芸術家も得るものがあることをいろんな形で教えてくれる。私たち筆者も、夢がどのように形成され、どんな役割を果たしているか知れば知るほど、夢を見る脳への畏敬の念が高まっている。研究がいくら進んでも、夢が生みだす不思議な驚きは色あせるどころか、ますます強くなるはずだ。この本を読んできたあなたの心にも、そんな驚きが芽ばえ、大きくふくらんできたことを願っている。

　この本で提示したNEXTUPモデルは、夢の性質と働きをよりよく理解する手がかりになるはずだ。NEXTUPは、過去を説明して未来を予測する、つまり「次に来たる《ネクストアップ》」ものを発見するのが、夢の働きだと教えてくれる。それが夢を見ているときの脳の仕事だ。とはいえ夢がやっているのは、「あったこと」と「ありそうなこと」を私たちに見せているだけ。偉大な画家や作曲家、小説家、戯曲家はそれぞれの作品を通じて、理屈では説明しきれない何かを私たちに投げかけるが、それと同じことである。おそらくそれが芸術の役目であり、夢の役目なのだろう。優れた芸術と同じく、夢も私たちを導きながら、生活を豊かにしてくれる。脳は筋肉とちがって休むことを知らず、昼も夜も働きつづけている。皮肉なことに、夢を見るのに忙しくて、眠っている暇などないのだ。

付記

NEXTUPモデル

私たちはなぜ、どのように夢を見るか

（注）付記内に登場するN1、N2、レム睡眠などの睡眠段階については第4章を参照されたい。

I. 夢は睡眠に依存する記憶進化の一形態である。多くはそれまで手つかずだった予測外の連想を発見し、強化して、既存の情報から新しい知識を引きだす。

A. そのために夢は、覚醒中には思いもつかない連想を探索する。将来使える可能性がありそうな、創造的で洞察に満ちた新鮮な連想を検索し、見つかったらそれを強化していく。

B. 脳内のアドレナリンが減少（N2）または消失（レム睡眠）することで、関係の薄い連想が見つけやすくなる。

C. 夢は現在直面する懸念を解決するというより、問題を掘りさげて解決策を探り、それが持つ

　　意味を本人に理解させる。

D. 夢には現在の懸念が明白な形で出てくるわけではなく、直接的な解決方法が示されるわけもはない。現在の懸念や、将来直面しうる同様の状況に使えそうな、予想外の連想を見つけだす。

E. セロトニンの減少（N2）または消失（レム睡眠）によって、脳は連想を有意義なものとして受けいれる方向に傾く。

II. 覚醒中のすべての経験やできごとが、夢に等しく組みこまれるわけではない。

A. 夢では、情動が突出している未解決の懸念が組みこまれる傾向にある。

B. そうした懸念には、答えが見つかれば将来役に立ちそうな問題も含まれている。

C. 懸念は重大なものとはかぎらない。その日小耳にはさんだ噂、明日のバスの時間のこともある。

D. こうした懸念は、もとになるできごとの最中、あるいはマインドワンダリングや白昼夢、入眠時に特定され、NEXTUPによる処理用に標識がつけられる。

E. N1（入眠時）、N2、レム睡眠では、夢に組みこまれる懸念や連想がそれぞれ異なる。

　1. N1の夢は、入眠直前に考えていた懸念と直接結びつく傾向がある。

　2. N2の夢は、最近のエピソード記憶から見つけた連想が、明白ではない形で組みこまれる傾向にある。

3. レム睡眠の夢は、古くて関連の弱い意味的記憶が、当面の懸念からさらに遠ざかった形で現われる。

III. 夢の性質は、構成要素の集まりかたで決まる。

A. 夢は、現実のできごとを昼間思いだすのと同じように再現するのではなく、そのできごとについての物語を語る。
B. 夢にはエピソード記憶と意味的記憶の断片が集まっている。
C. 完全なエピソード記憶が夢に組みこまれることはないし、当面の懸念もそのままの形で夢に出てきたり、直接言及されたりすることはない。

IV. 以下の目的を達成するには夢を意識的に経験する必要がある。

A. 可能性のあるシナリオを探れるような物語を創造する。
B. シナリオの評価に欠かせない情動的な感情を呼びおこす。
C. 夢で描かれた状況への本人の反応を追跡し、その反応が夢の人物やできごとに影響を与えることを確認する。

V. NEXTUPに関する考察

A. 夢を見ているときにセロトニンが減少することで、関係の薄い連想に対して有用性と意味を見いだしやすくなる。見た夢が重要だと感じることが多いのもそのためだろう。

B. 夢に組みこまれる連想は関係が薄く、しかもかつて検索されたことのないものなので、当面の懸念とのつながりが明白ではない。それとわかるつながりがあっても、複雑にからみあった物語に深く埋めこまれており、奇妙な内容に気をとられて気づきにくい。

C. 目が覚めてから夢を思いだすかどうかは、ＮＥＸＴＵＰの働きとは無関係。

参考文献

睡眠と夢についてもっと知りたくなった人のために、おすすめの情報を集めた。数は少ないが、科学的な根拠があって一般の人にもなじみやすいものを選んでおり、その一部はこの本で引用した書籍や科学論文などでも紹介されている。

◆睡眠に関する情報ウェブサイト

全米睡眠財団　https://www.sleepfoundation.org

ハーバード大学医学部睡眠医学部門　http://healthysleep.med.harvard.edu/healthy

アメリカ睡眠医学会　http://sleepeducation.org

スリープ・オン・イット！　カナダ公衆衛生睡眠キャンペーン　https://sleeponitcanada.ca

国際夢研究協会　https://www.asdreams.org

ウィリアム・ドムホフとアダム・シュナイダーによる「夢の定量的研究」　https://dreams.ucsc.edu

ケリー・バークレーの「夢の研究と教育」　http://kellybulkeley.org

◆夢のデータベース

http://www.dreambank.net

http://sleepanddreamdatabase.org

◆睡眠と夢に関する一般向け書籍

私たち筆者は、睡眠と夢の関連書をたくさん読んできた。そこで扱われる話題は多岐にわたるので、推薦書をしぼりこむのは不可能だ。本文で引用した古典的作品は別として、おすすめしたい書籍の一部をここで挙げておこう。

睡眠とその重要性を概観したい人に――

マシュー・ウォーカー『睡眠こそ最強の解決策である』（桜田直美訳、ＳＢクリエイティブ）

ウィリアム・Ｃ・デメント『ヒトはなぜ人生の３分の１も眠るのか？――脳と体がよみがえる！「睡眠学」のＡＢＣ』（藤井留美訳、講談社）

自分の夢に働きかけたい人に――

Clara E. Hill, *Dream Work in Therapy*, American Psychological Association, 2003

M. D. Montague Ullman, *Appreciating Dreams*, Cosimo Books, 2006

ゲイル・デラニー『なりたい自分を探す夢の見かた入門――夢は答えを知っている』（勝俣孝美訳、ＰＨＰ研究所）

夢の宗教的、霊的な側面に関心がある人に――

Kelly Bulkeley, *Big Dreams: The Science of Dreaming and the Origins of Religion*, Oxford University Press, 2016

明晰夢を知りたい人に――

スティーヴン・ラバージ『明晰夢――夢見の技法』（新装版、大林正博訳、春秋社）

Ryan Hurd and Kelly Bulkeley (ed.), *Lucid Dreaming: New Perspectives on Consciousness in Sleep*, 2 volumes, Praeger, 2014

より専門的な夢の本――

G. William Domhoff, *Finding Meaning in Dreams: A Quantitative Approach (Emotions, Personality, and Psychotherapy)*, Springer, 1996

G. William Domhoff, *The Emergence of Dreaming*, Oxford University Press, 2018

Robert J. Hoss, Katja Valli, Robert P. Gongloff (ed.), *Dreams: Understanding Biology, Psychology, and Culture*, 2 volumes, Greenwood, 2019

Jennifer M. Windt, *Dreaming: A Conceptual Framework for Philosophy of Mind and Empirical Research*, MIT Press, 2015

夢のあちら側を旅する

これまでさまざまな形で理解されてきた夢の概念や、この本の明晰夢の章にとりわけ魅力を感じた読者には、トニーが最近書いたサスペンス小説*The Dreamkeepers*（Hidden Moon Press, 2021）をおすすめしよう。睡眠科学と夢にまつわる俗信を融合させ、架空の夢世界に存在するさまざまな力を探りながら、明晰夢の概念をさらなる高みに押しあげた作品だ。トニーの夢では何人かすごくおもしろいと言っていたそうなので、あなたも好きになるかもしれない。

謝辞

新しい発想を盛りこんだこの本は、たくさんの人のおかげで世に送りだすことができた。ひとりずつ紹介するには紙幅が足りないが、全員に深く感謝している。夢日記をつけたり、質問票に回答したり、実験室で眠ったり――そうとう寝づらい環境だったはずだ――、また脳の活動や思考、情動を調べる実験に参加して、夢の科学の進展に協力してくれた人びとに心からお礼を言いたい。同様に筆者がそれぞれの研究室で行なう研究は、大学院生、研修生、技術者の熱心でねばりづよい努力に支えられている。トニーがとくに名前を挙げたいのは次のみなさんだ。ニコラ・プザン、マシュー・ピロン、ミレーヌ・デュヴァル、ジュヌヴィエーヴ・ロベール、アリーヌ・ゴーシャ、マリー＝イヴ・デジャルダン、フランソワ・ホワイト、アレクサンドラ・デュケット、クリスティーナ・バヌ、ウージェニー・サムソン＝ダウト、ドミニク・ボーリュー＝プレヴォ、ブノワ・アダム、ドミニク・プティ。ボブが感謝する方々は以下のとおり。エイプリル・マリア、シンディ・リッテンハウス、ダーラ・マノア、デイヴィッド・ロッデンベリー、デニース・クラーク、エド・ペース＝ショット、エリン・ワムズリー、アイナ・ジョンラジック、ジェイソン・ロウリー、ジェス・ペイン、マグダレーナ・フォッセ、マーガレット・オコナー、マット・ウォーカー、サラ・メドニック、それに研究室の技術者と大学院生、博士研究員、同僚たち。

最後に、優れた代理人のジェシカ・パパン、鋭いフィードバックと編集作業で貢献してくれたW・W・ノートンのクイン・ドゥ、コピーエディターのクリスティアンヌ・ティレンに感謝する。

トニーからの謝辞――ボブ・ピルとドン・ドンデリにはひとかたならぬお世話になった。純真な学部生だった私が博士課程に進み、夢への興味をひたすら追いかけることができたのは二人のおかげだ。彼らの支えと指導、風変わりな着想（当時としては）でも自由に研究させてくれた懐の深さには、これからもずっと感謝しつづけるだろう。夢にまつわるあれこれを私が深く理解し、認識するうえで、重要な役割を果たした友人や同僚もたくさんいる。ここでは次の人たちの名前をとくに挙げておきたい。ビル・ダンホフ、トア・ニールセン、リタ・ドワイヤー、ゲイル・ディレイニー、アラン・モフィット、ハリー・ハント、ジョゼフ・デ・コニンク、ダニエル・デローリエ、アン・ジャーメイン、ジャック・モンプレジール、カーライル・スミス、マーク・ブラグローヴ、ジム・パーゲル、アーネスト・ハルトマン、ロス・レヴィン、ジャック・モンタンジェロ、イザベル・アーヌルフ、マイケル・シュレードルフ、カティヤ・ヴァッリ、マーク・マホーワルド、カルロス・シェンク、トレーシー・カハン。国際夢研究協会が一九八〇年代後半から毎年行なっている会議はすばらしいもので、私はこの会議を通じて、さまざまな分野で夢への情熱を燃やす人びとと知りあい、活力を得ている。またカナダ社会・人文科学研究会議（ＳＳＨＲＣ）とカナダ保健研究機構（ＣＩＨＲ）は私の研究に資金を提供してくれた。特別な感謝を伝えたいのは両親、とくに医学部に進むかわりに夢を研究するのも悪くないと納得してくれた母だ。両親はいつも変わらず私を励まし、支えてくれた。そして二人の息子と妻のアンヌ。家族の忍耐と応援はとてもありがたかった。最後になったが、長年の友人であり、今回の共著者でもあるロバート・スティックゴールドにありったけのお礼を言いたい。ボブ、きみとの仕事は知的刺激にあふれているとわかっていたけど、これほど楽しいとは思っていなかった。きみは寛容でいながら科学にはとことん厳しく、創造性豊かで、従来の発想に立ちかえりながら新しいことを追究する。おかげでこの試みは、人はなぜ、どのようにして夢を見るのかという疑問の本質に迫るすばらしい冒険になった。

ボブからの謝辞——この本を書くまでに私が歩んできた道は、たくさんの人が地ならしをしてくれた。科学への目を開かせてくれたのは六年生のときのハンプトン先生で、生物化学に目ざめたのは高校の生物教師だったフレッド・バーディンのおかげだ。私にとって最初の師であるノースウェスタン大学のフランク・ノイハウスからは科学者になる方法を教わり、ハーバードのスティーヴ・クフラーは私を神経生物学者にしてくれた。そして夢研究者としての私の技能を高めてくれたのがアラン・ホブソンだ。彼らのうちひとりでも私の人生に不在だったら、この謝辞は書いていなかっただろう。マッカーサー財団のボブ・ローズと、ＮＩＨ傘下の国立精神衛生研究所（ＮＩＭＨ）は、私の研究を金銭面と精神面で支えてくれた。トニーがすでに紹介した夢研究者の多くは私もお世話になったが、ここでロザリンド・カートライト、レイ・グリーンバーグ、ミルト・クレイマーも入れておきたい。この本を書きあげることができたのは、ひとえに妻デビーの愛と支えのおかげだ。最後に、トニーの私への感謝をしのぐのは申し訳ないので、子どものころの決まり文句で締めくくろう。トニー、きみにも同じだけお返しするよ、もひとつおまけをつけて。

本書について

奇怪な夢から目覚めて「夢でよかった」と胸をなでおろす。あるいは大好きな人と過ごす幸福な夢から目覚め、「もっと続きを見ていたかった」と悔しがる。誰しもそんな経験があるのではないでしょうか。でもそのとき見た夢は、いったい何だったのか。どのように発生し、何か意味があるのか――このもっとも身近でありながら、いまだ謎多き現象である「夢」の科学的な解明を目指した本書は、*When Brains Dream: Exploring the Science and Mystery of Sleep*（W. W. Norton & Company, 2021）の全訳です。

著者のアントニオ・ザドラはモントリオール大学心理学科教授。睡眠時随伴症の研究が専門で、同大学の睡眠医学先端研究センターにも所属しています。一八歳のときに見た明晰夢に魅了され、夢の研究者を目指した人物です。

もうひとりの著者ロバート・スティックゴールドはハーバード大学医学部の教授で、同大学の睡眠・認知科学センター長を務めており、ベス・イスラエル・ディーコネス医療センターの教授でもあります。ハーバード大学を卒業後、ウィスコンシン大学マディソン校で生化学の博士号を取得したあと、睡眠研究の第一人者アラン・ホブソンに師事しました。認知神経科学の観点から、睡眠と夢の性質や機能、記憶の定着と統合などを研究しています。

夢はほぼすべての人が日常的に経験する現象ですが、科学的な研究の対象とするには困難が立ちはだかります。なぜなら夢の内容は本人にしかわからないため、被験者の自己申告に頼らざるを得ないからです。脳や意識のメカニズムにも、いまだ解明されていない部分が残っています。それでもこの不思議な現象への好奇心が尽きることはなく、多くの研究者たちが睡眠や夢のメカニズムの解明を目指して日夜励んでいるのです。

ザドラとスティックゴールドもその一員です。本書は、一九九〇年代初頭から夢の研究に取りくみ、睡眠と夢に関する科学論文を合わせて二〇〇本以上発表してきた二人が、三〇年近い年月で得た知見を集約した、夢研究最前線からの報告書と言えるでしょう。

本書で著者らは、フロイト以前の夢研究者たちの足跡をたどったあと、フロイトやユングの研究を概観し、夢研究の転換点となった一九五三年のアセリンスキーによるレム睡眠の発見とその意義を説明します。

続けて睡眠の生理学を解説、夢研究が課題としている基本的な謎（いかに夢を生み出すか／夢の役割や機能など）を提示し、睡眠と夢の最新の研究成果を踏まえて著者らが独自に編み出した、ＮＥＸＴＵＰモデルを解説します。夢がどう機能しているかを説明するこのモデルについては、本書一二九ページで以下のように述べられています。

> ＮＥＸＴＵＰモデルでは、夢は睡眠に依存する記憶処理の一形式と考える。それまで手つかずだった弱い連想の発見と強化を通じて、既存の記憶から新しい知識を抽出する独特の働きをするのである。この日変換されたばかりの新しい記憶――重要なできごと、職場で小耳にはさんだ議論、あるいはちょっとした気がかりなど――があると、脳は関連の薄いほかの記憶を検索しはじめる。同日の記憶のこともあれば、もっと昔の記憶のこともある。それらの記憶をひとつの夢として展開させ、通常なら思いもよらない結びつきを探るのだ。意外性があり、創造性と洞察にあふれ、役に立つ連想を検索し、強化して、夢という形で気づきをうながす。それがＮＥＸＴＵＰの仕組みだ。

夢を記憶処理の装置ととらえて、ある対象を睡眠中に記憶する際、覚醒中には思いもよらないようなネットワーク上の関係の弱い相手との結合の可能性を試し、理解し、記憶を強化していく、というモデルです。これだけではわかりにくいかもしれませんが、本書の後半ではこのＮＥＸＴＵＰモデルを用いて、典型的な夢、反復する夢、悪夢、性的な夢、創造活動と夢との関係などが説明されますので、著者たちがどのように夢の機能をとらえているか、論の運びをたどってみてください。

本書では、睡眠や夢に関するさまざまなトピックを扱っていますが、なかでも異彩を放つ不思議な現象、「明晰夢」について最後に触れておきます。第14章で詳しく説明される明晰夢とは、睡眠中に自分が夢を見ていることがわかり、場合によっては夢の内容を自分でコントロールできる特殊な夢のことです。

著者らによれば、誰でも簡単に明晰夢を見られるわけではないものの、相当な時間と労力をかければ明晰夢を見られるようです。「空を飛ぶ、壁を通りぬけるといった超人的な離れわざも思いのまま。物体を出現／消失させたりして、夢の進行を書きかえることも可能なのだ」と聞くと、読者のみなさんも夢の中の世界を自由自在に楽しんでみたくなりませんか？

単に楽しいだけというわけではなく、ときには制御不能のまま悪夢にさいなまれる場合もあるようですが、試してみようと思われた方は、二六三ページに紹介されている初心者向けのインストラクション「明晰夢を見るための七つのステップ」をご覧ください。

夢研究はだいぶ進展したとはいえ、未知の荒野がまだまだ広がっています。しかしここには、未開拓地ならではのロマンが感じられるのではないでしょうか。

夢という謎に包まれた魅惑の世界を訪ね歩くような本書を、ぜひご堪能ください。

紀伊國屋書店出版部

Correspondence between Dream Content and Target Material under Laboratory Conditions: A Meta-analysis of Dream-ESP Studies, 1966-2016," *International Journal of Dream Research* 10 (2017): 120-40.

*13 C. Smith, "Can Healthy, Young Adults Uncover Personal Details of Unknown Target Individuals in Their Dreams?" *Explore* 9 (2013): 17-25.

*14 E. Cardena, "The Experimental Evidence for Parapsychological Phenomena: A Review," *American Psychologist* 73 (2018): 663-77; 663.

*15 A. S. Reber and J. E. Alcock, "Searching for the Impossible: Parapsychology's Elusive Quest," *American Psychologist* (2019): Advance online publication, https://dx.doi.org/10.1037/amp0000486

*16 Richard Panek, *The Trouble with Gravity: Solving the Mystery beneath Our Feet* (Boston: Houghton Mifflin Harcourt, 2019); Richard Panek, "Everything You Thought You Knew about Gravity Is Wrong," Outlook, *Washington Post*, August 2, 2019, https://www.washingtonpost.com/outlook/everything-you-thought-you-knew-about-gravity-is-wrong/2019/08/01/627f3696-a723-11e9-a3a6-ab670962db05_story.html

エピローグ　わかっていること、いないこと——知りえないことも含めて、それが重要だ

*01 T. A. Nielsen and A. Germain, "Publication Patterns in Dream Research: Trends in the Medical and Psychological Literatures," *Dreaming* 8 (1998): 47-58.

*02 A. Zadra, T. A. Nielsen, A. Germain, G. Lavigne, and D. C. Donderi, "The Nature and Prevalence of Pain in Dreams," *Pain Research and Management* 3 (1998): 155-61.

*03 A. E. Commar, J. M. Cressy, and M. Letch, "Sleep Dreams of Sex among Traumatic Paraplegics and Quadriplegics," *Sexuality and Disability* 6 (1983): 25-29.

*08 T. Stumbrys, D. Erlacher, and M. Schredl, "Testing the Involvement of the Prefrontal Cortex in Lucid Dreaming: A tDCS Study," *Consciousness and Cognition* 22 (2013): 1214-22.

*09 U. Voss, R. Holzmann, A. Hobson, W. Paulus, J. Koppehele-Gossel, A. Klimke, and M. A. Nitsche, "Induction of Self Awareness in Dreams through Frontal Low Current Stimulation of Gamma Activity," *Nature Neuroscience* 17 (2014): 810-12.

*10 S. LaBerge, K. LaMarca, and B. Baird, "Pre-sleep Treatment with Galantamine Stimulates Lucid Dreaming: A Double-Blind, Placebo-Controlled, Crossover Study," *PloS One* 13 (2018): e0201246.

*11 S. A. Mota-Rolim, A. Pavlou, G. C. Nascimento, J. Fontenele-Araujo, and S. Ribeiro, "Portable Devices to Induce Lucid Dreams — Are They Reliable?" *Frontiers in Neuroscience* 13 (2019): 428, https://doi.org/10.3389/fnins.2019.00428

*12 T. Stumbrys, D. Erlacher, M. Schadlich, and M. Schredl, "Induction of Lucid Dreams: A Systematic Review of Evidence," *Consciousness and Cognition* 21 (2012): 1456-75.

*13 P. Tholey, "Consciousness and Abilities of Dream Characters Observed during Lucid Dreaming," *Perceptual and Motor Skills* 68 (1989): 567- 78.

*14 T. Stumbrys, D. Erlacher, and S. Schmidt, "Lucid Dream Mathematics: An Explorative Online Study of Arithmetic Abilities of Dream Characters," *International Journal of Dream Research* 4 (2011): 35-40.

*15 T. Stumbrys, "Lucid Nightmares: A Survey of Their Frequency, Features, and Factors in Lucid Dreamers," *Dreaming* 28 (2018): 193-204.

第15章 テレパシー夢と予知夢——あるいは、なぜあなたはこの章の夢をすでに見たのか

*01 Edmund Gurney, Frederic W. H. Myers, and Frank Podmore, *Phantasms of the Living*, 2 vols. (London: Trübner, 1886).

*02 S. Freud, "Dreams and Telepathy," *International Journal of Psychoanalysis* 3 (1922): 283-305.

*03 Freud, "Dreams and Telepathy," 283.

*04 Gerhard Adler and Aniela Jaffé, eds., *C. G. Jung Letters, Vol. I* (Princeton, NJ: Princeton University Press, 1992).

*05 C. G. Jung, "Practice of Psychotherapy," in *Collected Works of C. G. Jung, Vol. 16*, ed. Gerhard Adler and R. F. C. Hull (Princeton, NJ: Princeton University Press, 1982), 503.

*06 S. Freud, "Additional Notes Upon Dream-Interpretation. (C) The Occult Significance of Dreams," *International Journal of Psycho-Analysis* 24 (1943): 73-75 .

*07 Freud, "Additional Notes Upon Dream-Interpretation," 74.

*08 Freud, "Additional Notes Upon Dream-Interpretation," 75.

*09 M. Ullman, "An Experimental Approach to Dreams and Telepathy. Methodology and Preliminary Findings," *Archives of General Psychiatry* 14 (1966): 605-13.

*10 S. Krippner, C. Honorton, and M. Ullman, "An Experiment in Dream Telepathy with 'The Grateful Dead,'" *Journal of the American Society of Psychosomaitc Dentistry and Medicine* 20 (1973): 9-17.

*11 Krippner et al., "An Experiment in Dream Telepathy with 'The Grateful Dead,'" 14.

*12 L. Storm, S. J. Sherwood, C. A. Roe, P. E. Tressoldi, A. J. Rock, and L. Di Risio, "On the

*10 R. J. McNally and S. A. Clancy, "Sleep Paralysis, Sexual Abuse, and Space Alien Abduction," *Transcultural Psychiatry* 42 (2005): 113-22.

*11 McNally and Clancy, "Sleep Paralysis, Sexual Abuse, and Space Alien Abduction," 116.

*12 C. H. Schenck, S. R. Bundlie, A. L. Patterson, and M. W. Mahowald, "Rapid Eye Movement Sleep Behavior Disorder: A Treatable Parasornnia Affecting Older Adults," *Journal of the American Medical Association* 257 (1987): 1786-89.

*13 Y. Dauvilliers, C. H. Schenck, R. B. Postuma, A. Iranzo, P. H. Luppi, G. Plazzi, J. Montplaisir, and B. Boeve, "REM Sleep Behaviour Disorder," *Nature Reviews Disease Primers* 4 (2018): 19.

*14 R. Broughton, R. Billings, R. Cartwright, D. Doucette, J. Edmeads, M. Edwardh, F. Ervin, B. Orchard, R. Hill, and G. Turrell, "Homicidal Somnambulism: A Case Report," *Sleep* 17 (1994): 253-64.

*15 A. Zadra, A. Desautels, D. Petit, and J. Montplaisir, "Somnambulism: Clinical Aspects and Pathophysiological Hypotheses," *Lancet Neurology* 12 (2013): 285-94.

*16 M. E. Desjardins, J. Carrier, J. M. Lina, M. Fortin, N. Gosselin, J. Montplaisir, and A. Zadra, "EEG Functional Connectivity Prior to Sleepwalking: Evidence of Interplay between Sleep and Wakefulness," *Sleep* 40 (2017): https://doi.org/10.1093/sleep/zsx024

*17 D. Oudiette, I. Constantinescu, L. Leclair-Visonneau, M. Vidailhet, S. Schwartz, and I. Arnulf, "Evidence for the Re-Enactment of a Recently Learned Behavior during Sleepwalking," *PLoS ONE* 6 (3) (2011): e18056, https://doi.org/10.1371/ journal.pone.001805

*18 C. H. Schenck and M. W. Mahowald, "A Disorder of Epic Dreaming with Daytime Fatigue, Usually without Polysomnographic Abnormalities, That Predominantly Affects Women," *Sleep Research* 24 (1995): 137.

第14章 意識する心、眠りつづける脳——明晰夢の手法と科学

*01 A. Zadra and R. O. Pihl, "Lucid Dreaming as a Treatment for Recurrent Nightmares," *Psychotherapy and Psychosomatics* 66 (1997): 50-55.

*02 Keith M. T. Hearne, "Lucid Dreams: An Electrophysiological and Psychological Study" (PhD diss., University of Liverpool, 1978).

*03 Stephen LaBerge, "Lucid Dreaining: An Exploratory Study of Consciousness during Sleep" (PhD diss., Stanford University, 1980).

*04 S. LaBerge, W. Greenleaf, and B. Kedzierski, "Physiological Responses to Dreamed Sexual Activity during Lucid REM Sleep," *Psychophysiology* 20 (1983): 454-55.

*05 M. Dresler, S. P. Koch, R. Wehrle, V. I. Spoormaker, F. Holsboer, A. Steiger, P. G. Samann, H. Obrig, and M. Czisch, "Dreamed Movement Elicits Activation in the Sensorimotor Cortex," *Current Biology* 21 (2011): 1833-37.

*06 B. Baird, S. A. Mota-Rolim, and M. Dresler, "The Cognitive Neuroscience of Lucid Dreaming," *Neuroscience & Biobehavioral Reviews* 100 (2019): 305-23.

*07 B. Baird, A. Castelnovo, O. Gosseries, and G. Tononi, "Frequent Lucid Dreaming Associated with Increased Functional Connectivity between Frontopolar Cortex and Temporoparietal Association Areas," *Scientific Reports* 8 (2018): 17798, https://doi.org/10.1038/s41598-018-36190-w

Patrick McNamara (Westport, CT: Praeger/Greenwood, 2007), 159-86.

*03 N. Pesant and A. Zadra, "Working with Dreams in Therapy: What Do We Know and What Should We Do?" *Clinical Psychology Review* 24 (2004): 489-512; C. L. Edwards, P. M. Ruby, J. E. Malinowski, P. D. Bennett, and M. T. Blagrove, "Dreaming and Insight," *Frontiers in Psychology* 4 (2013): 979, https://doi.org/10.3389/fpsyg.2013.00979

*04 Montague Ullman, *Appreciating Dreams: A Group Approach* (Thousand Oaks, CA: Sage, 1996).

*05 C. L. Edwards, J. E. Malinowski, S. L. McGee, P. D. Bennett, P. M. Ruby, and M. T. Blagrove, "Comparing Personal Insight Gains Due to Consideration of a Recent Dream and Consideration of a Recent Event Using the Ullman and Schredl Dream Group Methods," *Frontiers in Psychology* 6 (2015): 831, https://doi.org/10.3389/fpsyg.2015.00831

*06 R. J. Brown and D. C. Donderi, "Dream Content and Self-Reported Well-being among Recurrent Dreamers, Past-Recurrent Dreamers, and Nonrecurrent Dreamers," *Journal of Personality & Social Psychology* 50 (1986): 612-23.

第13章 夜中に大きな音がする—— PTSD、悪夢、その他夢に関連する障害

*01 M. J. Fosse, R. Fosse, J. A. Hobson, and R. J. Stickgold, "Dreaming and Episodic Memory: A Functional Dissociation?" *Journal of Cognitive Neuroscience* 15 (2003): 1-9.

*02 T. A. Mellman, A. Kumar, R. Kulick-Bell, M. Kumar, and B. Nolan, "Nocturnal/Daytime Urine Noradrenergic Measures and Sleep in Combat-Related PTSD," *Biological Psychiatry* 38 (1995): 174-79.

*03 M. A. Raskind, D. J. Dobie, E. D. Kanter, E. C. Petrie, C. E. Thompson, and E. R. Peskind, "The Alpha1-adrenergic Antagonist Prazosin Ameliorates Combat Trauma Nightmares in Veterans with Posttraumatic Stress Disorder: A Report of 4 Cases," *Journal of Clinical Psychiatry* 61 (2000): 129-33.

*04 Ernest Hartmann, *Boundaries in the Mind: A New Psychology of Personality* (New York: Basic Books, 1991).

*05 C. Hublin, J. Kaprio, M. Partinen, and M. Koskenvuo, "Nightmares: Familial Aggregation and Association with Psychiatric Disorders in a Nationwide Twin Cohort," *American Journal of Medical Genetics* 88 (1999): 329-36.

*06 B. Krakow and A. Zadra, "Clinical Management of Chronic Nightmares: Imagery Rehearsal Therapy," *Behavioral Sleep Medicine* 4 (2006): 45-70.

*07 T. I. Morgenthaler, S. Auerbach, K. R. Casey, D. Kristo, R. Maganti, K. Ramar, R. Zak, and R. Kartje, "Position Paper for the Treatment of Nightmare Disorder in Adults: An American Academy of Sleep Medicine Position Paper," *Journal of Clinical Sleep Medicine* 14 (2018): 1041-55.

*08 A. Germain, B. Krakow, B. Faucher, A. Zadra, T. Nielsen, M. Hollifield, T. D. Warner, and M. Koss, "Increased Mastery Elements Associated with Imagery Rehearsal Treatment for Nightmares in Sexual Assault Survivors with PTSD," *Dreaming* 14 (2004): 195-206.

*09 E. Olunu, R. Kimo, E. O. Onigbinde, M. U. Akpanobong, I. E. Enang, M. Osanakpo, I. T. Monday, D. A. Otohinoyi, and A. O. John Fakoya, "Sleep Paralysis: A Medical Condition with a Diverse Cultural Interpretation," *International Journal of Applied Basic Medical Research* 8 (2018): 137-42.

Waking-Life Sexuality," *Sexologies* 18 (2009): 38-43.

＊10 A. Zadra, "Sex Dreams: What Do Men and Women Dream About?" *Sleep* 30 (2007): A376.

＊11 D. B. King, T. L. DeCicco, and T. P. Humphreys, "Investigating Sexual Dream Imagery in Relation to Daytime Sexual Behaviours and Fantasies among Canadian University Students," *Canadian Journal of Human Sexuality* 18 (2009): 135-46.

＊12 M.-P. Vaillancourt-Morel, M.-È. Daspe, Y. Lussier, A. Zadra, and S. Bergeron, "Honey, Who Do You Dream Of? Erotic Dreams and Their Associations with Waking-Life Romantic Relationships," in *Great Debates and Innovations in Sex Research* (Montreal: Annual Meeting, Society for the Scientific Study of Sexuality, November 8-11, 2018), www.sexscience.org

＊13 J. Clarke, T. L. DeCicco, and G. Navara, "An Investigation among Dreams with Sexual Imagery, Romantic Jealousy and Relationship Satisfaction," *International Journal of Dream Research* 3 (2010): 54-59.

＊14 J. B. Eichenlaub, E. van Rijn, M. G. Gaskell, P.A. Lewis, E. Maby, J. E. Malinowski , M. P. Walker, F. Boy, and M. Blagrove, "Incorporation of Recent Waking-Life Experiences in Dreams Correlates with Frontal Theta Activity in REM Sleep," *Social Cognitive and Affective Neuroscience* 13 (2018): 637-47.

第11章 夢と内なる創造性

＊01 Paul Strathern, *Mendeleyev's Dream: The Quest for the Elements* (New York: Hamish Hamilton, 2000), 286.

＊02 O. Theodore Benfey, "August Kekulé and the Birth of the Structural Theory of Organic Chemistry in 1858," *Journal of Chemical Education* 35 (1958): 21-23; 22.

＊03 Salvador Dalí, *50 Secrets of Magic Craftsmanship*, trans. Haakon M. Chevalier (New York: Dover Press, 1992), 36-38. [『ダリ・私の50の秘伝――画家を志す者よ、ただ絵を描きたまえ!』音土知花訳、マール社、2009年]

＊04 Deirdre Barrett, *The Committee of Sleep* (New York: Crown, 2001); D. Barrett, "Dreams and Creative Problem-Solving," *Annals of the New York Academy of Sciences* 1406 (2017): 64-67.

＊05 Robert E. Franken, *Human Motivation* (Pacific Grove, CA: Brooks/Cole, 1994), 396.

＊06 Mihaly Csikszentmihalyi, *Creativity: Flow and the Psychology of Discovery and Invention* (New York: HarperCollins, 1996), 28. [『クリエイティヴィティ――フロー体験と創造性の心理学』浅川希洋志監訳、須藤祐二・石村郁夫訳、世界思想社、2016年]

＊07 同上

＊08 Engineering Dreams Workshop, MIT, Cambridge, MA, January 28-29, 2019.

第12章 夢の活用法――その発想と手法、および注意点

＊01 Clara E. Hill, *Working with Dreams in Therapy: Facilitating Exploration, Insight, and Action* (Washington, DC: American Psychological Association, 2003).

＊02 Clara E. Hill and Patricia Spangler, "Dreams and Psychotherapy," in *The New Science of Dreaming: Volume 2 ――Content, Recall, and Personality Correlates*, ed. Deirdre Barrett and

(Albany: State University of New York Press, 1996), 95-103.

*18 E. J. Wamsley, Y. Hirota, M. A. Tucker, M. R. Smith, and J. S. Antrobus, "Circadian and Ultradian Influences on Dreaming: A Dual Rhythm Model," *Brain Research Bulletin* 71 (2007): 347-54.

*19 C. D. Rittenhouse, R. Stickgold, and J. Hobson, "Constraint on the Transformation of Characters, Objects, and Settings in Dream Reports," *Consciousness and Cognition* 3 (1994): 100-113.

*20 P. Sikka, K. Valli, T. Virta, and A. Revonsuo, "I Know How You Felt Last Night, or Do I? Self- and External Ratings of Emotions in REM Sleep Dreams," *Consciousness and Cognition* 25 (2014): 51-66.

*21 T. A. Nielsen, D. Deslauriers, and G. W. Baylor, "Emotions in Dream and Waking Event Reports," *Dreaming* 1 (1991): 287-300.

*22 M. Schredl and E. Doll, "Emotions in Diary Dreams," *Consciousness and Cognition* 7 (1998): 634-46.

*23 Mélanie St-Onge, Monique Lortie-Lussier, Pierre Mercier, Jean Grenier, and Joseph De Koninck, "Emotions in the Diary and REM Dreams of Young and Late Adulthood Women and Their Relation to Life Satisfaction," *Dreaming* 15 (2005): 116-28.

第10章 その夢はなぜ見たのか

*01 Hall and Van de Castle, *The Content Analysis of Dreams*; D. Kahn, E. Pace-Schott, and J. A. Hobson, "Emotion and Cognition: Feeling and Character Identification in Dreaming," *Consciousness and Cognition* 11 (2002): 34-50.

*02 G. William Domhoff, *Finding Meaning in Dreams: A Quantitative Approach* (New York: Plenum, 1996), 119-20.

*03 R. M. Griffith, O. Miyagi, and A. Tago, "Universality of Typical Dreams: Japanese vs. Americans," *American Anthropologist* 60 (1958): 1173- 79.

*04 T. A. Nielsen, A. Zadra, V. Simard, S. Saucier, P. Stenstrom, C. Smith, and D. Kuiken, "The Typical Dreams of Canadian University Students," *Dreaming* 13 (2003): 211-35.

*05 J. Mathes, M. Schredl, and A. S. Goritz, "Frequency of Typical Dream Themes in Most Recent Dreams: An Online Study," *Dreaming* 24 (2014): 57-66; F. Snyder, "The Phenomenology of Dreaming," in *The Psychodynamic Implications of the Physiological Studies on Dreams*, ed. H. Madow and L. Snow (Springfield, IL: Charles Thomas, 1970).

*06 A. Zadra, "Recurrent Dreams: Their Relation to Life Events," in *Trauma and Dreams*, 241-47; A. Zadra, S. Desjardins, and E. Marcotte, "Evolutionary Function of Dreams: A Test of the Threat Simulation Theory in Recurrent Dreams," *Consciousness and Cognition* 12 (2006): 450-63; A. Gauchat, J. R. Seguin, E. McSween-Cadieux, and A. Zadra, "The Content of Recurrent Dreams in Young Adolescents," *Consciousness and Cognition* 37 (2015): 103-11.

*07 G. Robert and A. Zadra, "Thematic and Content Analysis of Idiopathic Nightmares and Bad Dreams," *Sleep* 37 (2014): 409-17.

*08 A. Zadra and J. Gervais, "Sexual Content of Men and Women's Dreams," *Sleep and Biological Rhythms* 9 (2011): 312.

*09 M. Schredl, S. Desch, F. Röming, and A. Spachmann, "Erotic Dreams and Their Relationship to

第9章 夢の中身はひと癖もふた癖もある

*01 Carolyn N. Winget and Milton Kramer, *Dimensions of Dreams* (Gainesville: University Presses of Florida, 1979).

*02 Calvin S. Hall, *The Meaning of Dreams* (New York: Harper & Brothers, 1953).

*03 Calvin S. Hall and Robert. L. Van de Castle, *The Content Analysis of Dreams* (New York: Meredith, 1966).

*04 Calvin S. Hall and Robert. L. Van de Castle, “The Content Analysis of Dreams,” dreamresearch.net, https://www2.ucsc.edu/dreams/Coding/

*05 A. Schneider and G. W. Domhoff, “DreamBank,” www.dreambank.net

*06 C. Vandendorpe, N. Bournonnais, A. Hayward, G. Lachlèche, Y. G. Lepage, and A. Zadra, “Base de textes pour l’ étude du rêve”［Text bank for the study of dreams］, www.reves.ca.

*07 D. Foulkes, “Dream Reports from Different Stages of Sleep,” *Journal of Abnormal and Social Psychology* 65 (1962): 14-25; A. Rechtschaffen, P. Verdone, and J. Wheaton, “Reports of Mental Activity during Sleep,” *Canadian Journal of Psychiatry* 8 (1963): 409-14; R. Fosse, R. Stickgold, and J. A. Hobson, “Brain-Mind States: Reciprocal Variation in Thoughts and Hallucinations,” *Psychological Science* 12 (2001): 30-36.

*08 K. Emmorey, S. M. Kosslyn, and U. Bellugi, “Visual Imagery and Visual-Spatial Language: Enhanced Imagery Abilities in Deaf and Hearing ASL Signers,” *Cognition* 46 (1993): 139-81.

*09 N. König, L. M. Heizmann, A. S. Göritz, and M. Schredl, “Colors in Dreams and the Introduction of Color TV in Germany: An Online Study,” *International Journal of Dream Research* 10 (2017): 59-64.

*10 J. Montangero, “Dreams Are Narrative Simulations of Autobiographical Episodes, Not Stories or Scripts: A Review,” *Dreaming* 22 (2012): 157-72.

*11 E. F. Pace-Schott, “Dreaming as a Story-Telling Instinct,” *Frontiers in Psychology* 4 (2013): 159.

*12 B. O. States, *Seeing in the Dark: Reflections on Dreams and Dreaming* (New Haven: Yale University Press, 1997).

*13 M. Seligman and A. Yellen, “What Is a Dream?” *Behavioral Research and Therapy* 25 (1987): 1-24.

*14 R. Stickgold, C. D. Rittenhouse, and J. A. Hobson, “Dream Splicing: A New Technique for Assessing Thematic Coherence in Subjective Reports of Mental Activity,” *Consciousness and Cognition* 3 (1994): 114-28.

*15 P. C. Cicogna and M. Bosinelli, “Consciousness during Dreams,” *Consciousness and Cognition* 10 (2001): 26-41.

*16 A. D. Wilson and S. Golonka, “Embodied Cognition Is Not What You Think It Is,” *Frontiers in Psychology* 4 (2013): 58.

*17 G. W. Domhoff and A. Schneider, “Much Ado about Very Little: The Small Effect Sizes When Home and Laboratory Collected Dreams Are Compared,” *Dreaming* 9 (1999): 139-51; E. Dorus, W. Dorus, and A. Rechtschaffen, “The Incidence of Novelty in Dreams,” *Archives of General Psychiatry* 25 (1971): 364-68; C. Colace, “Dream Bizarreness Reconsidered,” *Sleep & Hypnosis* 5 (2003): 105-28; Inge Strauch and Barbara Meier, *In Search of Dreams: Results of Experimental Dream Research*

第8章 NEXTUP

*01 R. Stickgold, L. Scott, C. Rittenhouse, and J. A. Hobson, “Sleep-Induced Changes in Associative Memory,” *Journal of Cognitive Neuroscience* 11 (1999): 182- 93.

*02 J. A. Hobson and R. W. McCarley, “The Brain as a Dream-State Generator: An Activation-Synthesis Hypothesis of the Dream Process,” *American Journal of Psychiatry* 134 (1977): 1335-48; 1347.

*03 G. W. Domhoff, “Dreams Are Embodied Simulations The Dramatize Conceptions and Concerns: The Continuity Hypothesis in Empirical, Theoretical, and Historical Context,” *International Journal of Dream Research* 4 (2011): 50-62.

*04 M. E. Raichle, A. M. MacLeod, A. Z. Snyder, W. J. Powers, D. A. Gusnard, and G. L. Shulman, “A Default Mode of Brain Function,” *Proceedings of the National Academy of Sciences USA* 98 (2001): 676-82.

*05 D. Stawarczyk, S. Majerus, M. Maj, M. Van der Linden, and A. D’Argembeau, “Mind-Wandering: Phenomenology and Function as Assessed with a Novel Experience Sampling Method,” *Acta Psychologica* 136 (2011): 370-81.

*06 M. F. Mason, M. I. Norton, J. D. Van Horn, D. M. Wegner, S. T. Grafton, and C. N. Macrae, “Wandering Minds: The Default Network and Stimulus-Independent Thought,” *Science* 315 (2007): 393-95.

*07 M. D. Gregory, Y. Agam, C. Selvadurai, A. Nagy, M. Vangel, M. Tucker, E. M. Robertson, R. Stickgold, and D. S. Manoach, “Resting State Connectivity Immediately Following Learning Correlates with Subsequent Sleep-Dependent Enhancement of Motor Task Performance,” *Neuroimage* 102, Pt 2 (2014): 666-73.

*08 G. W. Domhoff and K. C. Fox, “Dreaming and the Default Network: A Review, Synthesis, and Counterintuitive Research Proposal,” *Consciousness and Cognition* 33 (2015): 342-53; 345.

*09 Domhoff, *The Emergence of Dreaming*.

*10 S. G. Horovitz, M. Fukunaga, J. A. de Zwart, P. van Gelderen, S. C. Fulton, T. J. Balkin, and J. H. Duyn, “Low Frequency BOLD Fluctuations during Resting Wakefulness and Light Sleep: A Simultaneous EEG-fMRI Study,” *Human Brain Mapping* 29 (2008): 671-82.

*11 C. J. Honey, E. L. Newman, and A. C. Schapiro, “Switching between Internal and External Modes: A Multiscale Learning Principle,” *Network Neuroscience* 1 (2018): 339-56; 356.

*12 Honey et al., “Switching between Internal and External Modes,” 353.

*13 E. J. Wamsley, K. Perry, I. Djonlagic, L. B. Reaven, and R. Stickgold, “Cognitive Replay of Visuomotor Learning at Sleep Onset: Temporal Dynamics and Relationship to Task Performance,” *Sleep* 33 (2010): 59-68.

*14 S. M. Fogel, L. B. Ray, V. Sergeeva, J. De Koninck, and A. M. Owen, “A Novel Approach to Dream Content Analysis Reveals Links between Learning-Related Dream Incorporation and Cognitive Abilities,” *Frontiers in Psychology* 9 (2018): 1398.

*15 A. S. Gupta, M. A. van der Meer, D. S. Touretzky, and A. D. Redish, “Hippocampal Replay Is Not a Simple Function of Experience,” *Neuron* 65 (2010): 695-705.

Neuroanatomy of Human Rapid-Eye-Movement Sleep and Dreaming," *Nature* 383 (1996): 163-66.

*03 J. A. Hobson and R. W. McCarley, "The Brain as a Dream-State Generator: An Activation-Synthesis Hypothesis of the Dream Process," *American Journal of Psychiatry* 134 (1977): 1335-48.

*04 R. W. McCarley and J. A. Hobson, "The Neurobiological Origins of Psychoanalytic Dream Theory," *American Journal of Psychiatry* 134 (1997)1211-21.

*05 Hobson and McCarley, "The Brain as a Dream-State Generator," 1347.

*06 同上

*07 F. Crick and G. Mitchison, "The Function of Dream Sleep," *Nature* 304 (1983): 111-14; 112.

*08 A. Revonsuo, "The Reinterpretation of Dreams: An Evolutionary Hypothesis of the Function of Dreaming," *Behavioral and Brain Sciences* 23 (2000): 877-901; discussion 904-1121.

*09 A. Zadra, S. Desjardins, and E. Marcotte, "Evolutionary Function of Dreams: A Test of the Threat Simulation Theory in Recurrent Dreams," *Consciousness and Cognition* 15 (2006): 450- 63.

*10 A. Revonsuo, J. Tuominen, and K. Valli, "The Avatars in the Machine — Dreaming as a Simulation of Social Reality," in *Open MIND*, ed. T. Metzinger and J. M. Windt (Cambridge, MA: MIT Press, 2016), 1295-1322.

*11 Ernest Hartmann, *The Nature and Functions of Dreaming* (New York: Oxford University Press, 2010).

*12 R. D. Cartwright, "Dreams and Adaptation to Divorce," in *Trauma and Dreams*, ed. Deirdre Barrett (Cambridge, MA: Harvard University Press, 1996), 79-185.

*13 Owen Flanagan, *Dreaming Souls: Sleep, Dreams and the Evolution of the Conscious Mind* (New York: Oxford University Press, 2000).

*14 Foulkes, *Children's Dreaming and the Development of Consciousness*.

*15 G. William Domhoff, *The Emergence of Dreaming: Mind-Wandering, Embodied Simulation, and the Default Network* (New York: Oxford University Press, 2018).

*16 R. Stickgold, A. Malia, D. Maguire, D. Roddenberry, and M. O'Connor, "Replaying the Game: Hypnagogic Images in Normals and Amnesics," *Science* 290 (2000): 350-53; 353.

*17 Stickgold et al., "Replaying the Game," 353.

*18 E. J. Wamsley, M. Tucker, J. D. Payne, J. A. Benavides, and R. Stickgold, "Dreaming of a Learning Task Is Associated with Enhanced Sleep-dependent Memory Consolidation," *Current Biology* 20 (2010): 850-55.

*19 S. F. Schoch, M. J. Cordi, M. Schredl, and B. Rasch, "The Effect of Dream Report Collection and Dream Incorporation on Memory Consolidation during Sleep," *Journal of Sleep Research* (2018): e12754.

*20 Wamsley et al., "Dreaming of a Learning Task."

*21 G. W. Domhoff, "The Repetition of Dreams and Dream Elements: A Possible Clue to a Function of Dreams," in *The Functions of Dreaming*, ed. A. Moffett, M. Kramer, and R. Hoffmann (Albany: State University of New York Press, 1993), 293-320; 315.

*22 A. R. Damasio, *The Feeling of What Happens* (New York: Harcourt Brace, 1999). [『意識と自己』田中三彦訳、講談社学術文庫、2018年]

Physiology and Behavior 19 (1977): 285-91.

＊03 K. Louie and M. A. Wilson, “Temporally Structured Replay of Awake Hippocampal Ensemble Activity during Rapid Eye Movement Sleep,” *Neuron* 29 (2001): 145-56.

＊04 E. Goode, “Rats May Dream, It Seems, of Their Days at the Mazes,” *New York Times*, January 25, 2001, https://www.nytimes.com/2001/01/25/us/rats-may-dream-it-seems-of-their-days-at-the-mazes.html

＊05 David John Chalmers, *The Character of Consciousness* (New York: Oxford University Press, 2010), 3.［『意識の諸相』上下巻、太田紘史・源河亨・佐金武・佐藤亮司・前田高弘・山口尚訳、春秋社、2016年］

＊06 T. Nagel, “What Is It Like to Be a Bat?” *Philosophical Review* 83 (1974): 435-50.［所収『コウモリであるとはどのようなことか』永井均訳、勁草書房、1989年］

＊07 M. Grigg-Damberger, D. Gozal, C. L. Marcus, S. F. Quan, C. L. Rosen, R. D. Chervin, M. Wise, D. L. Picchietti, S. H. Sheldon, and C. Iber, “The Visual Scoring of Sleep and Arousal in Infants and Children,” *Journal of Clinical Sleep Medicine* 3 (2007): 201-40.

＊08 D. Foulkes, *Children’s Dreaming and the Development of Consciousness* (Cambridge, MA: Harvard University Press, 1999); P. Sandor, S. Szakadat, and R. Bodizs, “Ontogeny of Dreaming: A Review of Empirical Studies,” *Sleep Medicine Reviews* 18 (2014): 435-49.

＊09 Inge Strauch and Barbara Meier, *In Search of Dreams: Results of Experimental Dream Research* (Albany: State University of New York Press, 1996), 58-59.

＊10 Mark Solms, *The Neuropsychology of Dreams: A Clinico-Anatomical Study* (Mahwah, NJ: Erlbaum, 1997), 137-51.

＊11 E. Landsness, M. A. Bruno, Q. Noirhomme, B. Riedner, O. Gosseries, C. Schnakers, M. Massimini, S. Laureys, G. Tononi, and M. Boly, “Electrophysiological Correlates of Behavioural Changes in Vigilance in Vegetative State and Minimally Conscious State,” *Brain* 134 (2011): 2222-32.

＊12 University of Liège, “Patients in a Minimally Conscious State Remain Capable of Dreaming during Their Sleep,” *ScienceDaily*, August 30, 2011, https://www.sciencedaily.com/releases/2011/08/110815113536.htm

＊13 B. Herlin, S. Leu-Semenescu, C. Chaumereuil, and I. Arnulf, “Evidence That Non-dreamers Do Dream: A REM Sleep Behaviour Disorder Model,” *Journal of Sleep Research* 24 (2015): 602-609.

＊14 F. Siclari, B. Baird, L. Perogamvros, G. Bernardi, J. J. LaRocque, B. Riedner, M. Boly, B. R. Postle, and G. Tononi, “The Neural Correlates of Dreaming,” *Nature Neuroscience* 20 (2017): 872-78.

＊15 “Animals Have Complex Dreams, MIT Researcher Proves,” MIT News Office, January 24, 2001, https://news.mit.edu/ 2001/dreaming

＊16 “Singing Silently during Sleep Helps Birds Learn Song,” University of Chicago Medicine, October 27, 2000, https://www.uchospitals.edu/news/2000/20001027-dreamsong.html

第7章　私たちはなぜ夢を見るのか

＊01 T. Horikawa, M. Tamaki, Y. Miyawaki, and Y. Kamitani, “Neural Decoding of Visual Imagery during Sleep,” *Science* 340 (2013): 639-42.

＊02 P. Maquet, J. Peters, J. Aerts, G. Delfiore, C. Degueldre, A. Luxen, and G. Franck, “Functional

Science 258 (1992): 801-803.

*05 K. Spiegel, J. F. Sheridan, and E. Van Cauter, "Effect of Sleep Deprivation on Response to Immunization," *Journal of the American Medical Association* 288 (2002): 1471-72.

*06 T. Lange, B. Perras, H. L. Fehm, and J. Born, "Sleep Enhances the Human Antibody Response to Hepatitis A Vaccination," *Psychosomatic Medicine* 65 (2003): 831-35.

*07 K. Spiegel, R. Leproult, and E. Van Cauter, "Impact of Sleep Debt on Metabolic and Endocrine Function," *Lancet* 354 (1999): 1435-39.

*08 L. Xie, H. Kang, Q. Xu, M. J. Chen, Y. Liao, M. Thiyagarajan, J. O'Donnell, D. J. Christensen, C. Nicholson, J. J. Iliff, T. Takano, R. Deane, and M. Nedergaard, "Sleep Drives Metabolite Clearance from the Adult Brain," *Science* 342 (2013): 373-77.

*09 N. E. Fultz, G. Bonmassar, K. Setsompop, R. A. Stickgold, B. R. Rosen, J. R. Polimeni, and L. D. Lewis, "Coupled Electrophysiological, Hemodynamic, and Cerebrospinal Fluid Oscillations in Human Sleep," *Science* 366 (2019): 628-31.

*10 R. Stickgold, J. A. Hobson, R. Fosse, and M. Fosse, "Sleep, Learning, and Dreams: Off-line Memory Reprocessing," *Science* 294 (2001): 1052-57.

*11 M. P. Walker, T. Brakefield, A. Morgan, J. A. Hobson, and R. Stickgold, "Practice with Sleep Makes Perfect: Sleep-Dependent Motor Skill Learning," *Neuron* 35 (2002): 205-11.

*12 J. D. Payne, D. L. Schacter, R. E. Propper, L. W. Huang, E. J. Wamsley, M. A. Tucker, M. P. Walker, and R. Stickgold, "The Role of Sleep in False Memory Formation," *Neurobiology of Learning and Memory* 92 (2009): 327-34.

*13 D. L. Schacter and D. R. Addis, "Constructive Memory: The Ghosts of Past and Future," *Nature* 445 (2007): 27.

*14 J. D. Payne, R. Stickgold, K. Swanberg, and E. A. Kensinger, "Sleep Preferentially Enhances Memory for Emotional Components of Scenes," *Psychological Science* 19 (2008): 781-88.

*15 M. P. Walker and E. van der Helm, "Overnight Therapy? The Role of Sleep in Emotional Brain Processing," *Psychological Bulletin* 135 (2009): 731-48.

*16 I. Djonlagic, A. Rosenfeld, D. Shohamy, C. Myers, M. Gluck, and R. Stickgold, "Sleep Enhances Category Learning," *Learning & Memory* 16 (2009): 751-55.

*17 R. L. Gomez, R. R. Bootzin, and L. Nadel, "Naps Promote Abstraction in Language-Learning Infants," *Psychological Science* 17 (2006): 670-74.

*18 D. J. Cai, S. A. Mednick, E. M. Harrison, J. C. Kanady, and S. C. Mednick, "REM, Not Incubation, Improves Creativity by Priming Associative Networks," *Proceedings of the National Academy of Sciences USA* 106 (2009): 10130-34.

*19 R. Stickgold, L. Scott, C. Rittenhouse, and J. A. Hobson, "Sleep-Induced Changes in Associative Memory," *Journal of Cognitive Neuroscience* 11 (1999): 182-93.

第6章 犬は夢を見るのか?

*01 S. Coren, "Do Dogs Dream?" *Psychology Today*, October 28, 2010, https://www.psychologytoday.com/blog/canine-corner/201010/do-dogs-dream

*02 E. A. Lucas, E. W. Powell, and O. D. Murphree, "Baseline Sleep-Wake Patterns in the Pointer Dog,"

*12 Ehrlich and Cajal, *The Dreams of Santiago Ramón y Cajal.*

第4章 新しい夢科学の誕生――睡眠中の精神をのぞく窓が開いた

*01 E. Aserinsky and N. Kleitman, "Regularly Occurring Periods of Eye Motility, and Concomitant Phenomena, during Sleep," *Science* 118 (1953): 273-74.

*02 W. Dement and N. Kleitman, "The Relation of Eye Movements during Sleep to Dream Activity: An Objective Method for the Study of Dreaming," *Journal of Experimental Psychology* 53 (1957): 339-46.

*03 D. Millett, "Hans Berger: From Psychic Energy to the EEG," *Perspectives in Biology and Medicine* 44 (2001): 522-42.

*04 M. F. van Driel, "Sleep-Related Erections throughout the Ages," *Journal of Sexual Medicine* 11 (2014): 1867-75.

*05 A. Rechtschaffen and A. A. Kales, *Manual of Standardized Terminology, Techniques, and Scoring System for Sleep Stages of Human Participants* (Washington, DC: U. S. Government Printing Office, 1968).

*06 H. P. Roffwarg, W. Dement, J. Muzio, and C. Fisher, "Dream Imagery: Relationship to Rapid Eye Movements of Sleep," *Archives of General Psychiatry* 7 (1962): 235-38.

*07 H. S. Porte, "Slow Horizontal Eye Movement at Human Sleep Onset," *Journal of Sleep Research* 13 (2004): 239-49.

*08 D. R. Goodenough, H. A. Witkin, D. Koulack, and H. Cohen, "The Effects of Stress Films on Dream Affect and on Respiration and Eye-Movement Activity during Rapid-Eye-Movement Sleep," *Psychophysiology* 12 (1975): 313-20.

*09 T. A. Nielsen, "A Review of Mentation in REM and NREM Sleep: "Covert" REM Sleep as a Possible Reconciliation of Two Opposing Models," *Behavioral and Brain Sciences* 23 (2000): 851-66; discussion 904-1121.

*10 J. A. Hobson, *The Dreaming Brain* (New York: Basic Books, 1988). [『夢見る脳』井上昌次郎訳、どうぶつ社、1992年]

第5章 睡眠――それは眠気を解消するだけのもの?

*01 B. C. Tefft, "Prevalence of Motor Vehicle Crashes Involving Drowsy Drivers, United States, 2009-2013" (Washington, DC: AAA Foundation for Traffic Safety, 2014), https://aaafoundation.org/wp-content/uploads/2017/12/PrevalenceofMVCDrowsyDriversReport.pdf

*02 M. M. Mitler, M. A. Carskadon, C. A. Czeisler, W. C. Dement, D. F. Dinges, and R. C. Graeber, "Catastrophes, Sleep, and Public Policy: Consensus Report," *Sleep* 11 (1988): 100-109.

*03 S. W. Lockley, L. K. Barger, N. T. Ayas, J. M. Rothschild, C. A. Czeisler, and C. P. Landrigan; Health Harvard Work Hours and Safety Group, "Effects of Health Care Provider Work Hours and Sleep Deprivation on Safety and Performance," *Joint Commission Journal on Quality and Patient Safety* 33 (2007): 7-18.

*04 M. Lampl, J. D. Veldhuis, and M. L. Johnson, "Saltation and Stasis: A Model of Human Growth,"

*09 Freud, *The Interpretation of Dreams*, 359.［前掲『夢判断』］

*10 J. M. L. Hervey de Saint-Denys, *Les Rêves et les Moyens de les Diriger: Observations pratiques* ［Dreams and the ways to guide them: practical observations］ (Paris: Amyot, 1867).［『夢の操縦法』立木鷹志訳、国書刊行会、2012年］

*11 M. Calkins, "Statistics of Dreams," *American Journal of Psychology* 5 (1892): 311-43.

*12 Calkins, "Statistics of Dreams," 312.

*13 Sante de Sanctis, *I Sogni: Studi Psicologici e Clinici di un Alienista* ［Dreams: Psychological and clinical studies of an alienist］ (Turin: Bocca, 1899).

*14 R. Foschi, G. P. Lombardo, and G. Morgese, "Sante De Sanctis (1862-1935), a Forerunner of the 20th Century Research on Sleep and Dreaming," *Sleep Medicine* 16 (2015): 197-201.

*15 Sante de Sanctis, "L'interpretazione dei sogni ［The interpretation of dreams］," *Rivista di Psicologia* 10 (1914): 358-75.

第3章 夢の秘密を発見した――とフロイトは思った

*01 M. Kramer, "Sigmund Freud's *The Interpretation of Dreams*: The Initial Response (1899-1908)," *Dreaming* 4 (1994): 47-52.

*02 Freud, *The Interpretation of Dreams*, xxv.［前掲『夢判断』］

*03 Freud, *The Interpretation of Dreams*, 233.［前掲『夢判断』］

*04 C. G. Jung, "Two Essays on Analytical Psychology," in *The Collected Works of C. G. Jung* (vol. 7), ed. Sir H. Read, M. Fordham, G. Adler, and W. McGuire (Princeton, NJ: Princeton University Press, 1967), 282.

*05 Frederick C. Crews, *Freud: The Making of an Illusion* (New York: Metropolitan Books /Henry Holt, 2017).

*06 J. F. Kihlstrom, "Freud Is a Dead Weight on Psychology," in *Hilgard's Introduction to Psychology*, ed. R. Atkinson, R. C. Atkinson, E. E. Smith, D. J. Bem, and S. Nolen-Hoeksema (New York: Harcourt Brace Jovanovich, 2009), 497.［最新版の邦訳は、『ヒルガードの心理学 第16版』内田一成監訳、金剛出版、2015年］

*07 Henri F. Ellenberger, *The Discovery of the Uniconscious: The Historiy and Evolution of Dynamic Psychiatry* (New York: Basic Books, 1970).［『無意識の発見――力動精神医学発達史』上下巻、木村敏・中井久夫監訳、弘文堂、1980年］

*08 Sigmund Freud, "The Complete Letters of Sigmund Freud to Eduard Silberstein, 1871-1881," in *The Complete Letters of Sigmund Freud to Eduard Silberstein, 1871-1881*, ed. Walter Boehlich (Cambridge, MA: Harvard University Press, 1900), 149.

*09 Freud, Masson, and Fliess, *The Complete Letters of Sigmund Freud to Wilhelm Fliess, 1887-1904*, 417.［前掲『フロイト フリースへの手紙 1887-1904』］

*10 Freud, S., "Project for a Scientific Psychology," in *The Standard Edition of the Complete Psychological Works of Sigmund Freud, Volume I (1886-1899): Pre-Psycho-Analytic Publications and Unpublished Drafts*, ed. J. Strachey (London: Hogarth Press, 1895).

*11 Benjamin Ehrlich and Santiago Ramón y Cajal, *The Dreams of Santiago Ramón y Cajal* (New York: Oxford University Press, 2017), 26.

原注

第1章 夢について考えてみる

*01 Kelly Bulkeley, ed., *Dreams: A Reader on Religious, Cultural, and Psychological Dimensions of Dreaming* (New York: Palgrave, 2001); Robert L. Van de Castle, *Our Dreaming Mind* (New York: Ballantine Books, 1994), 3-106; and W. B. Webb, "Historical Perspectives: From Aristotle to Calvin Hall," in *Dreamtime and Dreamwork: Decoding the Language of the Night*, ed. Stanley Krippner (Los Angeles: J. P. Tarcher-St. Martin's Press, 1990), 175-84.

*02 Monique Laurendeau and Adrien Pinard, *Causal Thinking in the Child* (New York: International Universities Press, 1962).

*03 Laurendeau and Pinard, *Causal Thinking in the Child*, 106.

*04 E. Wamsley, C. E. Donjacour, T. E. Scammell, G. J. Lammers, and R. Stickgold, "Delusional Confusion of Dreaming and Reality in Narcolepsy," *Sleep* 37 (2014): 419-22.

*05 J. F. Pagel, M. Blagrove, R. Levin, B. States, R. Stickgold, and S. White, "Definitions of Dream: A Paradigm for Comparing Field Descriptive Specific Studies of Dream," *Dreaming* 11 (2001): 195-202.

第2章 夢をつかむ——黎明期の冒険者たち

*01 J. Sully, "The Dream as Revelation," *Fortnightly Review* 53 (1893): 354-65.

*02 Henri F. Ellenberger, *The Discovery of the Unconscious: The History and Evolution of Dynamic Psychiatry* (New York: Basic Books, 1970); Frank J. Sulloway, *Freud, Biologist of the Mind: Beyond the Psychoanalytic Legend* (New York: Basic Books, 1983); P. Lavie and J. A. Hobson, "Origin of Dreams: Anticipation of Modern Theories in the Philosophy and Physiology of the Eighteenth and Nineteenth Centuries," *Psychological Bulletin* 100 (1986): 229-40; G. W. Pigman, "The Dark Forest of Authors: Freud and Nineteenth-Century Dream Theory," *Psychonanalysis and History* 4 (2002): 141-65.

*03 Sigmund J. Freud, Jeffrey Moussaieff Masson, and Wilhelm Fliess, *The Complete Letters of Sigmund Freud to Wilhelm Fliess, 1887-1904* (Cambridge, MA: Belknap Press of Harvard University Press, 1985), 335.［『フロイト フリースへの手紙 1887-1904』河田晃訳、誠信書房、2001年］

*04 Sigmund Freud, *The Interpretation of Dreams*, trans. J. Strachey (London: George Allen & Unwin, 1900/1954), 1.［『夢判断 改版』上下巻、高橋義孝訳、新潮文庫、2005年］

*05 Pigman, "The Dark Forest of Authors," 165.

*06 Alfred L. F. Maury, *Le Sommeil et les Rêves: Études Psychologiques sur ces Phénomènes et les Divers États qui s'y Rattachent* ［Sleep and dreams: Psychological studies on these phenomena and the various states associated with them］ (Paris: Didier et Cie, 1861).

*07 Karl A. Scherner, *Das Leben des Traums* ［The Life of Dreams］ (Berlin: H. Schindler, 1861).

*08 Medard Boss, *The Analysis of Dreams* (New York: Philosophical Library, 1958), 25.

［ら行］

［わ行］

[ま行]

[や行]

［た行］

［な行］

［は行］

[さ行]

索引

[英文字]

[あ行]

[か行]

著者

アントニオ・ザドラ

Antonio Zadra

モントリオール大学教授（心理学）、同大学睡眠医学先端研究センター研究員。睡眠時随伴症（睡眠時遊行症、夜驚症など）、トラウマ、悪夢などを専門に研究している。

ロバート・スティックゴールド

Robert Stickgold

ハーバード大学医学部教授（精神医学）、同大学睡眠・認知科学センター長。ベス・イスラエル・ディーコネス医療センター教授。睡眠研究の第一人者Ｊ・アラン・ホブソンに長年師事し、認知神経科学の観点から、睡眠と夢の性質や機能、記憶の定着と統合などについて研究している。

訳者

藤井留美（ふじい・るみ）

翻訳家。訳書に、アナンサスワーミー『私はすでに死んでいる』、ガザニガ『〈わたし〉はどこにあるのか』（以上、紀伊國屋書店）、ウォレス・ウェルズ『地球に住めなくなる日』（ＮＨＫ出版）、ピアース『外来種は本当に悪者か？』（草思社）ほか多数。

夢を見るとき脳は

睡眠と夢の謎に迫る科学

二〇二一年　九月一〇日　第一刷発行
二〇二二年一二月二八日　第三刷発行

発行所　株式会社紀伊國屋書店
東京都新宿区新宿三－一七－七
出版部（編集）
電話　〇三－六九一〇－〇五〇八
ホールセール部（営業）
電話　〇三－六九一〇－〇五一九
〒一五三－八五〇四
東京都目黒区下目黒三－七－一〇

装　丁　木庭貴信＋角倉織音（オクターヴ）
校正・校閲協力　鷗来堂
印刷・製本　中央精版印刷

ISBN978-4-314-01186-0 C0040 Printed in Japan

定価は外装に表示してあります